# 短程心理咨询与督导实录

## 情感篇

夏雅俐　杨　昆　〔美〕张道龙 ◎著

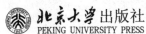

北京大学出版社
PEKING UNIVERSITY PRESS

**图书在版编目（CIP）数据**

短程心理咨询与督导实录. 情感篇/夏雅俐，杨昆，（美）张道龙著. —北京：北京大学出版社，2017.4

ISBN 978-7-301-28225-0

Ⅰ.①短… Ⅱ.①夏… ②杨… ③张… Ⅲ.①心理咨询—咨询服务 Ⅳ.①R395.6

中国版本图书馆CIP数据核字〔2017〕第057723号

| | | |
|---|---|---|
| 书　　　名 | 短程心理咨询与督导实录·情感篇 | |
| | DUANCHENG XINLI ZIXUN YU DUDAO SHILU·QINGGAN PIAN | |
| 著作责任者 | 夏雅俐　杨昆　〔美〕张道龙　著 | |
| 责 任 编 辑 | 李　玥 | |
| 标 准 书 号 | ISBN 978-7-301-28225-0 | |
| 出 版 发 行 | 北京大学出版社 | |
| 地　　　址 | 北京市海淀区成府路205号　100871 | |
| 网　　　址 | http://www.pup.cn　　　新浪微博：@北京大学出版社 | |
| 电 子 邮 箱 | 编辑部zyjy@pup.cn　总编室zpup@pup.cn | |
| 电　　　话 | 邮购部 010-62752015　发行部 010-62750672 | |
| | 编辑部 010-62765126 | |
| 印 刷 者 | 三河市北燕印装有限公司 | |
| 经 销 者 | 新华书店 | |
| | 787毫米×1092毫米　16开本　24.25印张　337千字 | |
| | 2017年4月第1版　2024年6月第5次印刷 | |
| 定　　　价 | 58.00元 | |

# 序　言

　　目前，用"一江春水"形容心理学应用的快速发展，应不为过。在天津师范大学发起的中国心理学会全国心理服务机构发展模式研讨会上，一位知名心理咨询机构的创始人分享这些年心理咨询服务社会需求的历程与经验，他提到在前来寻求帮助的来访者中，婚姻情感困扰占总服务案例的三分之一左右。

　　人世间很少有一种事物，既神秘莫测又魅力无限；也很少有一种事物，能对每一个人的人生都产生深远而广泛的影响；更很少有一种事物在几乎没有知识储备，缺乏专业指导，不经实战训练的情况下，就匆匆开始、相伴相随乃至持续一生。

　　唯有情感！

　　本书作者张道龙医生认为：中学阶段，少男少女的第二性征开始发育，而互联网时代下，与情感、性有关的信息良莠不齐、极易获取，必然激发出少男少女对于情感的憧憬。然而，受到中国传统文化的长期影响，这些原本人性中最正常的需求却往往被成人社会视为洪水猛兽，被迫转为"地下活动"，给少男少女的身心健康埋下诸多隐患。冲过高考的莘莘学子，挣脱了家长和老师的严格管束，同龄人朝夕相处的机会增多，求偶欲望宛如脱缰野马，大学变成了恋爱的天堂。然而，大学生们由于心理成熟度较低，自我控制能力较弱，恋爱经验缺乏，在遭遇情感挫折时缺乏专业疏导，容易采取不当的应对策略，甚至走向极端，危及自己和他人的生命。步入职场后面临着职业与情感的双重挑战，两者往往彼此交织、相互影响。即使步入人生的黄昏，婚恋情感这一抹桃色也不曾褪色。而婚姻这座围城中涉及更多的人生角色，其中的问题更为复杂，让无数人爱恨交加、深陷其中、无法应对。

一段又一段的情感，从开始到结束，从家庭、学校到社会都缺乏科学的认知、专业的指导和有力的支持，导致许多人在恋爱、婚姻中出现种种困扰。即使是接受过专业训练的心理咨询师和精神科医师，面对纷繁复杂、形态各异的情感困扰，同样可能缺乏充足的知识、有效的技能和直接的处理经验。

基于当前全国各地心理咨询师和精神科医师渴望规范化培训的热切希望，以及国家政策的大力支持，张道龙医生团队于 2013 年相继出版了理论著作《整合式短程心理咨询》《短程心理咨询与督导实录·亲子教育篇》《短程心理咨询与督导实录·职场篇》等一系列理论与实务兼备，极具理论高度与操作指导价值的著作，《短程心理咨询与督导实录·情感篇》为此系列案例集的第四本，即将与大家见面。

张道龙医生团队在大量真实案例的访谈和分析基础上，试图总结出一些规律性的、可借鉴的、供参考的咨询策略。本书中这些丰富鲜活的故事和极富智慧的解决方案，无论是对于普罗大众还是专业的心理咨询师和精神科医师，都提供了解决情感问题的框架和思路，具有建设性的指导意义和价值。

我相信，《短程心理咨询与督导实录·情感篇》一书对于中国心理咨询师和精神科医师的规范化培训将大有裨益！

赵　然

中央财经大学教授

国际 EAP 协会中国分会主席

2016 年 12 月于北京

# 前　言

　　情感，始于人生中最曼妙的年华并贯穿人的一生。它恐怕是世界上最不客观，最难以规范操作，最容易让人茫然不知所措，然而却最具魅力，最让人感到愉悦，最值得追求和拥有的事物。

　　每个人都会面临种种不同的困扰，有些人甚至饱受精神障碍或心理疾病的折磨。站在精神科医生和心理咨询师的角度来看，人们常见的困扰多与情感、职场和亲子关系有关，其中，情感困扰最为普遍。纵观人的一生，从风华正茂的少男少女开始，首先会与情感问题相遇，随着恋爱、结婚、生子，亲子关系问题逐步呈现，这个过程中往往夹杂着职场方面的问题。可见，无论是情窦初开、步入中年还是夕阳无限好，情感问题都是至关重要、难以回避的存在。无论处于人生的哪个阶段，如若情感问题处理不善，就会衍生出一系列更严重的问题，必然对家庭和职场产生负面影响。尤其在年轻人的心目中，爱情拥有至高无上的地位，得到时觉得拥有了一切，失去时如临毁灭性打击，将痛苦无限扩大，把一次失恋泛化成再也无法拥有爱情，甚至不惜自暴自弃、走向绝境。

　　然而，与DSM-5中的精神障碍不同，情感困扰无"药"可救。就爱情本身而言，心病必须心药医，而心理咨询就是情感问题的一剂良药。在相继出版《短程心理咨询与督导实录·亲子教育篇》和《短程心理咨询与督导实录·职场篇》之后，我们酝酿许久，推出了这本《短程心理咨询与督导实录·情感篇》。

　　本书案例中的主人公们就像被锁在牢固的大门之内，咨询师必须充分调动自己的技能、经验和智慧，运用整合式短程心理咨询帮助他们主动从大门里面打开门锁，他们才能得以解脱。借助本书中那些真实的故事和鲜活的生命，我们希望帮助那些与他们同样深陷情感泥潭的人们客观、理性地看待爱情和婚姻，以最小的代价在反复试错的过程中，理解爱情和婚姻的模式和规律，学会获得爱情和婚姻的正当方式和智慧策略。这些，正是我们写作本书的初衷。

值得强调的是，本书并非从哲学、伦理或价值判断的角度来讨论情感问题。随着社会日趋进步和多元化发展，人们对于各种不同形式的另类爱情的态度趋向包容和接纳。我们所遇见的只是一个个深陷困扰的个体，我们所想给予的只是同情、理解和帮助，而非对他们的情感进行任何有关是非对错的评判。并且，为了保护案例中当事人的隐私，所有案例信息都经过了专业的技术处理。

本书作者张道龙医生身为美国执业精神科医生，有 30 多年的从业经历，拥有超过 2 万名个案的诊疗经验，并为中国精神医学和心理学界持续提供了 17 年的督导。夏雅俐博士有着丰富的学校和职场心理咨询经验，杨昆教授拥有综合医院精神医学和心身医学的宝贵工作经验。此外，在本书的撰写过程中，美中心理文化学会（Chinese American Association for Psychology and Culture，CAAPC）的许倩、刘金雨、姚立华以及中国区总经理刘卫星女士全面参与了本书理论和案例的记录、整理和编辑工作。美国伊利诺伊大学芝加哥分校（University of Illinois at Chicago）的刘春宇博士对本书的内容和结构提出了非常有价值的意见和建议。特别感谢本书的责任编辑——北京大学出版社的李玥女士，她严谨的工作态度和专业的职业技能保证了本书的如期出版。最后，我们要将最诚挚的谢意献给本书中的来访者和患者，感谢你们贡献出自己真实的经历，给予我们为你们服务的机会，这些关于情感的智慧和经验才得以凝结成书，与年轻一代的同道们分享！

夏雅俐　杨昆　张道龙

2017 年 2 月

# 目　　录

# 第一章

## 我想谈恋爱

恋爱的季节，年轻人想畅饮爱的美酒，完全无可厚非。但是，如何找到合适的爱侣？如何面对失去的痛苦？这都需要我们在面对情感的汹涌时，保持理性的思考。

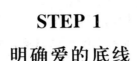

# STEP 1
# 明确爱的底线

"跟着感觉走"，是年轻人谈恋爱时的常态，也是之后出现困扰的重要原因。知道要什么人，不要什么人，明确爱的底线，是重要的第一步！

## ■ 找出最不能容忍的底线

一位二十几岁的女性从小生活在传统家庭，父母管教严格，她没有任何恋爱经历。大学毕业后，父母开始催促其恋爱。一年前，咨客结识了男友，随着交往加深，男友才慢慢袒露真实情况：几年前有过一段只维持了几个月的婚姻，还经历过一次严重车祸……

痛苦和纠结中，是否要明确找男友的底线？

**相关咨询实录**

**咨客**：我想谈一下我跟男朋友之间的事。他是我交往的第一个对象，我们现在经常为一些小事争吵，比如：他会挑剔我在电话里说话语气重了。我俩交往近一年，前半年感情特别好，还见了双方父母，现在我不知道这段关系该不该继续。我父母对于这段感情一开始就极其反对，原因是他曾有一段短暂的婚史。还有，他曾出过一次很严重的车祸，当时医生判断他会成为植物人，但过了两个月，他又醒过来，现在身体除了一些不明显的伤疤外，看不出有任何异常，但我父母担心他有生理上的疾病。所以，一开始我们的感情很好，现在却发展成这个样子，我也不知道该怎么办，感觉很受伤害。

**咨询师：**听起来你刚才说的都是对方的劣势，短暂婚史、出过严重车祸等，你能跟我分享一下，他吸引你的地方是什么吗？

**咨客：**我觉得我能跟他走到一起有几方面原因。第一，跟我当时状态有关。那时父母都在催促我谈恋爱，而我也确实多年一个人生活，直到他出现。第二，他家庭条件还不错，父亲是一家上市公司老总。第三，他是一个比较上进的人，虽然家里条件很好，但还是花很多心思在工作上，我觉得这一点很难得。另外，他刚开始向我隐瞒了婚史，我并不知道他离过婚。他对我很体贴，比如我在家里有一套房子，他当时就表态，这个房子可以留给我的父母；对我也很有诚意，无论时间还是在其他方面，都花了很多功夫。

**咨询师：**他的年龄段是？

**咨客：**他比我大5岁，30岁出头。

**咨询师：**你刚才讲他开始向你隐瞒了婚史，后来是你发现了，还是他主动交代的？

**咨客：**是他主动交代的。大概我们交往了三个月，他告诉我的，那时我们的感情已发展得很好了。他跟我讲离婚是因为对方的背叛，而且还带我见了一些他的朋友，也都说是对方有婚外情。

**咨询师：**这些事你核实过吗？他前妻和他离婚的时候，他爸爸就是老总了，对吗？

**咨客：**是的，现在他爸爸刚退休，几年前他还是老总。

**咨询师：**那你有没想过，为什么一个女孩子在他家庭条件这么好、又有这么多你描述的可爱之处时离开他？这事你核实过吗？

**咨客：**这个事当时我也没考虑那么多吧。

**咨询师：**很多处在类似你处境的女孩会自然地想到这些。一般来讲，一个女孩子嫁给一个人，对方家庭条件还不错，结婚4个月就跟了别人，这听起来不太合逻辑。很多时候，女孩嫁给一个人，不到万不得已，不会那么快选择离婚，这都令人质疑。

**咨客：**不是那个女孩主动选择和别人在一起，而是因为她行业的原因，为了想要高业绩，与客户"潜规则"了。

**咨询师：**一个女孩嫁到一个家庭条件特别好的家庭，还愿意被

"潜规则"，这听起来都不太对。

咨客：我想他对待女孩子也是比较抠门的，他觉得父母的钱是父母的，他不会轻易给女孩子花钱。

咨询师：这都是问题啊，你刚才说的这些好像都是对方的缺点，优点还没有说出来。另外我想再了解一下，你什么时候发现他经历过车祸的？

咨客：接触一段时间后，他说当时昏迷了，醒过来又疗养了近两年。

咨询师：你看过他的病历吗？

咨客：没有，但这种事他应该不会欺骗我。

咨询师：不是欺骗你。他的大脑在车祸之后有没有损伤，你都没有看过病历，只是听他讲对吗？

咨客：对，好多事情我想跟他父母问问，但他不愿意我跟他父母沟通。

咨询师：对啊，还不一定是和父母沟通，很多处于你这样状况的人，可以通过其他方法了解这些信息。我为什么要问你这个问题呢？因为车祸之后，很容易留下后遗症，一般是癫痫发作或人的脾气变得难以控制。

咨客：对，他的脾气很大。

咨询师：你刚才讲他已到昏迷程度，很多不昏迷的人都会有后遗症。你需要了解是否有脑损伤，等等。

咨客：嗯。

咨询师：现在听起来已是对方第 5 条缺点了，都是不去爱一个人的理由。我还是没听明白你选择和他在一起的理由。


## ■ 辨别"问题异性"

这个女孩说了自己跟男友的一堆情况，似乎都不是可以爱他的理由，看来，她需要整理一下自己择友的底线。接着分辨一下：与这个人搭配，会有问题吗？

咨客：我也不知道为什么要跟他在一起，可能跟我的状态有关。跟他在一起时还发生过两件事：一件是我父母反对我们交往，他曾因此发短信骂过我父母；还有一件事，我父母曾私下给我介绍了一个男孩，他看到我跟那个男孩发的短信，就扇了我一个耳光。之后两个人感情变了很多，经常发生矛盾。

**咨询师**：你说他骂人到什么程度？最坏的话他说了什么？如果只是发短信说，"你们这样反对我们结合是不对的。"这只是抱怨，正常人都会这么做。

**咨客**：他说我父母，"你们难道不怕折福吗？"还有一点，我是一个很传统的女孩，从小很听父母话，他把我已和他发生亲密关系的事全都告诉我父母了，我父母就很难接受。

**咨询师**：对的。你刚才说你跟另一个人发的短信，说得比较笼统。这个短信内容是关于接吻、发生亲密关系的内容，还是仅仅就关于约会？

**咨客**：前面的那种。

**咨询师**：那你问过他吗，"你为什么要打我？"

**咨客**：他说他觉得很没面子，还把我的手机抢过去，要给对方发短信骂他，我当时很生气，就把他赶出我家，让他把手机还给我。他总是喜欢看我手机。

**咨询师**：你过去习惯把手机给他检查，还是他自己强制要看？

**咨客**：没有，他自己强制做很多事情。

**咨询师**：你认识他出车祸之前的朋友吗？

**咨客**：不认识。

**咨询师**：那这样的事不知是否跟车祸有关，听起来他点火就着，还强制看你的手机、有暴力行为。我现在还是听不懂你跟他在一起喜欢他什么，听你的描述好像"人间炼狱"一般，不太像谈恋爱的状态。你刚才说跟他在一起比较幸福，我不知道你指的幸福是什么？

**咨客**：可能就是刚开始还觉得比较幸福吧，他会做一些让人感动的事情。比如，夏天很热，他会给我买一些避暑品，空调什么的；他还会出钱让我出去玩。另外，因为我第一次谈恋爱，和他发生了亲密关系，之前还是打算不轻易分开的。

**咨询师**：听起来你挺善良的，但似乎要求很低。你刚才说的他帮你做的事，好像朋友之间都能做到。

**咨客**：对。

**咨询师**：是的，这里面有两件事比较恐怖。第一，对方有暴力行为，现在你们还没有结婚，他就开始对你动手，看你的手机，控制你，那结婚之后就更麻烦了。第二，他对你的欺骗。一个是隐瞒婚史，这么大的事都是有证可查的，是你们在一起后才告诉你。另外就是关于他的车祸，到现在你对于很多情况还不太清楚，包括他的脾气是否和车祸有关。你刚才讲父母比较着急让你结婚，这从父母角度是可以理解的，但着急归着急，你首先得看你选的是不是"白马王子"。从你的角度，我还是没看出为什么要和他在一起，因为列举出来的都是对方的缺点。人群中，只有极少数人会这么选择，是"受虐狂"那类。所以，把父母给的压力先放一边，你还得问自己，你这样二十几岁、风华正茂的女孩，找个什么样的人合适？我不认为有婚史的人一定不能嫁，关键是对方离异的原因是什么。但是，大部分像你这个年龄的女孩还是可以和没有复杂婚史的人结合。因为不论从年龄、学历、资源上来讲，你都属于比较容易嫁出去的群体。

**咨客**：对，我父母也是这么想，他们也认为我不是那么难嫁，所以他们觉得他各方面条件都不行，很反对。但我自己很难过，我父母也责怪我为什么会和这样一个男人发生这种事情。对方也很怪我，觉得我没处理好和父母的关系，以致我们的感情很难继续。其实我也知道这段感情该结束了，但我不知道该怎么结束（哭泣）。

听上去，女孩要求很低，只要对方带她出去玩、买点东西就好了。而对方那些冲动、暴躁、骂人、控制她的表现，恐怕需要好好理解了。

## ■ 做决定可以慢一点

许多女孩被感情弄得很困扰，却往往又糊里糊涂，最终纠结的只是"他是我第一个男朋友""发生了亲密关系"，成了限制她们的最大因素。但如果把这些放一边，就会发现，这个男友的行为已违反了她的底线。因此，选择要不要某个人，"跟着感觉走"是最麻烦的事。

**咨询师**：我知道你很难过，你跟我们分享这件事很勇敢。我想从几方面和你讨论。第一，让你现在就结束这段感情显然不现实，但可选择暂时不往前走。第二，先安慰你父母。父母毕竟是生你、养你的人，好好沟通，"我仔细想了你们说的话，确实很有道理，我也和其他人讨论了，好像大部分都和你们看法一致。"

**咨客**：可这事我一直瞒着父母，他们让我跟他断了以后，我就没再跟他们说什么，因为我怕给他们带来伤害。

**咨询师**：隐瞒的结果可能带来更大的伤害。父母可能和你在某些事情上看法有分歧，但在大部分事情上，他们比你有经验，而且他们是真的站在你的立场，和你利益一致。你担心说谎会伤害他们，问题是，不说实话很可能带来双倍伤害。

**咨客**：嗯。

**咨询师**：刚才你说不知道该怎么办，现在我跟你讨论一下，当然最终决定由你来做。处于类似你这种情况的人，一般会这么做。第一，不着急领证或进行下一步。第二，跟父母诚实地沟通，"我过去欺骗你们了，你们当时着急让我谈恋爱，我现在也逐渐发现好多问题，但我需要一段时间，去理清这些问题。"你这么诚实地跟父母讲，绝大多数父母都能够接受，他们生气的时候什么狠话都可能说，但到头来还是会站在你这边。第三，更为重要的是，你需要静下心好好想一想，假如全世界男人让你随便选，你愿意嫁给什么样的人？你想要的前三条优点是什么，不能接受的三条缺点是什么，这样想清楚，再和你现在的男友作对照。这样就迫使你成熟起来。另外，如果你明确了自己的标准，假如这个男人身上不具备，那该去哪儿找这些人？如果你喜欢体育特别好的，那得到体育学院去找，假如自己找不到，那就和咨询师商量，找专业公司帮忙，动用父母的资源。你如果按照上面的思路去做，就能慢慢从痛苦中走出来。你这段感情肯定会令你失去一些东西，但同时也得到很多。通过这个事，你可以了解自己要的是什么、不要的是什么。我这样讲，你能清楚吗?

**咨客**：清楚。

**咨询师**：对，当你把这些理清楚，重新出发以后，你的年龄、学历、资源使你在情场上依然是很有竞争力的人，对吗?

**咨客**：我不知道。

**咨询师**：对自己没有信心啊?

**咨客**：不太有信心。

**咨询师**：你说你过去一直没谈恋爱，是不想谈还是不太好意思?

**咨客**：可能跟父母的教育有关吧，他们管得比较严，小时候不让谈恋爱。再有可能跟我的一个经历有关，就是我刚参加工作不久，和我的领导出差，他对我进行性骚扰，虽然他最后没能得逞，但我觉得很有阴影，突然看到人性最黑暗的一面（哭泣）。……（此处略）

**咨询师**：我觉得可能有一定关系，你还在那家公司吗?

**咨客**：没有，家里帮我调换了部门。

**咨询师**：这样比较好，我听起来你好像在哭，你需要去拿点面巾纸吗?

**咨客**：旁边有，谢谢!

**咨询师**：你要问我这两件事有没有关系，可以从下面的角度思考。一般来讲，如果一个女孩受到一种伤害，就容易转而被相反的类型所吸引，前面的人是想要强暴你，你就希望找一个对你温柔的。问题是，现在的人虽然没有想强暴你，但对你有暴力，这反映出的问题是你的参照系太低。前面的人抢了一百块钱，你觉得接受不了，下一个抢了一块钱你就觉得好太多了。所以，从这个角度看，我觉得有相关性，你还没从那个阴影里走出来。

另外，你刚才讲的那个领导，大概跟你背景不一样，你不一定能够了解。在这个过程中，你都处理得很好，没被迫就犯，现在也不再面临这样的威胁。但这和爱情并没什么关系，爱情是双方的，这件事情，他并不是爱你，你也没想和他谈恋爱，所以不需要对爱情产生怀疑。

（此处略）

女孩之前受到性骚扰，可能给她带来两个方面影响，一是对比下来，她的男友显得温柔，就像前面一个人抢了她 100 块，后面一个人抢她 1 块，也许本质上没有太大区别，但心理上会觉得后面的人更好。这就特别需要用理性的尺子来衡量和比较。二是她的想法非常单纯，受过性骚扰的事令她感到他人不可信任，甚至泛化，咨询师给她调整了认知。

## ■ 学习智慧的思路

确定不能接受的人，同时渐渐明确自己想爱的人是怎样。年轻时许多困境都与缺少智慧有关。咨询师与这个女孩讨论时，是在示范另一种思路。

1. 初步印象评估她的男友

生物方面：担心是否有车祸后遗症。因他曾经历过严重车祸，医生判断其有可能成为植物人，咨客并未看过他的病历报告，不了解是否留有后遗症。

心理方面：隐瞒重要信息，使用暴力，控制女友，以及脾气暴躁，这些都构成较严重的问题。

社会方面：他的家庭地位、经济状况、工作情况良好，具备较好的社会资源。

综合来看，咨客男友除了社会资源还不错以外，生物评估和心理评估结果都不太好。

2. 评估这位女孩的情况

生物方面：年龄尚轻，属于易婚恋的年龄。

心理方面：家庭环境较保守，恋爱经验少，关于择偶，重要方面都没想清楚；曾遭遇领导性骚扰，对异性产生不信任、排斥；与异性交往时存在自卑。

社会方面：年龄尚轻，大学学历，有稳定工作，在婚恋市场上属于有资源的群体。

比较下来，女孩基本情况并不悲观，完全有条件擦亮眼睛、放松心情，好好挑选适合自己的男友，而不纠结于目前的关系难题。

毕竟，爱是匹配的艺术，而并非勉强和凑合的怪物。咨询师带着女孩去梳理感情、解开死结，寻找活路。

她需要做三件事，第一是看清这段感情。男友在交往初期关于婚史和健康状况均有隐瞒，现在也没交代清楚，且对咨客有暴力行为；但基于咨客目前心理状态，即感觉受伤、对未来没有信心、择偶标准不明确，对于这段感情不适合马上做决定，亦不适合进一步发展。

第二是安慰父母。咨询师帮助咨客看到，父母与孩子根本利益一致，欺骗父母可能带来双倍伤害。真诚与父母沟通，不仅可体谅父母的付出，取得父母的支持，还能借鉴父母的经验，帮助自己快速走出困境。

第三是明确择偶标准。需要给自己一段时间调整择偶心态、明确择偶标准，以便今后更加顺利。

# STEP 2
# "爱人"的标准不能"假大空"

"假大空"的标准没法"套"现实世界的伴侣。所以找恋人时，标准要尽量务实、具体。

## ■ 谁配娶"公主"

一位二十几岁的年轻女性，硕士学历，家境良好，一直未找到满意的男朋友，为此感到失望、焦急。

**相关咨询实录**

**咨询师**：你好，讲讲你的困扰吧！

**咨客**：我现在最大的困扰就是交男朋友的问题，始终遇不到一个让自己满意的对象。

**咨询师**：你是说碰不到满意的，还是已经碰到的人里面没有满意的？

**咨客**：碰不到满意的。

**咨询师**：那你碰到过多少次了？

**咨客**：我只谈过一次，其他只能算是接触。

**咨询师**：最近一次和异性接触或谈恋爱，对方身上哪些地方使你不满意？

**咨客**：嗯……最近一次是性格原因，对方脾气不是很好。

**咨询师**：还有呢？

咨客：没了。

**咨询师**：你喜欢要什么样的？

咨客：脾气好的。

**咨询师**：好与不好太笼统了，能讲具体点吗？

咨客：这怎么说呢，温文尔雅是最好的，如果不能，稍微有点脾气也行。但上一个人是暴脾气，肯定不行。

**咨询师**：就是你能接受的上限是偶尔有点脾气，最好是温文尔雅的，上一个人的脾气明显超出这个范围，所以你不能接受。

咨客：对的，对的。

**咨询师**：还有其他条件吗？

咨客：还有工作能力、长相、身高、消费习惯，家境也会参考一点，但不会特别看重，最低要求是别让我反过来帮他忙。

**咨询师**：假如让你缩减到三个条件，排在前三位的条件是什么？

咨客：身高、脾气和工作能力。

**咨询师**：你指的工作能力是什么？

咨客：就是比较能干吧，遇到事情比较稳重，对很多事情能够运筹帷幄，但并不一定是多大的事情。

**咨询师**：你要求身高是多少？

咨客：最矮也得 1.78 米吧。

**咨询师**：你多高？

咨客：1.72 米。

**咨询师**：那你足够高了，这想法听起来挺合理的。有没有什么是你最不能接受的？

咨客：如果男人工作能力有问题，就不要谈了；如果身高比我矮，也不用聊了；如果是个暴脾气，那也就算了。

**咨询师**：看来三个你想要的和你不想要的条件是统一的。最后接触的这个男孩是因为脾气不行，那在这之前接触的男孩子呢？

咨客：有的也是因为脾气不好，有的是因为消费习惯接受不了，还有的是不太有能力，还有些是身高问题。

**咨询师**：我很好奇，怎么到目前为止你交往的男朋友都是你不喜欢的呢？

**咨客**：没有交往，只是接触。

**咨询师**：对，你完全可以把刚才讲的三个标准告诉亲朋好友、婚介公司，按这个标准去找，为什么找来的都是不符合条件的呢？

**咨客**：比如脾气问题，我也会跟他们说，但这只有在接触之后才能了解。刚开始能把控的也只能是外形、身高，还有经济收入。

**咨询师**：你有时不了解，误打误撞，对吧？

**咨客**：对的。很多时候，别人好心介绍，但他们并不知道男孩的性格、人品怎样。

**咨询师**：接触以后你发现他们不符合你的条件？

**咨客**：对，对。

**咨询师**：听起来你很清楚自己要什么样的人，就是运气不太好。

**咨客**：对，就是比较难找。

**咨询师**：我现在没听出来难在哪儿了。看你的条件，身高、学历、经济都没有问题，别人说过你有什么毛病吗？

**咨客**：唯一提过的可能是性格，他们说我不是特别顺从。

**咨询师**：能具体举个例子吗？是对着干吗？

**咨客**：也不是对着干吧，只是那些发展稍微好一些的男生好像都比较喜欢听话的女生，而我也不是什么都不听话，但不可以让我什么都逆来顺受，我要有自己的想法。

**咨询师**：我没有见过你，你周围的人评价你是漂亮的女孩吗？还是中等的女孩？

**咨客**：嗯……算漂亮。

**咨询师**：你的体态是什么样？你大概多少斤？

**咨客**：我比较瘦，不到一百斤。

**咨询师**：那很瘦了。我还是觉得你有什么问题没说清楚。你对对方的要求：脾气比较好，身材和你匹配，工作上有一定能力，但不要求一定要挣多少钱，你本人又是个漂亮姑娘，身材很苗条，又受过高等教育，经济条件还比较好，我怎么听不出你择偶会有困难呢？

**咨客**：嗯……就是很困难。我知道应该找一个能让我很愿意听他话的男人，不是说要百依百顺，但遇到什么事时，他能给我些意见，给人比较男人的感觉，但我就是遇不到。一旦遇到什么事，好像还得我自己去解决，他们也给不了我什么建议，让我觉得他们很幼稚。

**咨询师**：你觉得那些男孩子比你幼稚，对吧？

**咨客**：嗯，有一些是这样的。

**咨询师**：在我看来，你要求的男士并不是人群中最优秀的，是中等偏上的条件，而你条件又这么优秀，属于"下嫁"。在 X 市，符合你描述的男士，一百万肯定有了。

**咨客**：还有一个问题，有些能符合我标准的男士已经结婚了。

**咨询师**：没结婚的肯定也有一百万了。

**咨客**：但 X 市有这么多人，我怎么能遇上这些人呢？

**咨询师**：对啊，这是另外一个问题了，你听说过婚恋网站吗？

**咨客**：听说过，我前阵子真的看过，但网上看到的一些人也没什么感觉。偶尔看到一个有感觉的，又发现这个人工作能力好像有些问题。

**咨询师**：你在网上怎么能发现这个人工作能力有问题？

**咨客**：就是在电视里看到的，从他的谈吐、对人对事的态度看出来的。

**咨询师**：我说的不是自己在网上找，有一些婚恋服务公司，做他们的 VIP 会员，专门有人帮忙找对象。

**咨客**：对，他们有人联系过我，但我觉得不能把隐私跟这些人讲。

**咨询师**：我还得接着再问你两个问题。你觉得刚才说的这些能自圆其说吗？

**咨客**：什么意思？

**咨询师**：比如，如果想找身高 2.2 米以上的男人，中国总共也没多少；想找年薪一百万以上的，X 市 CEO 平均薪水才五十万，这听起来不太容易；我希望找易建联这样的，那肯定中国没有几个，不超过 10 个人，就会非常难；再比如，你想找李开复、马云这样人，就非常难，因为他们都是人群中非常杰出的人。你刚才说的这个条件，我刚才说一百万肯定是保守的，几百万都会有，我听不出这个难点在哪儿。我看过两万个案例，你刚才给我讲的这些，我越听越糊涂了。

**咨客**：对不起，我昨天晚上有些失眠，本来定了闹钟但没起来。

**咨询师**：不用感到抱歉，我知道你不是故意要给我出难题，我是想帮你把问题分析清楚。你经常失眠吗？

**咨客**：没有，就是昨天有些工作要处理。

**咨询师**：你平常睡觉好吗？

**咨客**：平常睡觉挺好的，基本上躺下半小时之内都能睡着。

**咨询师**：食欲还好吗？

**咨客**：很好。

**咨询师**：那你为什么很瘦呢？

**咨客**：因为我工作强度比较大。

**咨询师**：是工作压力带来的，不是天然就瘦，是累瘦的？

**咨客**：可以这么说吧，如果是在家里休假的话，体重能保持在106斤、107斤的样子。

**咨询师**：那也不胖啊。

**咨客**：是不胖，我放松的时候就是保持那样的体重。

**咨询师**：你的睡眠、食欲都很好，身材不胖不是突然间谈恋爱或有什么变化导致的？

**咨客**：对。我昨天失眠就是因为工作上有些事情。

**咨询师**：OK，那再回到我原来的问题。你能不能给我举个例子：比如你问了什么问题，那些男孩的回答让你不满意，感到他们很幼稚？

**咨客**：嗯……我想想。我原来认为成熟就是对一些比较大的事情能够把握很好，比如对人的分析、判断很准确，对一些场面上的事情也会处理得游刃有余，对一些可能有风险的事情能适当地规避。但后来我发现男人想达到这种成熟程度可能得到40岁，我就降低了要求，只要能对我的疑问给予一些比较成熟的解答，我们俩能够交流就可以。他看待问题不能总以学生的眼光，固执地认为这个事情就是怎样，这样时间长了我就觉得我们两个不合适。我这样解释，您明白了吗？

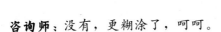

**咨询师**：没有，更糊涂了，呵呵。

**咨客**：我确实举不出具体的例子。

**咨询师**：是啊，这让我感到很奇怪，我给了你很多机会让你举个例子，你都说不出来，都是比较空洞的描述。你是学什么专业的？

**咨客**：经济类的。

**咨询师**：不是学财会这些具体东西的？

**咨客**：不是，财会课程上过，但我最终从事的工作和这没什么关系。

**咨询师**：哦，经济的，平常都是"假大空"比较多，预测、规划等？

**咨客**：呵呵，可以这么说，宏观东西多一点，具体东西不太多。

**咨询师**：对，你刚才所有说的都非常空洞，这肯定是跟平常的工作习惯有关系，说不出具体的事情。

**咨客**：对，您刚才问我的时候，我真的思考了，可是我想不出具体的事。我现在突然想出来一个，比如说，前一阵子，我接触一个男孩，原本约了当天晚上七点去吃水煮鱼，但我临时被领导派出去办事，完事以后只有四点多，而且不用再回单位了。我就打电话给他，"你能早点下班吗？要是不能的话，我就去你单位找你，否则我现在就去吃饭的地儿，可能要等你一个多小时。"结果这个男孩说，"既然已经定好了，就不要改了嘛。"我说，"可是这样我会浪费将近两个小时等你，不然我到你单位附近等你，咱们随便吃点吧。"但他坚持不更改原计划，还说他很想吃水煮鱼。结果我真的等了他将近两个小时，等得很郁闷。后来，吃饭时，因为他来的时候堵车，脾气也不是很好，还说"你看，就是因为你想吃，我们才来吃"。我听到这里一下就火了，我说"你有没有搞错，明明是你想吃，否则我们早就在你单位附近随便吃点了，你这么说就太没有意思了"。后来我就叫服务员结账，他非要结账，我就把钱往桌上一扔，拿着包就走了。他后来追出来要送我，我也没让，两个人各自打车就走了。

**咨询师**：这就是我说的具体例子，呵呵。

**咨客**：哎呀，我真的是想不起来，需要仔细思索才想起来。

**咨询师**：OK，我听明白了，这件事肯定不是你做得不对。他的应对方式导致你发火了，我想问一下，你经常会因为什么事发火吗？

**咨客**：这次是他不对，有时候是我不对，比如临时加班或是出差爽约，一两次还行，次数多了男生也会受不了。

**咨询师**：没有加班这些事，没人惹你的时候，你自己会突然不高兴吗？或经常感到不太快乐，有吗？

**咨客**：有时自己待着，想起到现在还没有一个称心的男朋友，心情就很郁闷。

**咨询师**：有没有特别怒的时候，刚才你说甩了钱就走了，有比这种情况还怒的时候吗？

**咨客**：有吧。

**咨询师**：你最怒的时候干过什么？

**咨客**：比如拿起一个东西想去打对方。

**咨询师**：把东西摔坏了吗？

**咨客**：基本上都没摔成，因为我手软，也有摔成的时候。

**咨询师**：发怒频率有多高？一个月能有一次吗？

**咨客**：没有，几年一次吧。

**咨询师**：有没有发怒的时候，做出伤害自己的行为？比如拿刀划自己。

**咨客**：没有，因为那些男人不值得。

**咨询师**：没有男人的时候，因为工作或是其他事情发怒，会伤害自己吗？

**咨客**：不会，我肯定是在保护自己的前提下去处理事情。

**咨询师**：OK。你的父母比较强势吗？

**咨客**：嗯……我小的时候，他们对一些原则性问题会比较强势，其他问题还是可以由我自己来做主；现在我年龄越来越大，他们对我也越来越民主。

**咨询师**：你现在是一个人住吗？

**咨客**：基本上一个人住，但是前两天我发烧了，我妈来照顾我。

**咨询师**：你跟他们在一个城市里住？

**咨客**：有时在一个城市住。

**咨询师**：你是大学毕业就搬出来住了吗？

咨客：嗯，对。

**咨询师**：你刚才讲他们现在变得越来越民主，意思是原来不民主？

咨客：他们认为，为了从小培养我的价值观，有时必须要强势。

**咨询师**：你是个非常听父母话的孩子吗？

咨客：一般吧，中等偏上一点。

**咨询师**：就是基本上听，大事上听，是这意思吗？

咨客：对，对。

**咨询师**：你在家里是独生女吗？

咨客：对。

这位女孩说到想要什么样的男朋友，听上去都太抽象。而她讲到与一个男孩交往的事，则凸显她的问题：独生女儿，掌上明珠，希望得到他人照顾，所以跟那个男孩吃个饭都达不成共识，还以发脾气收场。

## ■ "做梦" 要找 "对味" 的人

既然假大空的问题总是找不到答案，假大空的标准套不到情投意合的人，那就要换一个思路，即便爱是一个美梦，做梦不也要找"对味"的人吗？

**咨询师**：好的，在我给你分析之前，你有什么问题要问我吗？

咨客：没有，因为在择偶这方面我不知道应该问什么问题。

**咨询师**：OK，有什么问题是你今天想让我回答你的？

咨客：有！您觉得像我这样的适合找个什么样的？

**咨询师**：OK，这问题很具体了，还有吗？

咨客：还有就是，能找得到吗？我现在确实有点灰心丧气，比我设想的要难一点吧。

**咨询师**：OK，那我先来回答你问的问题。

首先，你想知道自己合适找个什么样的人，实际上在我们刚才的对话中这个问题已经非常清楚了：身高 1.78 米以上，脾气好一些，有独立工作能力，这些条件在我看来是比较容易找的。

**咨客：**长相还要过得去。

**咨询师：**那没问题啊，因为你是长相漂亮的。

**咨客：**硬性条件还可以放宽一些，但不能是那种反倒要我帮助他的情况。

**咨询师：**对的，我现在就来帮你分析一下这些事。我认为你刚才说的择偶条件并不苛刻，连严格都算不上，你自身条件明显属于中等偏上，你要求对方也是中等偏上的条件，一般问题不大。作为女孩子，一般都希望找比自己强的男人，你的择偶要求没什么不切实际的。

第二个问题就是：能找得到吗？答案是一定能找得到，问题是这些优秀的人在哪儿。听起来，你很容易就把一个人或是一种方式否定掉，比如我刚才问你尝试过婚恋公司吗，你说在网站上、电视上都看过，但明显你没参加过这样的活动，否则你就会说出很具体的内容，比如"我总共参加过五场相亲活动，但发现他们的资料和本人有很大出入"，你并没说出这样具体的话，说明你没尝试过。凡事如果你说不出具体的东西，就说明你没干过，说出的都是宏观的、远距离的东西，而谈恋爱是一件近距离的事。所以，你的问题更像是择偶策略的问题，而不是真有些什么嫁不出去的客观条件，比如有的女孩说自己有一只眼睛是义眼，那当然会有很多人不能接受。

**咨客：**嗯。

**咨询师：**另外，你还有两点具体的"毛病"。一个是你说话特别不容易具体，这种情况对于那些从事具体事务的人来说，听起来特别费劲，比如像我做医生的，刚才反复问你，总听不出具体的事情，像"挤牙膏"一样。我刚才特意问你从事的是什么行业。什么行业是做具体的事务呢？医生、会计师、工程师等，这些人都特别希望跟别人交流时快速把一件事说清楚。什么样的专业是不具体的呢？中文系、历史系、MBA等，这些人都不是从事具体事务的人，通常会比较宏观。不像医生，每个小时都在看病人，得抓紧时间诊断、治疗，比如评估一个病人是阑尾炎，就抓紧手术，不是阑尾炎就看是其他什么毛病，都是这样具体做事。所以，这个问题你以后得注意，假如找了一个做具体事情的人，就得尝试把事情说得具体，这样能引起对方注意；假如找的是和你一样的人，都是做宏观的，那就没关系。所以，刚才说这是你的毛病，实际上并不是真的毛病，而是要看面对什么样的人，"物以类聚，人以群分"，相似的人就容易互相欣赏。面对不同的人群，要有不同的谈话方式，如果是跟搞哲学的人整天谈论"柴米油盐"，对方肯定痛苦；跟医生和律师总去谈论抽象的东西，对方也会搞不清楚你想说什么，不得要领。所以，这就是我在讲的谈恋爱的策略问题，恋爱本身是一种化学反应，"对味"才能有反应嘛。

**咨客**：呵呵，是。

**咨询师**：我想说的你的另一个特点呢，大概和你的成长环境有关。我刚才特意问一下，你父母是不是特别强势，你是不是独生女。类似你这样的家庭环境，优点就是父母给你创造了良好的经济条件，并在大事上帮你做决定，生活上呵护你；缺点是什么呢？你容易形成一种定势，就是对方一定要比我强。你的父母肯定比你行，经济条件比你好，你的长相漂亮，肯定也是遗传他们的基因，很多事情考虑也比你成熟，他们是已经成功的人，你还在走向成功的路上。所以，这种情况，你容易喜欢什么样的人呢？除了年龄、长相和你匹配外，你还希望对方能和你父母一样成熟、有定力、宽容等。你刚才说的这些条件如果去掉年龄和情爱的成分，那不是和你父母一样吗？我刚才一直想让你举个例子来验证我的判断是否准确。你举了一个吃水煮鱼的事，"这么难为什么还去做呢，还要等你两个小时"，而且在你看来吃什么不是主要的，是想利用吃饭机会和对方交流，考察对方。你也没去考虑计划的改变是否会给对方带来经济上或其他方面的损失，因为那些在你看来都不重要，这恰恰说明你的经济能力比较好。你最不能接受的是对方冒犯你，一定要坚持原来的计划。

**咨客**：嗯。

**咨询师**：明显这个人不像你父母那么善解人意，对于你的要求，父母一定尽可能满足。他坚持去吃水煮鱼，而没把你们的见面当作重点，很容易引起你的反感。假如当你表示不方便时，对方能够体谅你"看起来你工作很忙、很辛苦，要不你现在就往家走，我们就在你家附近吃，吃完你能尽快休息，我也不在意吃什么，主要就是想和你说说话"，你就会很感动，因为看到对方可以为你随时改变已经定好的计划，不管多难、花费多少钱。所以，你是在期待对方更成熟，比如能关心你为什么要出去办事，又遇到什么新鲜事了，有什么新的体会，这样就能够读懂你。但是，如果对方和你不是处在一个成熟度上、一个经济水平上，就很难理解你。以你的经济能力，你并不真的在意吃什么，即使跟对方讲，"我也很喜欢吃水煮鱼"，那只是为了讨好对方，表示尊重。如果对方不能理解你，很可能跟成熟度或经济能力有关。由于家里人对你都非常理解，因此遇到这种情况，你的挫折感会很强。你的需求是找个成熟度高的人，在你不高兴、发怒的时候，这个人能够征服你，而不是让你更难过。

你举的例子是这么微小的事情，说明你的要求并不高。在经济条件优越的家庭里培养出像你这样想法的女孩，说明你父母的教育比较成功，没有把你培养成极其挑剔的人，使得别人根本无法满足你的要求。但你要具体分析，否则就容易被一些细节感动，一个容易因为小事生气的人也容易因为一些小事感动，反倒忽略了对方是什么样，最后对方要不要结婚，你也不介意了，脾气好不好，你也没注意。你有时"马后炮""事后诸葛亮"，接触几个都不顺。心理咨询能助人，是帮助你变成"事前诸葛亮"。

**咨客**：很有帮助！很多东西我都没意识到。我父母一直对我照顾得很好，我原来总认为自己很独立，但听你分析之后，我发觉自己还是需要别人呵护我多一点。

**咨询师**：这就像一个人总是穿一万块钱以上的衣服，都不知道一万块以下的衣服什么样。从皇宫出来的人不知道普通老百姓穿的是什么衣服。你的情况也如此，因为家里经济条件好，父母照顾得很好，你就习惯了，不能理解为什么别人会不照顾你。不同阶层的人考虑问题不一样，也没有对错之分，只有适合与不适合。所以，你说那个人脾气不好，也不一定真的是跟脾气有关，是他没有读懂你，你也没办法理解他。

"事前诸葛亮"，是知道要找什么样的，也知道为什么要找这样

的，还知道这和你家庭环境有关，再找下一个人的时候，就能够
"按图索骥"了。

（以下略）

## ■ 描述清楚，按图索骥

这个女孩为什么在择偶上有困难呢？

首先，咨询师先去了解这个人是不是比较挑剔，要求对方的客
观条件比较高。所以一般会问对方"你最看重的前三位条件是什么"
"最不能接受的是什么"，从中看看她的要求有没有太特殊。

其次，为什么这样普通的要求，她还找不到男朋友？咨客并没
什么大问题，相反她是又高又瘦又漂亮，教育程度又好，家境又优
越，这样就越听越糊涂。接下来尽快转到性格评估，最使人难过的
往往是你这个人特别黏人、特别爱发脾气，有边缘性人格障碍的特
点，即使条件再好，别人也躲得远远的。询问之后发现她身上也没
这些情况。这样扫描之后，还是没明白她找对象困难在哪儿，希望
她举个具体的例子，这样就能更好地做分析。

分析发现：

第一，为什么她说话总这么笼统，说个问题像"挤牙膏"，那肯
定有两方面原因：一是害怕自己隐私的事被别人知道，不想公开去
谈；另一方面和她从事的专业有关，习惯了宏观、不具体。

第二，从她举的例子里面，就能看出她期待对方是一个善解人
意、宽容、照顾她的人。她可以更改原定的计划，但对方不能生气，
对方坚持原计划，她就感到很怒，这个"毛病"从哪里来的？为什
么你"只许州官放火，不许百姓点灯"呢？一问就会发现，她家里
条件比较优越，父母强势，从小被呵护得较好，即便现在感冒了，
妈妈还会过来照顾。对方却因为吃水煮鱼不肯让步，这反差肯定太
大了。一旦有落差，就会失望，不是对身高失望，就是对脾气或工
作能力失望。

听起来，她除了身高问题，其他都没有具体要求，希望对方什
么都比她强，还要照顾她，具体哪一方面强也说不上来，像是想找

个像父母那样的人。我们爱父母往往不是因为他们的长相，也不是因为他们多有钱，而是他们对我们的照顾。这些问题是她没意识到的，这才是她找男友困难的原因。除非她还有一些特别重大的事情没讲，否则听起来就符合刚才分析的情况。需要在原有三个条件基础上，找一个成熟度比较高、经济条件好一些、不把钱看得那么重的人。

# STEP 3
# 增加爱的现实感

不论要什么样的恋人，爱的现实感特别重要。

## ■ 走出玻璃罩，不逃避现实

女孩，近 30 岁，未婚，中专学历，感情方面总无法与异性深入交往，像被困在玻璃罩里出不来。

**相关咨询实录**

**咨询师**：你好，请讲讲你的困扰吧。

**咨客**：我感觉自己在一个玻璃罩里面，怎么都走不出去。从感情上说，我不知道为什么我对谁都没感觉，好像"爱无能"一样，其实要求的也不多。

**咨询师**：能再具体说说吗？是无法吸引异性还是不能保持感情的稳定？

**咨客**：吸引异性没什么问题，但一直都没有深入交往。

**咨询师**：不能与异性深入交往，也就不能谈婚论嫁，这让你有挫败感，对吗？

**咨客**：对。

**咨询师**：在你看来，这是什么原因呢？

**咨客**：可能是我太娇气了吧，有时候别人一些很小的细节我不喜欢，就不想再深入交往。还有就是我不知道该怎么和他们交流、沟通。但我觉得，只要两情相悦，这些都不是问题。

**咨询师**：能具体地举一两个例子说说，你经常挑剔对方哪些地方？是家庭、外表，还是教育程度？

**咨客**：我感觉都有点。还有性格方面、生活习惯，这些我都很介意。

**咨询师**：学历呢？

**咨客**：学历要比我高。

**咨询师**：你希望找什么样性格的呢？

**咨客**：我希望对方绅士、儒雅一些。

**咨询师**：很多女孩子都和你有同样的要求，也算是很正常、合理的要求。要求对方的经济条件呢？

**咨客**：能够养家糊口，并且能够经常出去旅游。

**咨询师**：看来既有物质方面又有精神方面的要求，要求对方的社会地位呢？

**咨客**：社会地位还好。主要就是善良、孝顺、懂我，在一起感觉融洽。

**咨询师**：我说的社会地位主要指对方的职业、赚钱方式，比如有人要找公务员，虽赚钱不多，但有面子；有人不能接受暴发户，因为很难沟通。你在这方面有什么要求吗？

**咨客**：我觉得只要他的赚钱来源合法，是他自己喜欢的、愿意做的，又很稳定，哪怕是摆地摊，只要努力就可以。

看来女孩对恋爱对象的要求既显得宽泛，又差不多在中等或中等偏上。那么，为什么没找到合适的人？又为什么有被困在罩子里的感觉？她自己情况又如何，有严重的缺点吗？

## ■ 正视自己的缺点

**咨询师**：综合起来看，你的要求属于中等或中等偏上。但将心比心，在你看来，你有哪些优势可以吸引这样的男士呢？

**咨客**：我现在所困扰的就是这个问题，我觉得我是"N没女"（没学历、没积蓄、没背景……），理想比较高，自身条件又不太好。

**咨询师**：这是你给自己的结论了，但我想听听你具体的优势，能说出三条吗？

**咨客**：第一，我性格比较好；第二，什么事情交给我，我都能干，并且很努力；第三，我的家庭环境不算很差。

**咨询师**：还是不够具体，你多大年龄？不用具体年龄，是 30 岁以内，还是 30 岁以上？

**咨客**：快 30 岁了。

**咨询师**：哦，这对女孩儿来说，是第一个拐点。教育程度呢？

**咨客**：中专。

**咨询师**：对女孩子来说，择偶时外形也比较重要，尽管有人认为内在美重要，有人认为外在美重要。你身边朋友关于你的外形是怎么评价的？在人群中属于中等、中等偏上，还是中等偏下呢？

**咨客**：中等偏上吧。

**咨询师**：看来这都是你择偶时的优势，能再讲讲最大的劣势是什么吗？

**咨客**：第一，我的一只眼睛在我十几岁的时候因生病，将眼球摘掉了，后来装了义眼，但很逼真。这点肯定是我择偶时的劣势；第二，表面上看我比较有亲和力，但走进我的内心很难。

**咨询师**：听上去第一点很重要，你的一只眼睛出现了功能上的问题，另一只眼睛有没有受影响呢？

**咨客**：不受影响。

**咨询师**：开车会有危险吗？

**咨客**：我不开车。

**咨询师**：我们判断一个物体离我们的直线距离要靠两个眼睛聚焦，那你是靠什么来判断一个物体离你的远近呢？

**咨客**：我已经习惯了。

**咨询师**：有没有因为判断失误给你带来什么危险？

**咨客**：没有。总的来说没有影响正常生活，但在外观上还是会有差异。

**咨询师**：之前和你谈过恋爱的男士，分手原因都是因为你眼睛的问题吗？还是有别的什么原因？

咨客：我觉得最根本的原因还是眼睛的问题，但是我能理解。

咨询师：你和对方恋爱，会在刚开始时告诉对方吗？

咨客：如果我想和对方深入交往，会告诉他；但如果不打算继续交往，就不说了。

咨询师：也就是说，你想和对方交往，又鼓足勇气告诉对方你的眼睛在功能上有问题，而对方会因此拒绝继续交往，是这样吗？

咨客：对，比如我的第一个男友就是这样分手的。

咨询师：你大致都是交往多久告诉对方的？是关系比较亲近的时候，还是在相对比较陌生的时候？

咨客：应该都有吧。

咨询师：两种方式结局是一样的，不管什么时候，只要说出这件事，对方就会选择离开，对吗？

咨客：应该是这样。

咨询师：生活中很多人和你的情况差不多，只是身体受损的部位不一样。一个人如果出生时就一只眼睛失去功能，会影响大脑的发育，接受周围信息与正常人有差异，自信心也会受严重打击。幸运的是，你的眼睛是在十几岁时开始出现问题，已经完成大脑和智力的发育，也有了一定抗压能力，更重要的是没给你的性格带来严重冲击。通过我们刚才的谈话，可以看出你的表达能力、谈吐、反应敏捷度都很好，再加上你还有比较强的独立学习、工作和生活能力，都是优势。

但无论如何，我们要面对的事实是你一只眼睛功能丧失，这与其他身体方面的障碍相比，是更加严重的，人群中至少有90%以上的人不能接受这种情况。所以综合你的学历、年龄及眼睛的问题，按照当今社会择偶标准，你的条件应该属于平均线或平均线以下的状态，这点你能接受吗？

咨客：能。

咨询师：接受这个事实后就会发现，如果我们找平均线以上的男士，就需要更多优点来弥补我们身上的缺点，变得出类拔萃后才可能有较多的机会，否则就会遇到很多坎坷。其他和你有类似状况的人，择偶时思路和你相反。比如我听说过一个女孩，小时候不慎落入热水盆中，股骨沟以下部位全部烫伤，两条腿上都是疤痕。对于一个女孩儿来说，这同样是择偶时的一大障碍，但她当时选择穿超短裙出去。因为在她看来，这就是真实的她，这样做可以将那些不能接受她的人直接排除在外，给自己做第一轮的筛选，愿意靠近她的人就是能够接受这一缺点的人，尽管概率很低。到目前为止一共只有三位男士追求过她，但她只需要一个可以结婚的人。

她完全接受自己的缺点，心态非常好，同时通过努力获得硕士学历并拥有一份非常好的工作，最终在这三位男士中选择一位适合自己结婚的对象。尽管只有三位男士追求过她，但她这样做的成功率非常高。

你之前用的方式可能会有30个人追求你，但最终可能30个人都选择离开，让你一次次受到伤害。所以，如果换个方式来筛选，把你眼睛的真实情况告诉他人，同时再展现你的优势，就有可能打开你所说的玻璃罩，从里面走出来。很多残疾在中度以上的人，择偶时会采取两个策略。

第一，接受自己的现状，找与自己相匹配的人。假如别人给我们的综合情况打60分，而我们自己偏要找90分以上的人，就会失去竞争力，失望的可能性非常高。但如果我们只在60分左右的人群中寻找，成功概率就会提高很多。

第二，如果别人给我们打60分，我们只想找80分以上的人，就要明确告诉对方"我是谁"，把缺陷客观真实地告知对方，同时充分展现出自己的优势，以弥补不足，可以筛选出与你优缺点互补的另一半。最不可取的策略就是不能接受自己的同时，还蒙蔽对方，最终结局就是耽误自己的青春，错过适婚年龄。

**咨客**：您说的这些我明白，原来我一直都觉得我的眼睛并不算问题，但别人并不这么认为。

**咨询师**：太对了。你不认为这是问题，非常好，但刚才我提到人群中有90％以上的人都认为这是问题，你能接受吗？

**咨客**：我能接受。

**咨询师**：这就是你谈恋爱效率低的原因。你不认为是问题，别人认为是很严重的问题。

**咨客**：是的，现在我能理解他们的想法。

**咨询师**：能理解他们的选择说明你是个心胸宽广、善良的女孩子，但仅仅理解是不能解决问题的，你得到的仍然是失望。很多时候谈恋爱和找工作是一样，比起理解对方不给我提供工作、不娶我是什么原因，我更喜欢"连我都不知道对方为什么这么喜欢我"的状态，这说明对方无条件地接纳你、喜欢你。你能明白这里的区别吗？

**咨客**：但这个人能和我在一起的前提，就是必须得接受我的眼睛啊。

**咨询师**：这是之后的问题了，你得先知道怎么能把恋爱谈成功，也就是首先筛选出能接受你的人，让他们进入你可选择的范围，这样成功率不就高了很多吗？

**咨客**：我现在在两家婚恋网站上寻找资源，在网上的自我介绍里就注明了"我的一只眼睛有问题，但并不影响正常生活"。

**咨询师**：但这并不真实啊。你的客观情况是一只眼睛因为疾病，虽已丧失功能，但并不影响正常生活。这样别人看了之后就非常清楚你的情况了。如果只介绍一只眼睛有问题，很多人会理解为弱视或斜视之类，极少人会往功能丧失方面去想，那你的介绍不就变成误导了吗？你用这样的介绍增加了给你写信的人的数量，同时也增加了你因恋爱而受伤的次数，再这么受伤下去，你不就把自己拖到35岁了吗？对于一个女孩子的择偶来说，30岁之前最容易，30～35岁相对容易，35岁以后是最难的，因为涉及生理问题。但你强调不影响正常生活这点非常好。我这样讲你能明白了吗？

**咨客**：嗯，明白，就是必须要把实际情况完完全全都表明，是吗？

**咨询师**：不，不要误解我的意思，咨询师不能告诉你具体应该怎么做，只能和你分享、讨论其他人遇到类似于你这种情况时，是如何处理的。

**咨客**：我明白。其实关于我的眼睛问题，我还是遮掩得比较少的，一般都会及时告诉对方，只是告诉的程度没有这么深，因为我觉得他在现实生活中认识我时一样会发现的。

**咨询师：**如果他之前觉得你是弱视或者斜视，见到你后才发现你的眼睛是功能丧失，他对此没有任何心理准备，会因为过大的心理落差而无法接受。就像我刚才讲的腿上有疤而穿超短裙的女孩，如果她穿上长裤告诉别人她身上有块儿疤，有几个人能想到她整整两条腿上全都是疤？现在你分析她恋爱成功的原因，就是因为她穿上超短裙之后，那三位追求她的男士看到这就是她最严重的问题，他们可以接受，之后也不会因更严重的缺陷而感到失望，她再从中选择更适合自己的人就可以了，对你来说也是一样的道理。你现在已经快到 30 岁的拐点了，之前做过的努力现在看来没有效果，就不需要再重复使用了，可以考虑更换其他办法，我们常说要想结果不同，必须要做得不同。

**咨客：**嗯，听懂了。

**咨询师：**或者你也可以两种办法同时使用。你刚才不是说你在两家婚恋网上注册了吗？一家还使用原来的办法，另一家换一种方式，就像做试验一样，总有一种办法会有效，这样可以避免耽误你的时间。

**咨客：**我明白您的意思了。

（以下略）

女孩认为自己有一只义眼，并不是什么大问题，但 90％以上的人都觉得有问题。因此，如果能正视这个巨大的缺点，前期不要对他人有所误导，就能避免因不了解这个缺点而追求她，却因了解而离开她的情况发生了。

## ■ 把单纯变成智慧

生活不需要单纯，需要成熟和智慧。一个人未成年时可以单纯，成年以后如果只有单纯便很难适应社会。除非出生在官二代、富二代的家庭，不需努力便可丰衣足食，即便如此，丰厚的经济来源也都可能瞬间灰飞烟灭。所以，只有自己变得成熟、智慧，才能游刃有余地徜徉在这个物欲横流的现实社会。

咨询师对女孩情况的评估如下。

首先，生物方面：咨客在十几岁时因为生病，将一只眼球摘掉，目前没影响正常生活。咨询师评估了咨客另一只眼睛是否受损，是否会因无法判断物体离她的直线距离而造成危险，是否会影响其开车等，评估后发现摘掉一只眼球并未给咨客正常生活带来困扰，只是成为咨客择偶时的一大障碍。

其次，心理方面：咨询师对咨客进行了模式分析，发现咨客采用了逃避现实的应对方式。咨客虽然成长于比较艰难的家庭环境，却没真正融入现实社会中，而是活在幻想中。

有关择偶的心理：咨客近30岁，中专学历，目前无稳定工作，外形方面在朋友眼中属中等偏上，但一只眼睛丧失功能。综合来看，个人条件属于人群的中等偏下水平。但咨客择偶要求却在中等偏上水平，导致择偶过程屡屡受挫。再加上择偶的方式不利于像她这样有生理障碍的人，也增加了择偶难度。

最后，社会方面：咨询师评估发现咨客采用在婚恋网站注册的形式扩大交友资源，但自我介绍却不够真实，有误导他人的可能性。

那么，如何引导咨客面对现实，走出玻璃罩呢？

咨询师帮助咨客客观理性评估自己的优劣势，并且准确定位择偶群。如果咨客属于60分人群，找60分左右男士为伴，相对会容易很多。如果非要找80分以上的男士为伴，就需要有出类拔萃的优势来弥补自己的劣势，否则只能收获更多失望。

在调整择偶策略时，咨询师通过具体的实例（腿上满是疤痕的女孩穿超短裙），说明与其有同样境遇的其他人是如何成功的，拓宽咨客的择偶思路。同时建议女孩在婚恋网站上真实填写自己的实际情况，避免误导他人。或者在两家婚恋网站采用不同的方式，做个试验，看看哪种方式更有效。

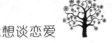

# STEP 4
# 爱的选择——人生的艺术

假如你有两个以上的备选对象，挑来挑去，挑花了眼，不知道该与哪一位携手走入婚姻，那该怎么办呢？

## ■ 选择总是很纠结

一位年轻男性就面临着这样的纠结，他 30 岁左右，本科学历，两个女友都希望能和他结婚，令他难以选择。

**相关咨询实录**

**咨询师**：你好，讲讲你的困扰吧！

**咨客**：我主要是情感上的事情。现在的状况是，有两个女孩，都要跟我结婚，我不知道该怎么选择。在前年年底时，我在网上认识了一个女孩，是我们老家的，和我一样在 X 市工作，当时我在国外。在网上聊了三个月后见面，双方很有感觉，就确认了恋爱关系。之后，我们回家见了双方父母，但我母亲觉得她个子矮，不喜欢，总是哭泣，这对我的心理造成一些影响。我去女孩家时，就表现出很有心事的样子，女孩也看出来了，但还是很喜欢我，两个人就没分开。回到 X 市后，两个人经常因为小事吵架，闹分手，但始终没有真正分手。这之后，我又出国工作了几个月，这期间我们都是通过电话联系，我有时感觉很累，不愿去想这些恋爱上的事情。去年年初，我家人就给我介绍了另一个在老家的女孩，我称她为二号女友，以前的叫一号女友。这两个女孩都是我老家的，离得不远。我和二号女友开始也在网上聊了几个月，之后我回家，当时我脚崴了，二号女友就到机场来接我。当时一号女友想让我去她家看她，我脚崴了没法去，她要来看我，我也没答应，两个人就正式分开了，分手了半年。这半年期间，我就和二号女友交往了。回到 X 市后，因为和二号女友是异地，两个人接触很少，再加上和一号女友感情比较深，两个人又开始联系、交往。这之后，我又出国了几个月，回来后，一号女友想要结婚，二号女友也想结婚。但是，一号女友不知道二号女友的存在，二号女友感觉有些不对劲，查看了我的手机，看到了我的短信，昨天还打电话问我，想知道这个女人是谁。我现在很困惑，两个人都想结婚，我感到自己有些承受不了了，不知道该怎么选择。

**咨询师**：我现在听懂了你和两个女孩认识的过程，我还有几个问题想和你讨论。我听起来，一号女友身材比较瘦小，二号女友是比较高大一些，对吧？

**咨客**：对，对。

**咨询师**：除了这个区别外，这两个女孩年龄有差别吗？

**咨客**：两个女孩是同龄，都是 30 岁。

**咨询师**：你现在多大岁数？

**咨客**：我比她们大三岁。

**咨询师**：你的教育程度是？

**咨客**：我是本科，二号女友也是本科，一号女友是研究生毕业。

**咨询师**：你现在不在老家工作，对吧？

**咨客**：对，我在 X 市一家很大的国企上班。

**咨询师**：听起来经常有出国机会，对吗？

**咨客**：对。

**咨询师**：这两个女孩的专业、行业跟你有相似之处吗？

**咨客**：我们三个专业不一样，但都和经济相关。

**咨询师**：看起来都在一个大圈子里面。你现在 X 市工作，看起来工作也比较好，是打算未来在 X 市安定下来吗？

**咨客**：我是在 X 市读的大学，但我家里经济情况不好，X 市房价也很高。二号女友在老家有房子，还不止一套，一号女友有一些存款，我在国外也存了一些钱，在老家买了一套房子，但一号女友不知道，因为当时处于分手边缘，所以没告诉她。一号女友以前有个男朋友也是因为家人嫌她个矮，不让他们交往，所以我就没把家人反对的原因告诉她。我在国外时，一号女友就在一个交友网站上化名和我联系，套出了我家人嫌她个矮和我在老家买房子的事情。

**咨询师**：抛开经济的原因，你是喜欢老家的城市，还是 X 市？

**咨客**：我肯定还是舍不得 X 市，因为不到二十岁就来到这里，所有年轻时的梦想都在这里。

**咨询师**：但因为 X 市房价高，如果和其中一个人结婚，你是准备回到老家去，对吧？

**咨客**：对的，除了房价的问题，我现在工作压力也很大，二号女友就说"我是独生女，你也是独生子，你父母也不喜欢北方的生活"，她就是用这些话来开导我，希望我回去。

**咨询师**：现在一号女友在 X 市，而二号女友在老家，对吧？

**咨客**：对，一号女友在 X 市的央企工作，而且有 X 市的户口，她也比较喜欢 X 市，希望能在 X 市生了小孩再回老家去。

**咨询师**：你刚才讲，二号女友经济条件不错，她有可能跟你来 X 市定居吗？

**咨客**：她不会，她说过两个人都是外地人，以后没法照顾父母。

**咨询师**：你是独生子，到一定的时候肯定要跟父母生活，赡养他们，是吧？

**咨客**：也没有，他们也没说要赡养他们，就是离家近方便照顾吧。

**咨询师**：就是希望离家近，不一定要住在一起，对吧？

**咨客**：对。

**咨询师**：关于赡养父母这件事，两个人态度有区别吗？

**咨客**：一号女友介意、不喜欢和父母生活在一起，二号女友不介意、无所谓。

**咨询师**：你的个子有多高？

**咨客**：1.76 米。

**咨询师**：一号女友有多高？

**咨客**：不到 1.6 米。

**咨询师**：二号女友呢？

**咨客**：1.66 米。

**咨询师**：好的，除了你刚才说的问题，你还有什么问题要跟我讨论？

**咨客**：我现在很难受，这两个女孩过去都谈过恋爱，一号女友失恋的原因就是因为过去男友嫌她个矮，二号女友过去男朋友比较花心，现在看起来我们也是这样的情况。二号女友现在要求我要么跟她结婚、要么分手，如果选择跟她结婚，只要回家签个字就可以，剩下什么都不用管，但要我说明白短信里的女人是谁，为什么我有时候对她不好。

**咨询师**：好的，那我来帮你分析一下。人生有的事是表面上的纠结，而有的事是真正的纠结，你刚才讨论的这些事是真正的纠结，所谓"背着抱着一般沉"，为什么这么说？表面上看来，两个女孩一个高、一个矮；一个是硕士、一个是本科；一个在 X 市、一个在老家；一个不介意赡养父母或是住在他们附近，一个不希望这样子……这两组条件不都集中在一个人身上，假设一个女孩长相漂亮、高个子、家境好、同意赡养父母、又同意你留在 X 市，那这就不存在选择了。实际情况是一个女友有这三四条优点，另一个女友有另外三四条优点，除了老家是一个地方的以外，其他几乎没有什么共同点，这就不太好选，所以我理解你为什么会纠结。

**咨客**：嗯。

一号女友与二号女友，无一人兼具所有优点，他反复比较和犹豫，找不到一个十全十美的选项。


## ■ 苹果和橘子没法比

换了你，你会选哪位女友？

面对苹果和橘子，非要你回答：苹果好吃还是橘子好吃？你只能说：我更喜欢吃苹果，我喜欢甜脆的口感，或我更喜欢吃橘子，因为它是酸甜口味，还可以补充更多维 C。

**咨询师**：我作为心理医生，肯定不能告诉你该选择谁，但可帮助你分析一些别人的处理方法。第一，如果把两个女孩做比较，孰重孰轻，谁好谁坏，就像苹果和橘子是不同的，很难选择。你要反过来思考，我这辈子有几件事必须去做，然后再看谁能满足你这几条要求，那当然就是你要的了。

比如，我听你讲的信息里，有这么三点是要考虑的。第一，工作地点。你内心舍不得 X 市，但因为房价高、压力大、你本人暂时又没户口，靠自己在 X 市打拼是很困难的。但如果回到老家，这些问题就都解决了，当地语言、文化你都特别熟悉，你的专业和经济有关，比较容易找工作。从这个角度讲，一定是在你家乡更容易。在做选择时，如果对于两个选择的意愿都是 50%，那就没法选了，至少也要有 51% 和 49% 的区别，才能做出选择。从工作地点上来讲，选择家乡的意愿冲破了 50%。

**咨客**：嗯。

**咨询师**：第二，你刻意提到了你是独生子，这为什么很重要呢？因为中国人很多都有"养儿防老"的观念，独生子责任更大，不管在物理空间上你是否跟父母在一起，但因为只有一个小孩，你就逃不掉这种责任。所以，说不赡养父母是假的，只是赡养程度不同而已。你是独生子，又是儿子，承担责任就会多。对方很可能和你情况不一样，价值观也不一样，她可能觉得付出 10% 就可以，你则需要付出 90%。这一定会带来一些问题，需要把你的价值观、要承担的责任明确表达，不能犹豫。所以，在中国传统文化中，你是独生子，又是儿子，不赡养父母是不可能的，你要看这两个女孩谁更能满足你的要求。

**咨客**：嗯。

**咨询师**：第三，在中国社会，还是大部分人相信"男主外、女主内"，男人更重视事业，女人更重视家庭。虽然也有倒过来的情况，但因为你学历比较好，又在大城市工作，还在国外生活过，在事业上的要求不大可能低于女孩子。如果你是个事业型男人，或是历史把你推到这种位置上，那另一半就需要能够"相夫教子"，而不是反过来让你总是去辅佐别人，除非她比你更强、更行。我们找另一半时，往往找一个具有"互补功能"的：在肉体上要找个互补的，男找女，这是肯定的，除非你是同性恋；你不能生小孩，对方能；你生病了，对方照顾你。反过来，你也要给家里多做贡献、多赚钱，你挣的钱也不是你一个人的，是家庭的。所以，男人的军功章有女人的一半。综合以上情况，你需要对方不仅在你生病时照顾你，在事业上辅佐你，同时也认同你在家里当"领导"，什么意思呢？如果你已经在向主外的方向准备，对方就要能和你互补。

**咨客：**嗯。

**咨询师：**如果按以上思路去思考，答案就会比较清楚，我不会告诉你要选择谁，也不需要知道你的答案，你也不需要在今天就做出选择，但是在以后一段时间内你得知道哪个选择更适合你。

**咨客：**嗯。

**咨询师：**很多年轻人对于婚姻缺乏经验，大多数人一辈子也就只有一两次，但在这里面，有两个问题你需要注意。第一，你不要找五个女孩、五十个女孩去比较她们之间的不同，因为她们都不一样，即使是双胞胎，也很难完全相同。所以选对象时，不是一味去比较别人，而是看你需要什么，再看谁能满足你。

第二，一段感情尽量处理完了再去开始第二段，哪怕是找了一次发现不是自己想要的，不要紧，抓紧把这个问题处理完了再去开始下一段。一定不能"脚踩两只船"，同时踏着，就会越陷越深。好在你现在是两个，要是二十个就更没法处理。

第三，你也是比较负责任的人，既不想耽误别人，也不希望自己被耽误；同时你还是个孝子，懂得参考父母的意见，但父母的意见仅供参考，要尊重他们的意见，但不需要完全听从。

你回去把这三件事再想一想，答案就会出来。

**咨客：**但现在一号女友也想要我的手机密码，她并不知道我在老家认识一个女孩，二号女友之前已查看过我的手机，怀疑我在 X 市有女友，但不敢确认。一号女友的性格比较……我现在说说她们两个的性格……

**咨询师：**首先，咱们先不要讨论性格了，你现在又陷进去了，我们刚才说过了不要拿这两个女人去比较，而是讨论你的需要。第二，说到女友想要你手机密码的事，一般处于这种情况的人都会这样讲，"每个人都是有隐私的，即使我们未来结婚了，也不能把所有的隐私都说出来。"所以，我认为要手机密码这个事本身是不合理的。但为什么会出现这种情况，大家都管你要手机密码呢？如果你没有什么事要隐藏，你自然就愿意透明、分享，你把自己搞成这个样子，跟地下工作者一样，跟 A 藏着 B，跟 B 藏着 A，当然就会有这些问题。

所以，为什么说一定要先处理完一段再开始下一段，这样前面的感情就变成历史了。

咨客：但是我觉得即使结婚以后我也不会要对方的密码。

咨询师：这个事得跟对方交流，每个人价值观都不太一样，你比较看重隐私；有人在结婚前已把对方当成自己家人，你的就是我的，我的就是你的。你需要跟对方去讨论你为什么重视隐私。

但现在不是讨论对方是否尊重隐私的事，是你的隐私里还有秘密，而且这个秘密不能摊在阳光下，这就有问题了。

咨客：还有我不知道该怎么处理异地恋问题，如果我选择二号女友，而自己还在 X 市工作，这样我们两个人就是异地恋。家人都理解我，让我就在 X 市继续工作，但我和二号女友肯定没和一号女友感情深。

咨询师：你又陷入对比状况了，一个在 X 市，一个在老家，一个感情深，一个感情浅，你依然是这样的思维方式，所以会一直纠结。应该先看你的需求，然后再看谁能跟你匹配。你选择在哪儿工作，谁来帮你孝敬父母，谁来跟你相夫教子，然后你就知道答案了。等你做出决定以后，再来解决这些技术上的事。

咨客：我以前很难受时就想，我到底需要啥，就是您刚才说的那个赡养的问题，这两个女孩也差不多。

咨询师：呵呵，这么说又回来了，你不需要跟我解释，也不用再去对比，否则就永远没有答案。你还是要按照刚才讨论的思路去想，刚才我们说了三条，你如果有第四条就再加一条，可能是四条、五条、六条……你刚才说，一直想不明白自己要什么，这就是你的毛病，而不是她们两个在赡养父母上有什么区别。你没发现，你很纠结吗？举个例子，两个人都是湖南人，都吃辣，在这一点上没区别，怎么才能把她俩区分开呢？看谁能享受东北的冬天、谁会滑雪、谁会游泳，谁能吃四川的辣、谁能吃湖南的辣……这样就能区分开了，为什么呢？你筛选标准越多，两个人就更容易区分。现在对你而言重要的是拿什么标准把她们区分开，这是你需要去考虑的。再举个例子，你经常出国，可能希望女友外语好一些，那不可能两个人外语水平一模一样吧，按照这样的思路，你就能把两个人区分开了。

**咨客：**我明白了，要把我自己需要的列出来，然后再匹配。

**咨询师：**对的，因为是你要找太太，当然要找你需要的人呢！倒过来也是一样，对方要找丈夫，也得知道她需要什么，再去筛选，而不是说"他和我们老家那一百万人都差不多"。

首先想明白你需要什么，最需要的又是哪些，列出三条，如果还是区分不出来，再看看你最不能接受的是什么。

比如，你最不能接受的是别人查你手机，那这两个人都查，这条没法区分了；再看，假设你最不能接受的是女人不会做饭，那看看她俩是不是有一个会做饭。所以，是看你最需要的女人是什么样，最不能接受的女人是什么样，最想要的条件具备得越多，最不能接受的特征具备得越少，那自然就选出来了。

**咨客：**我明白了，我光想她俩，而没有想自己需要啥。

咨客在比较两位女友、选择可以娶谁做太太时，总是纠缠于她们差不多；而咨询师则提醒他，考虑自己的需求，比如想在哪里发展，谁能更好地支持未来的家庭，等等，这样，两个人总能区分开。只要多几个明确标准，世界上没有两片完全一样的叶子。

同时，咨询师反复强调——避免脚踩两只船，最好处理完一段感情再进入第二段。

## ■ 优柔寡断是自己的问题

**咨客：**我还有另外一个问题，就是关于女朋友曾和其他男人发生过性行为的事情，这种情况一般该怎么处理？

**咨询师**：不是如何处理，也不是其他男人对此怎么处理，而是你介不介意。如果问全天下男人是不是介意自己的太太跟其他的男人有过性行为，那答案肯定不一样，有的倾向于不介意，有的非常介意，有的可能是结了婚也得离婚。每个人都不一样，不是别人介不介意，是你介不介意。你介不介意只有你知道，知道了以后不就又多了一条筛选标准嘛。所以，你有权利决定你的接受程度、价值观。

但注意一点，你不能要求女孩子所有方面都非常优秀，而你本人不太优秀。一定要互相接受。你如果问中国社会老一辈人的想法，那肯定是 99％ 的人是一种答案，1％ 的人会是另一种答案，而现在的年轻人可能是一半对一半。所以你还是要问自己需要什么，不能接受什么。

**咨客**：我明白了，先想清楚自己要什么，而不是纠结她俩之间的不同。理想情况肯定是她俩结合就好了，但现实是不可能的。

**咨询师**：找出你最想要的，还有你最不能接受的，三点也好，四点也好，这样你就能筛选出来了。

**咨客**：但是我很优柔寡断，什么也做不了决定。

**咨询师**：这就是你的问题，所以得花时间把这些事先想明白。按图索骥，就不会出现这种结果。

**咨客**：现在二号女友希望我告诉她一号女友是谁，我不知道该怎么回复她？

**咨询师**：不是怎么回答，你看，又是这样，这就是你人格特质的一部分。如果你决定跟一号女友在一起，就不存在二号女友再来问你问题的情况；如果你决定和二号女友在一起，就要迅速结束和一号女友的关系，那就没什么不好可交代的了。

**咨客**：关键是我和二号女友相处的时候，还在跟一号女友相处，一号女友还不是历史。

**咨询师**：对方是不是历史，是由你决定的。所以，你要先想明白，再决定怎么去做。对方要的是跟你结婚、要的是你跟历史划清界限，历史跟现在都纠结在一块，这是问题。至于你跟谁是历史、跟谁是现实、跟谁有未来，这都由你来决定。但是优柔寡断、处理不好有可能让你"鸡飞蛋打"，至少不要导致"偷鸡不成蚀把米"。优柔寡断可以是眼前状况，但要在未来一段时间内做出决定，做出相应行为，很多事就好交代了。

（以下略）

咨客虽然听懂了咨询师的建议，但他也坦率揭示自己的个性"优柔寡断"。人格中的优柔寡断当然会影响各方面决策，也体现在选择太太的过程中。那就必须去反思，否则可能纠结痛苦，也可能"鸡飞蛋打"。

案例给我们第一个启示是，要先想明白自己要什么，这样别人才能匹配你。第二，感情要一段一段来，不能同时进行。

# STEP 5
# 失去的人或许并不适合我

失恋了，自己有一部分原因，对方肯定也有不少原因。如果一味自责，你的心就离不开那个离开的人，当然无法继续顺利前行。

## ■ 老是找"花花公子"

一位30岁出头的女性，本科学历、公务员，大学毕业后经历过两次失败的恋爱，至今难以走出来，并且对择偶失去信心。

**相关咨询实录**

**咨询师**：你好，讲讲你的困扰吧！

**咨客**：我之前交往过两个男朋友，但他们都有点像花花公子，在人群中也是闪光点。我跟他们交往时间都不长，但分手后很难走出来。后来，我发现自己还是很喜欢这类男生，但我又管不住他们，不知道以后该持什么样的婚姻观。

**咨询师**：你最后这个男朋友是什么时候分手的？

**咨客**：两个月前。

**咨询师**：你们交往了多长时间？

**咨客**：其实我们只交往了一个月，但到现在我都没有走出来，其他人出现后，我也没办法跟他们正常接触。

**咨询师**：你为什么喜欢这位男士？

**咨客**：因为他之前很细心地照顾我，对我很好。

**咨询师**：他对你好体现在什么方面？

**咨客**：比如他会一大早起来横穿整个城市过来送我上班，我走到哪，他都陪着我，我有什么要求，他都会去满足，反正就是对我照顾得无微不至，具体的我也说不上来。

**咨询师**：什么原因造成你跟他分手了呢？

**咨客**：是他跟我分手的。有一次，我们两个在电话里吵架，我就把电话给挂了，他特别生气，说我伤了他的自尊心，可能是找借口吧，就这样分手了，而且他觉得谈恋爱是一件很累人的事情。

**咨询师**：他认为跟你谈恋爱累人，还是谈恋爱很累人？

**咨客**：谈恋爱累人，他是一个离过婚的人，他跟前妻有八年的感情，离婚之后，他觉得和一个人重新再去谈恋爱、磨合很累，觉得我不适合他。

**咨询师**：你认识他只有一个月？

**咨客**：认识有将近一年时间，谈恋爱一个月。

**咨询师**：你和他年龄相差多少？

**咨客**：我比他大两岁。

**咨询师**：你为什么需要他无微不至的关怀呢？

**咨客**：我也不太清楚，可能是因为突然有个男生对我特别好，我很感动，而且我们在一个朋友圈里，他是其中比较显眼的人，却唯独对我很好，我想自己可能也有些虚荣心。

**咨询师**：你自省精神还蛮好的。我想问一下，他为什么要送你上班、照顾你？你是本地人吗？

**咨客**：我是本地人，我自己也开车上班，但那段时间我的车坏了。

**咨询师**：在这之前那个男朋友是什么时候分手的？

**咨客**：已经是两年多以前的事了，很久了。

**咨询师**：那个人是干什么的？

**咨客**：也是公务员。

**咨询师**：你喜欢他哪些方面？

**咨客**：他也是人群中的闪光点，比较会玩。

**咨询师**：分手是什么原因呢？

咨客：也是对方觉得不合适，可能觉得我比较认真，应该这么说，第一个人其实是个花花公子。

咨询师：你能具体一点吗？

咨客：我发现他在和我交往同时也在找我朋友玩，所以我很生气。

咨询师：你本身是个特别爱玩的人吗？

咨客：我不爱玩，如果我有个家的话，肯定就会安定下来。但是现在没有成立家庭，待在家里觉得特别空虚，所以就需要找一些朋友出去聚会。

咨询师：你有很多爱好吗？

咨客：没有什么，只有打羽毛球是一直在坚持的。

咨询师：基本上是一个没有什么爱好的人？

咨客：嗯，是的。

咨询师：在女孩子当中你的长相是属于漂亮的、中等偏上还是中等或中等偏下的？其他人都怎么评价你？

咨客：别人的评价我倒不知道，我自己觉得我是那种特别不显眼的，因为长得不漂亮。

咨询师：你和第一个人已经分开几年了，和第二个人也分开两个月了，你说自己走不出来是什么意思？

咨客：我主要指的就是第二个人，因为我觉得他不是一个能承担和负责任的人，他跟我分开其实对我而言是件好事，我周围的朋友也都这么说，但我不知道自己还在纠结什么、钻什么牛角尖，不知道为什么还是走不出来，好像还在等他，但每次去找他，他又会给我一些打击，过一段时间，好了伤疤忘了疼，我又继续等。在这期间，有人给我介绍其他的人，条件比他好，但我心里特别排斥，不知道以后的人生该怎么办。

咨询师：你今年多大？

咨客：31 岁。

咨询师：你有兄弟姐妹吗？

咨客：没有。

咨询师：你说的第二位男士和前妻有小孩吗？

**咨客:** 没有。

**咨询师:** 你父母是做什么的?

**咨客:** 我父母已经退休了,他们原来都有正规的工作。

**咨询师:** 你有多高、多重?

**咨客:** 我是 1.55 米,90 斤。

**咨询师:** 你父母对你很娇惯吗?

**咨客:** 也没有,但从小他们就对我很严格,比如不允许我在大学期间谈恋爱。

**咨询师:** 你现在跟父母一起住吗?

**咨客:** 对。

咨客自己不太喜欢玩,偏偏每次找的都是喜欢玩的,可又觉得他们是花花公子;她四肢健全,却享受被他人照顾,结果最后两个人都觉得她不合适自己,说恋爱"太累"。这是怎么回事呢?

## ■ 吃一堑还要长一智

**咨询师:** 今天你还有什么问题要跟我讨论吗?

**咨客:** 我就是对能像正常人一样结婚、生子看不到希望。

**咨询师:** 以你的年龄、教育程度等条件,这个事的希望肯定是有了,问题在于策略。

首先,我刚才询问你过去交往的两个男朋友的情况,想从中寻找一些模式,看看你在择偶时有哪些潜在标准。人在找恋爱对象和结婚对象时标准肯定不一样,找结婚对象要考虑对方家庭、经济情况等,而你找的两个男朋友听起来都不像是适婚的对象。

其一,你说喜欢这两位男士的理由是因为他们是人群中的闪光点,这听起来特别像 20 岁左右的小姑娘在讲话,你刚才说已经 30 岁出头,我感觉有点对不上号。

其二,你跟第二个男朋友交往一个月就感觉陷进去了,这都不太对,起码也要交往一年以上才存在这类情况,说明你的脑子一片乱,感觉"好不容易有人来找我,好不容易有人来主动帮我",特别容易激动。

你之所以这么激动，是不是因为他们两个特别优秀呢？

我又问了你原来那个男朋友的情况，你说他是花花公子，也是人群中比较爱玩的，听起来都像是找你谈情说爱的，没看出这两个人要找你做太太。

为什么你找上的都是不对的人呢？我刚才问了你的外貌、学历、家庭背景情况，客观角度看，你确实不是情场上最优秀的那些人。

大学期间选择面较广，你错过了这一轮的选择，毕业之后进入第二轮选择中，但并没想清楚要找什么样的人，就着急上路了。所以，你有今天这样的问题和困扰。

一个真正对你好的男士，不是光在你车坏的时候接你上班，也不是你让干什么就干什么，而是能关心你、替你做事情，愿意把自己的时间、才华、真金白银和你分享，希望你过得比他好，这样才是逐渐走入婚姻的状态。你说的两个男朋友，一个是花花公子，另一个人跟你谈恋爱一个月就嫌累，这听起来都不太对，特别像是小年轻在一起玩。如果你现在 20 岁还好，你说 30 岁把我吓一跳，你没搞错年龄吧？

**咨客**：没有，我自己也在想是不是因为我以前经历太少了，而且对于第二个人来说，我总在想是不是自己哪点不好，是不是做错了什么。前段时间，我知道他和前妻又复合了，我有一种被比下去的感觉。

**咨询师**：如果我是你，我会惊出一身冷汗，庆幸自己多亏没跟他在一起，如果是跟他结了婚、生了小孩，他们复合了，那不是更麻烦了。反过来看，一个人是花花公子，一个和前妻"剪不清理还乱"，这不是乱套嘛。一方面说明你确实没有理清楚要找什么人，是策略问题；另一方面说明你不够自信，人家找你，你就激动了。

这种情况下，咱们得先静下来想清楚，找一个男朋友，最喜欢的三个特点是什么，最不能接受的三个特点又是什么，这样才能把握自己的生活。你现在像是随波逐流，跟朋友聚聚会，看看谁对我好，谁是亮点，是 20 岁年轻人的做法。到现在我也不知道他们是不是大学毕业，身上有什么地方吸引你，哪里优秀。你要把具体的条件列出来，比如年龄在 30 岁以上，本科以上学历，身高 1.7 米以上，按照你设定的条件去找，找的过程中肯定不会都以你的意志为转移，但脑子里得先理清楚，你要的东西对方具备得越多越好，不要的东西越少越好。

**咨客**：嗯。

**咨询师**：下一步的问题，是要到哪儿去找到这些人呢？通过朋友介绍是一种传统的方式，另外还可以通过专业婚介公司去找。你的优势是有一份稳定的工作，家里也没负担，人也比较年轻，还接受过高等教育；劣势是你刚才说的身高、长相，不是人群中最优秀的。但咱们可以通过专业公司帮忙，周末抓紧时间谈恋爱，后来者居上，当然前提是要按图索骥。

**咨客**：嗯。

**咨询师**：一个成熟的人必须认识到，一个人的历史是不能改变的，包括恋爱史、家庭背景、长相，但不要让这些东西控制你，你要把这些东西当作经验来改变你的未来。怎么能改变未来呢？

第一，设定标准，先总结你要找的人需要具备的三条标准是什么，最不能接受的特点是什么；第二，梳理渠道，整合资源，可以通过寻找专业公司、发动亲友朋友帮忙等渠道，因为你工作比较稳定，业余时间就可以拿来谈恋爱。我这样帮你分析，你能接受吗？

**咨客**：能接受！我认为您帮我分析得很有用，因为我之前思路都是一团乱麻，现在清晰了很多，大概知道应该怎么办。

**咨询师**：对的，那你先按照我们讨论的去做，还要提高警惕，不要被骗，试的过程中有什么问题，我们可以再讨论。

（以下略）

恋爱的选择是一轮一轮的，当初她在大学没谈恋爱，就错过了一轮，大学毕业后，又被催促结婚，如同没做任何岗前培训，就上流水线生产。

恋爱需要学习和练习。

首先，很多家长不允许孩子在大学期间谈恋爱，这反而会带来很多问题。大学四年，也就意味会有四年考察期，能帮助年轻人练习读人。但因为大家都还是学生，所以大学期间的恋爱往往寻找的是潜力股，这期间有很多优秀的人被选走了，是第一拨被"占领"

的人。大学毕业以后或是读研究生期间往往寻找的是实力股，他们当中有些人可能在忙着考研、出国、创业，或是过去没有崭露头角，在这期间展现出实力，会在第二拨中被筛选出来。一旦超过 30 岁，就进入到第三轮选择，可选择的人就更少了。

其次，择偶还存在着策略的问题。其一，不管之前历史是什么样，长相如何，家庭背景怎么回事，这都是不能改变的，不能让历史影响人的一生，更不能让历史控制自己的选择，不要天天强调原生家庭、过去的创伤，而是要主动塑造未来；其二，要知道到哪儿去找这些人，通过专业公司、亲友帮忙等，当然还要注意提高警惕，不要被人骗了。

最后，人生很多时候过得快乐或痛苦，都取决于自己的选择，就算是谈恋爱时对方溜掉了，也可以选择不让自己痛苦，更聪明的人一定是找个比他更优秀的人。这个人不能给女孩感情和婚姻，那就抓紧时间找能给的人，不要纠缠不清。

# 第二章

## 就算不结婚，我也能快乐

恋爱是美事，被催婚却是烦恼。要是自己或对方不想结婚，那该怎么办？

# STEP 1
# 光恋爱不结婚，并非"耍流氓"

人们经常开玩笑——不以结婚为目的的恋爱，就是耍流氓。但生活往往并不是那么简单。情侣们可能遇到各种情况无法结婚、不想结婚，有时恋爱而不结婚还与价值观相关联。

## ■ 婚姻和恋爱不一样

一位四十多岁的男性，谈了多次恋爱，每次谈到结婚就很矛盾、纠结，总感觉后面还有更好的女孩。

**相关案例实录**

**咨询师：**您好！请讲讲你的困扰吧。

**咨客：**好的。我现在还是单身，有个女朋友，但不知要不要和她进入婚姻。因为我觉得自己有个模式，之前交往过六七个女友，总是到了要结婚时，就会想是不是还有更好的，感觉自己比较贪心。虽说我经济条件比较好，但年龄也不小了，还总对异性有好奇心。女朋友现在各方面也不错，但我还是不满足，不能下决心结婚。有人说我擅长谈恋爱，但交往时间长了就会不满足，想分手。为此，我做过三年心理咨询，有的说和我原生家庭有关系，有的说是社会大思潮让我见异思迁，弄得我很矛盾。我也向往婚姻，但我不知道什么样的婚姻能给我幸福，我也不知道是否要和现在的女朋友结婚，还是继续寻找新的感情。

**咨询师**：我想应该不会有第二个人知道你想要什么样的婚姻。就像你朋友所说的，你擅长谈恋爱，但婚姻和恋爱不是一回事，那么，到现在为止，假如全世界女性可随便让你挑，你最想与什么样的人结婚呢？请说出三点具体的条件。

**咨客**：我觉得第一是思想上能沟通，有共鸣；第二是身材要好；第三就是身体健康。

**咨询师**：最不能接受的三条呢？

**咨客**：思想没有共鸣，价值观不一样，肯定不行；其次就是在我看来身材有明显缺陷，肯定不行。

**咨询师**：也就是跟前面三点相反的不可以，对吗？

**咨客**：对的。

**咨询师**：那你现在的女朋友符合这三点的多少？

**咨客**：她有两条符合，思想共鸣和身体健康都很好，就是身材方面和我理想的标准还有些差距。

**咨询师**：谈恋爱时要求身材好没什么问题，因为一定会找到符合你要求的女孩子。但女人结婚后，由于生育或年龄，身材会逐渐有变化，那在婚后变化过程中，你会怎么办呢？谈恋爱时你可以选择分手，可结婚后涉及家庭和孩子，不能总是离婚啊，那你怎么办？

**咨客**：唉，说实话我也不知道该怎么办。我从美国留学回来后在北京繁华商业地带工作，每次看见一些穿得特别时尚、性感的女孩时，我就会想，"为什么不找她们呢？"其实客观上来看，我女朋友也是在中等以上的水平，可我就是觉得自己还有欲望或能力去找身材更好一点的女孩，我自己也很矛盾。

**咨询师**：我看出你的纠结了，看来关于这个女朋友你自己已经知道答案了。如果现在都不符合你的要求，那结婚生育、年龄稍长以后就更会有问题。尤其是你必须要的三条都不具备，而且现在不具备，以后更难具备，因为很少女孩生育之后身材变得更好，这不符合生理规律，最多也就是恢复原状。这是你的第一个疑问。

那下一个问题就是，婚姻和爱情是两回事，婚姻是两个人社会关系的总和，爱情仅仅是你们两个人之间的事。那你刚才的要求和想法，都只和两个人有关、和谈情说爱有关，和婚姻没什么关系。

也就是说你实际上还没准备好要结婚，还在谈恋爱的状态。什么时候过渡到想结婚的阶段，你的心态就不一样了，而现在你是比较年轻的心态。婚姻需要生理和心理都达到一定成熟度才适合选择，你生理已经达到了，但心理年龄还非常年轻。

但我觉得你有三大优势，第一是你讲话非常诚实、直率，这点可能和受西方教育的影响有关，也是你很有魅力的地方。第二是你会"按图索骥"，你知道你喜欢什么，不喜欢什么，这样做事情才会有目标，有效率。还有一点就是当你有困惑的时候会去寻求专家。

至于你什么时候可进入婚姻阶段，只有你自己能决定，因为人和人生理和心理的成熟度不一样，你的心理年龄比生理年龄年轻很多，所以还在谈恋爱的阶段，但总有一天你会想结婚，你自己会有意识地培养这方面的成熟度。我这样讲你能理解吗？

**咨客：** 我能理解，你是说我这个状态是正常的，有的人是20多岁就想结婚，我40多岁还没有想结婚，是因为每个人成熟度都不一样，是吗？

**咨询师：** 是这样。

**咨客：** 那我还有个问题就是，因为之前参加了很多关于萨提亚、海灵格等方面的培训班，还分析过我的原生家庭，我一直怀疑自己都四十多岁了，心理年龄才20多岁，和我有完美主义倾向有关系，或者是我比较贪心。还有一点就是在中国这个环境里，恋爱是要导向婚姻的，很多人都不能理解我的想法，他们认为"不以结婚为目的的恋爱都是耍流氓"，我就想和您确认一下，我是该顺其自然呢，还是需要参加一些培训班通过心理学的方法改变自己？我甚至都想找一些精神分析方式来找出原因。

他明显没准备好走入婚姻，咨询师告诉他，每个人成熟的程度、成熟阶段都不同，只有当他想要走入婚姻了，需要确定哪位女孩更适合自己的婚姻，才能具体去讨论。

看来咨客之前做的咨询都存在不同问题，并没帮助到他，而咨客想要通过阅读心理书籍或进行"精神分析"来解决问题，显然南辕北辙、缘木求鱼。

## ■ 尊重每个人的价值观

**咨询师**：关于参加各种培训班是没有必要的。第一，你是完全正常的。

第二，什么时候你觉得自己成熟了，需要走向婚姻，完全得由你自己来决定。只要不伤害别人，自己快乐就好，不强求非得在什么阶段。坦诚地告诉对方你的想法，对方能接受就在一起继续谈恋爱，不能接受就分开，不存在谁的想法是对还是错，因人而异。但如果你和对方交往开始就以欺骗为目的，找我咨询是问我如何能不和她们结婚，还要让她们和你在一起，这肯定是心灵彻底扭曲的，你并没有这样，既没触犯法律也没有触犯道德底线。

第三，你这样的价值观代表的不是一个人，而是一类人。只是按正态分布，你不是人群中的大部分人，越是到像中国这样相对保守的国家，和你持同样信仰的人越少，越是西方国家，像你这样的人越多，差不多有一半的人像你这样。你从一个对性和爱情非常自由的国家来到相对保守的国家，身边的人对你想法的接受程度不一样，并不是你不正常。所以，当你自己不愿意改的时候，就没必要改，只有当你有非常强烈的欲望想和一个女孩结婚，非常想要个孩子，但就是控制不住想其他的女孩，让你很痛苦时，才是你需要做咨询的时候。但现在你是因为别人告诉你这样有问题，需要改变，你自己并没有觉得这是问题，并且从专业角度来讲，你也的确没有问题，这时候让你改变太难。

所以，你接受咨询是正确的，但什么时候、接受什么样的咨询很重要，你现在只是询问阶段。在没有问题的情况下，你非要参加个培训班去挖掘自己的问题，挖得又不对，你就感觉糊涂了。

**咨客**：我非常同意您的分析。但现在我父母给我的压力非常大，他们都是在传统家庭成长起来的，觉得我这个年龄不结婚非常有问题，说我挑花眼了，他们非常想要孙子，好在他们不和我在同一个城市。我该怎样做才能按照我自己的意愿生活，既不被父母的意见左右，同时又不让他们伤心，觉得我很不孝？

**咨询师**：所以我觉得你是个有良知的人，既不想让父母左右你的生活方式和未来的选择，又不想让他们伤心。那么你父母应该是和社会上多数人一样，持比较传统的想法，而你代表的是少数人，是这样吗？

**咨客**：对，是这样的。

**咨询师**：那你父母的身体状况现在怎么样？

**咨客**：很好，都挺健康的。

**咨询师**：那很好，一般这种情况下，别人都会这样做，第一，要给他们希望，告诉他们很快就有结果了，具体多长时间你也不太确定，但现在已经有参考对象了，要经常汇报进展。避免和他们讲"着什么急啊，还不确定呢，等等再说吧"之类的话，这样他们就不确定，人在不确定的情况下就容易焦虑。得说"这事已经在最后阶段了，只是还需要再仔细观察，为了以后婚姻稳定，你们不要催我"，但这个最后阶段是一年还是十年就不确定了，而且你并没有说谎。得让他们看到希望，感觉你离目标越来越近，不能让他们感到绝望。

第二，他们担心年龄大了，你生育有问题。但你是个男士，听上去你又很看重锻炼身体，对你生育和未来孩子的健康状况都不会有大的影响，这点你要让父母知道。

第三，你和父母没有价值观上的冲突，你们根本利益是一致的，都是让你幸福快乐。要完全理解他们，顺着他们去说，让父母感到你是个孝顺父母、听话的孩子。完全解决问题是不可能了，但是他们看到儿子已经对这件事有目标、有计划地进行着，就可以降低焦虑，你们的关系也就不会恶化。很多人在你的这种情况下都这样处理，你能接受吗？

**咨客**：能，没问题，谢谢您！我还想问您个问题，我是男性，我不担心，但是我为大龄女性担心，我的女友现在也30多岁了。我知道中国的大思潮里，所谓成功男士都喜欢找年轻的女孩，那很多成熟的、高素质的女士在年龄上就没有优势了，生育也会有问题，她们怎么办？就被迫地要选择不如意的人吗？面对这些女孩的困境，您有什么建议或者办法吗？

**咨询师**：这是社会学家和政府需要讨论的问题，医生都是针对个体解决具体的困扰。但你说的这个问题，35岁左右是个界限，35岁以上的女性，生第一胎得唐氏综合症的概率会成倍增加，而且有其他的疾病的概率也可能增加。另外对35岁以上的女性来说肯定没有35岁以下生小孩安全。第二，这种社会现象是文化差异问题，不是我们哪个个体或哪届政府能解决的；第三就是道德问题，两个人之间总有人有年龄优势，占优势的一方不能"拖"对方，有责任心的人在发现不能给予对方婚姻时，要与对方讨论自己的想法，对方有可能选择愿意继续交往，不介意是否能和你步入婚姻，但不要用隐瞒、欺骗的方式。

但女人在社会上也有优势，中国因为重男轻女，导致男女比例失衡，男多女少，这是女士的优势，现在越来越多的工作更适合女性来做，这也是她们的优势。而你首先要解决自己的问题，每个人都把自己的问题解决好了，社会自然就变好了。

（以下略）

显然，这位男士所受的良好教育令他一方面有自己的价值观，很难勉强自己；另一方面又担心不能让老父母满意，还担心女朋友年龄越来越大，不结婚会不会拖累她。

咨询师非常理解他，在结婚问题暂时不能确定的前提下，与他讨论如何让父母不绝望，如何告诉父母他尚在努力中，避免"不孝"的自责；同时建议他，自己不想结婚，对女朋友也不能隐瞒，可由对方选择是留下来还是离开。至于所有优秀而大龄女性的困扰，那就不是某个人或某届政府能解决的了，但她们也有自己的优势，面对困难也是有希望的。

## ■ 不是哲学，而是平衡的艺术

首先评估咨客的问题究竟属于什么范畴。要知道，不想结婚，可能有很多原因——没找到百分百满意的；怕被束缚；性取向是喜欢同性；对人生本来就没目标；情绪低落、无能量做出重大决定；没什么，就是现在没准备结婚……所以必须进行具体评估才能确定。

将咨客的困扰放在一个参照系里来评估，是只有咨客一个人有这个困扰，还是某一部分人认为他有问题？评估后发现在美国有近一半人和他想法一致，在中国只有少数人，并且在中国还有城市之间和人群之间的差别，所以调换参照系，咨客的问题就会变得正常。

其次，评估咨客到底是对性、谈恋爱还是对婚姻阶段存在困扰，或者是三个阶段问题都有。咨询师对咨客具体择偶标准进行评估，发现咨客还处在谈恋爱阶段，并没准备好步入婚姻。

最后，咨客与父母的冲突，是夹杂在他与社会冲突中的具体表现。父母代表的是社会上的多数人，儿子代表的是少数人，所以父母和多数人一样不能接受咨客的想法。

于是帮助他构建解决方案：首先，理解参照系，美国这样对性和爱情都相对比较开放的国家与相对比较传统的中国相比，对咨客想法的接纳程度会不一样，这并不代表咨客有问题。

其次，建议他与父母的关系要顺势。父母给咨客带来压力，要用顺势的方式与他们讨论自己的感情问题。

所以，对于那些深陷婚恋方面困扰的人，要先聚焦自己困扰在哪个阶段，然后有针对性地解决困扰，而哲学式、社会学式地讨论，无助于解决具体的困扰。

同时，人生很多问题都需要平衡的艺术来解决。怎么才能做好人、做对事，都涉及如何平衡的问题。比如，和女朋友交往，需要同时兼顾女朋友和自己的要求，不能因为女朋友到了该结婚的年龄就委屈自己和对方结婚；也不能因为自己还没准备好，就不顾女友会错过结婚生育最佳年龄。

# STEP 2
# 他就是不想跟我结婚，我怎么割舍

男士明显不想跟女友结婚，女友如何割舍？持续地矛盾和纠结，难免蹉跎青春。

## ■ 视他如导师，爱了十年却不能娶我

硕士毕业的女孩在不喜欢的专业领域磕磕绊绊做了多年，男友像导师一样在事业上给予她支持和帮助，然而他却不能给予她想要的婚姻。

**相关咨询实录**

**咨客**：我一直喜欢一个人，理性上觉得这个人不行，可感情上又无法摆脱。我常常鼓励自己往前走，但每走一步就会特别难受、伤心，就是那种心疼的感觉。如果放弃的话，又总觉得我们之间还有一线希望，也许是可以生活在一起的，想到这又无法放弃，所以总是在这种矛盾和纠结中，很痛苦。

**咨询师**：对这个人感情很深，放不下，是因为在你的眼里，他是一个理想的选择吗？

**咨客**：也不是很理想，就是觉得他能给我很多精神上的支持。

**咨询师**：你只是在精神方面需要他，还是在其他方面也需要他的支持？

**咨客**：其他方面也有，但很少。我从小就期望能找一个非常默

契、志同道合的人生活在一起，现实生活中我也觉得其他方面的支持远远没有两个人在精神和心理上的默契重要。

咨询师：也就是说你喜欢这个人是因为能与他在精神层面交流，这点是其他人所不具备的，对吗？

咨客：对。目前还没有遇到一个可以超过他的，因为我这个年龄也见过并接触过很多人，都不如他。放弃他很可惜，不放弃又不行。

咨询师：我想了解一下，你大概见过或者接触过多少人？一百、两百还是更多？

咨客：应该不少于一百个了吧。

咨询师：也就是说你接触的这一百多个人里，没有比他强的，对吗？

咨客：我觉得对我的支持没有比他强的，因为我觉得精神上的交流是最重要的。我对物质方面的东西都不是很看重，有个基本收入就可以。

咨询师：我明白了，这个人在精神层面对你的支持比其他人强，对吗？

咨客：对。

咨询师：你看的这一百多人里都和你是类似专业的吗？

咨客：很少相同专业的，都差别很大。

咨询师：你喜欢的这个人和你是同一专业或相同领域的吗？

咨客：对，我们是同一领域的。

咨询师：那么你认为你见过的这些人没有一个人超过他，是因为他对你这个领域的见解没人超过他，还是没有一个男人能超过他？

咨客：是见解吧。他这个人说好听点是超凡脱俗，说不好听点就是逃避现实。他不怎么与周围人深入相处，总是活动在自己的小领域里，与同事的关系一般。

咨询师：在你看来这是优点还是缺点呢？

咨客：可能因为我也是这样的生活方式，我俩比较相似吧。遇到矛盾和问题时选择逃避的方式，不像有些人会去解决问题，哪怕吵架也一定要把问题说开，把矛盾化解。我从来没和别人吵过架，实在不高兴了就是不说话而已，一直都遵循"你好我好大家好"的原则，绝不会做出过分的事情。

**咨询师：**我听上去好像你要找一个人和你一起逃避现实社会，逃避复杂的人际关系，能够和你一起过世外桃源的生活，是吗？

**咨客：**那倒也不是，因为真到了问题非要解决的程度时，我也会处理得很好。

女孩对自己的男友充满精神上的眷恋，但描述出来的却是一个喜欢逃避、不爱与他人交往的男性，但在本专业领域很有见解。

## ■ 了解对方才能"投其所好"

**咨询师：**我还没有听明白这个人从你眼里能够在一百个人里脱颖而出，比别人都优秀表现在什么地方。你能具体给我举个例子说说吗？

**咨客：**具体我也说不太好，我认识他快十年了，刚认识的时候也不太喜欢他，只是感觉这个人很一般。之后就断断续续地来往，真正陷入这段感情不能自拔是在四五年前，他身上好像也没有具体吸引我的地方，就是觉得他在专业领域很认真，综合能力很强，尤其是语言的运用、概括能力。

**咨询师：**关于这个问题我们举个例子，比如李开复你听说过吗？

**咨客：**听说过。

**咨询师：**好，我们为什么说李开复优秀呢？因为他很年轻就在美国留学时拿到美国卡内基梅隆大学的博士学位，又在语音识别方面做出卓越贡献，曾做过微软的副总裁和中国大陆谷歌的总裁，现在又在风险投资领域做了创新工场，支持和帮助年轻人创业。我们讲一个人优秀，是因为他做了这么多具体的事情，而且这些事情是很多人都做不到的，或者他在某个领域非常突出。

现在我总结你刚才说的：让你动心的男士非常优秀，喜欢世外桃源的生活，并且是你接触过的一百多位男士中最优秀的一位。而他的优点就仅有语言的运用和概括能力很强，其余的想不起来是什么了。我知道你是硕士学历、高校教师，如果觉得一个人好，应该能通过很多具体的事情总结出吸引你的特点来。而你想来想去就只有这一点，是你总结不出来他的好呢？还是你要找的这个人并没有具体的标准，只是朦朦胧胧的感觉。咱们中国有五千多年的文明历史，语言的运用和概括能力强是我们民族的特点，具备这种能力的人比比皆是，我还是没能听懂这个人到底什么地方值得你等了这么多年，依然无法舍弃？能再具体点儿讲讲吗？

**咨客**：因为我们的专业在很多时候非常需要语言的应用和概括能力，比如写诗、作词，写文章等等。他在这方面很优秀。

**咨询师**：比你要优秀，是吗？

**咨客**：他在文学方面的造诣是很多人都无法达到的，尽管他没有什么头衔，但他的能力是很多教授都不能及的。

**咨询师**：他和你是同一领域，对吗？

**咨客**：对的，我们是同一领域，而且很多地方还有交叉。

**咨询师**：我听明白了，实际上你喜欢的是导师型的人。你所比较的是在你的专业领域里，谁比你做得好，你就觉得谁比较优秀，会让你产生好感。

**咨客**：是。

**咨询师**：我还想澄清一点的是，你不喜欢这个专业，为什么喜欢这个专业的人呢？

**咨客**：刚开始觉得自己离这个专业很远，在这方面也没有天赋。以前也想过如果我换其他的专业，可能也会费很大的力气，也不愿意再重复第二年的备考，只能被迫选择这个专业。渐渐就告诉自己既然必须要做这个行业，就得好好做下去。而我最欠缺的天赋正好在他身上显现出来，所以他就对我非常有吸引力。

**咨询师**：我明白了。因为你很不喜欢这个工作，又没有第二种选择，做的时间长了就会出现职业倦怠，感觉很疲劳，压力很大，这时出现和你在同一个领域内，又可以带着你进步的导师型的人就会非常吸引你，可以减轻你的压力。所以，现在我明白你刚才为什么说这两件事是相关的，当这两件事都有问题时，你的压力就更大了。我现在清楚你为什么喜欢这位男士了，那么他有没有说过喜欢你什么呢？

**咨客：**我接触过很多人，他们喜欢我的实在、踏实、从不弄虚作假，和我在一起很有安全感。

**咨询师：**你喜欢的这个人也是这么觉得吗？

**咨客：**他也曾经说过这样的话。

**咨询师：**他有没有讲过他理想中的伴侣是个什么样的人？

**咨客：**他之前就和我讲过不要太强势，要学做小鸟依人。

**咨询师：**除了小鸟依人，还有吗？

**咨客：**我真的不知道了。

**咨询师：**人们谈恋爱或交朋友时有句话叫"投其所好"，如果你不知道这个人需要什么，怎么可能将自己朝着他所需要的方向塑造呢？这样会出现两种很不好的情况：其一，在不知道对方需要什么的前提下，自己单方面地努力付出；其二，对方需要的东西你都不具备，还要求对方爱你，这听上去是件非常困难的事情。

假如他喜欢年轻、漂亮、小鸟依人、诗情画意的女孩，我们就得衡量自己身上是否存在他最喜欢的这些特点，存在几条？同时，还要清楚他最不喜欢什么样的女孩，评估自己身上是否存在他不能接受的特点，如果有的话，能否改掉？现在我除了听懂你为什么喜欢他之外，其余关于他喜欢什么、讨厌什么等我都没听到答案。这种在常人很容易回答出来的问题，而你经过努力思考后仍没有给出答案的情况，应该是你平时就没有注意过这些事情。

**咨客：**因为最开始的时候我们就是随便聊天，也没涉及这些实质性的问题，感觉聊得挺开心的。

**咨询师：**这些问题一般几个小时就都能了解了，尤其现在年轻人有"八分钟约会"的活动，经过训练的人只需要八分钟就可以了解自己想知道的内容。因为你爱上一个人，肯定要清楚对方认识你之前喜欢什么样的人，讨厌什么样的人，喜欢他们什么，讨厌什么，然后衡量自己是否能达到对方的"及格分"，相差太多的话可能就要知难而退了；如果差一点儿就想办法让自己及格。同时，也要衡量对方是否达到你的"及格分"。所以，接下来你就需要考虑解决这个问题。

对你来说，现在还有个比较紧迫的事情，就是女人生育年龄到

35 岁是第一道坎，为了降低孩子出现一些遗传病和唐氏综合征的概率，一般都在 35 岁之前解决生育问题。如果过了第一道坎，尽量不要再拖到 45 岁的第二道坎。你有结婚生孩子的计划吗？

女孩只知道自己很喜欢这个男友，他在专业方面很优秀，比她强很多，类似导师，也是她所需要的。但是，她并不清楚他究竟喜欢什么样的女性，说出的都是非常含糊的标准，比如"小鸟依人"。如此迷糊，当然更谈不上"投其所好"，对方不跟她结婚，会与此相关吗？

这时候，咨询师迅速提醒她，有个紧迫情况必须引起关注，那就是生育年龄的问题。

## ■ 理性讨论离开还是留下，要有时间表

女孩这个年龄谈婚恋，就需要更理性地面对现实，因为她希望早点结婚生孩子，而不仅仅是纯粹谈恋爱。

**咨客：**有的。

**咨询师：**那就尽量不要超过 45 岁了，因为你已经到了拖不起的年龄阶段。现在需要明确对方的这些要求和想法，你能否达到，如果不能达到的话，就得利用接下来的时间去寻找这个行业里的其他人才，扩大你的择偶范围。你的工作领域里在咱们国家人才很多吗？还是只有几个？

**咨客：**很多。

**咨询师：**男女比例大概什么样？

**咨客：**男性偏多。

**咨询师：**那很好。你就可以在 45 岁之前制定属于你的时间表了，首先就要和对方讨论出一个结果，能否走向婚姻，毕竟你们在一起快十年了。

**咨客：**现在他的态度是坚决不结婚。

**咨询师：**也就是说他已经给你结果了，不管你怎么努力，也不管你是否知道他喜欢什么、讨厌什么，都不会和你结婚，对吗？这

是最后的答案吗？

**咨客：**应该是的。一是因为他和我说过一点儿家里的情况，他与家人的关系处理得不是很好，而且他认为婚姻非常麻烦。

**咨询师：**麻烦不是问题啊，现在有专门的职业帮助我们解决麻烦，比如律师。

**咨客：**他以前和我说他离婚了，前段时间又说没离婚，我猜是因为孩子又复婚了。他说因为离过两次婚，关系很难处理，特别麻烦，以后也不会再结婚了。他的感情观是谁都不对谁负责，谁也不要求对方什么，大家来去自由。

**咨询师：**我有点糊涂了，你说他离过两次婚，是和一个人离两次，还是和两个不同的人离婚？

**咨客：**我猜是和一个人离两次，因为很多问题他是不回答的，包括刚才您问我的这些问题，我也问过，但他从不回答。

**咨询师：**有的时候，不回答也是回答了，你能理解吗？

**咨客：**能。

**咨询师：**一个人如果想娶你的话，一般会先告诉你他是单身，可以和你登记，这是婚姻的法律依据，即便他没离婚也会去离婚；如果自己嫌麻烦，可以找律师，这些都是真的想娶你的举动。如果他不给你答案，等于已经给你答案了，我们可以理解为他根本就不想娶你。

**咨客：**之前他和我说他是单身，我们就在一起了，当我提出结婚后，他以前说的好些话就不再提起了。

**咨询师：**你觉得这不是答案吗？

**咨客：**理性上我觉得这是答案，但是感情上我还是走不出来，总觉得我们之间还有一线希望。

**咨询师：**首先，他对自己的婚姻状况吞吞吐吐；其次，他向你明确表达自己的婚恋观是不会走入婚姻，大家来去自由。这两种理念都是不想结婚的人的想法，想结婚的人没有这样和喜欢的人表达婚恋观的。

既然对方态度明确，你就要考虑自己是否愿意再继续这样等下去，慢慢等你过了能生育的年龄。很多想要结婚并生孩子的男士一般不会选择 45 岁以上的女人，因为这违反生孩子的自然规律。对于这位男士来讲，已经结过婚、离过婚，还生过孩子，而你一件事都没完成呢。再这么耗下去，就把你耗到这件事无法解决了。你刚才提到自己还想结婚生孩子，那你有没有想过给自己定个时间表呢？

**咨客**：我一直在想啊。虽然我一直被这个问题困扰，但一直努力在往前走。有别人帮我介绍的话，我也都会很积极地去见面。

**咨询师**：那为什么没走到下一步呢？

**咨客**：我想找个人能代替这个人，但总是觉得这些人这差点、那差点，总是觉得不如意。

**咨询师**：你想要的结婚和生孩子这两件事，你喜欢的这个男士都不能给你，这应该是最大的不如意，对吗？

**咨客**：对。

**咨询师**：而你见的那些人都是这差点、那差点，和这个最大的不如意相比，好像也没有差那么多，我能这样理解吗？

**咨客**：对。

**咨询师**：听上去这些人都不能让你百分百地满意，但是你喜欢的这个人却是让你百分百地不满意，因为你想要的两件事他都不能给。而其他人却能给你最想要的事情，只是在其他方面不能满足你，我可以这样理解吧。

**咨客**：对的。

**咨询师**：如果这样想问题你就知道如何决定，也就不会纠结了。当你去喜欢另外一个人的时候，你要学会欣赏他的长处和优势，不能拿人家的短处去和你喜欢的人的长处去比，只有这样才能让你走出窘境。

**咨客**：现在有这样一个人，三年前我们见过一面，外形令我比较满意，但他是 X 城市人，在这边打工，医学本科毕业。后来他又去找过我们中间的介绍人，了解我现在的情况，想与我再相处一下。您说我该怎么选择？

**咨询师**：我只能帮助你一起分析如何来评价这两个人，最终的选择权还在你手里。首先，你和你喜欢的这个人之间并不是你不想结婚，而是他不想和你结婚，那么如果你选择和别人在一起，和他还可以成为朋友吗？还是会反目成仇？

**咨客**：不会反目成仇，我想可以成为朋友的。

**咨询师**：很好，就算不能在一起，你依然拥有导师型的朋友，在事业上给予你支持和指导。从这个角度来看，你走出这段关系之后，实际上并没有失去什么，因为本来就是不会有结局的感情，从来没有得到，也就没有失去，而且他还能一直给你支持和帮助。

另外，你刚才提到的学医的这位男士，看来专业和你不是一个领域的，他身上有没有你喜欢的优秀、外形好、年龄匹配等这些特点？

**咨客**：年龄是很合适的，外形也可以，但学历比我低。我现在的想法就是要找个能相处好的伴侣，还要有一定的经济基础。现在面对这个问题我也比较现实了。

**咨询师**：我觉得这的确是你这个年龄应该考虑的问题。你提到他学历低，我们知道学历和能力是两回事。那么从工作、赚钱的能力和社交的能力来讲，他比你强吗？还是你的工作比他稳定，收入比他高很多？

**咨客**：最近这几年我不太清楚他的情况，以前据我了解他在 X 市有稳定工作，办理了停薪留职，出来打工，肯定没有我的工作稳定。

**咨询师**：近几年都没有了解就比较麻烦了，你不能从一个极端走向另一个极端。你好像在决定和一个人谈恋爱或者喜欢一个人的时候，往往说不清楚这个人具体是什么样的，你自己发现这个规律了吗？

**咨客**：嗯。

**咨询师**：这个人三年来做什么你不清楚，具体什么经济状况也不清楚，只是觉得还可以，这对于要谈婚论嫁的人来讲都太虚了。一般情况下，一个人准备和另一个人往婚姻方向发展，都会对对方的情况做具体了解。比如，现在的经济收入、未来可能的收入、工作是否稳定、是否有房、房子多大、家庭环境等都要了解清楚，不能用文学方式概括化，了解个大致情况就行。

**咨客**：因为这个人不是我自己认识的，是亲戚介绍的，双方都比较了解底细。

**咨询师**：我们总结一下，一般情况下，要了解一个人大概要从哪些方面考虑。第一，要明确自己的择偶需求，喜欢什么、不能接受什么，对方身上是否具备你喜欢的和不喜欢的东西。第二，具体了解对方的情况，哪怕是亲戚介绍的，也要相信加确信，学历、工作、家庭、经济状况、人品等都要具体了解。明确这两点才能有第三步，衡量两个人的情况是否匹配，能否继续交往。而你现在是忽略前两步，直接进入第三步，当然没有答案了。

**咨客**：我明白了。

**咨询师**：感情问题解决之后，关于工作的困扰听上去更像是职业倦怠，因为学了不喜欢的专业，又做了不喜欢的工作，长时间下来产生很强的疲劳感，但目前又没有其他选择。如果感情和工作两件事同时困扰你，就会觉得压力特别大，但两件事同时解决也会比较困难。所以，先把感情问题设个时间表，解决了感情问题，家庭生活稳定了，工作时心情也会放松很多。作为一个适婚的女性，你学历高、工作稳定、职业道路上还有领路人，身体健康，家庭也没有经济负担，在行业内对人才的识别方面也有较好的鉴赏力，这么多的有利资源都表明你的困扰是可以解决的。而且你完成了一个成功的女性所要完成的事情，只是还没有完成一个普通女性要解决的问题，当你完成成功女性要解决的问题，再解决普通女性的问题，就要容易很多。我们今天讨论的这些问题，你都清楚了吗？

**咨客**：我清楚了，非常感谢您！我想再问您一个问题，如果我与其他人交往，要不要告诉我喜欢的这个人呢？告诉的话，怎么说呢？

**咨询师**：很多人遇到你这种情况时，有的就不提了，尽量减少和之前喜欢的人接触和交往。如果非要说明的话，都会在一段新感情比较稳定时，向之前喜欢的人表明态度，比如说："我们相处了这么久，我非常感激你在事业上给我的支持和帮助，我觉得我们是非常好的朋友，以后也可以在工作中相互扶持和合作。但是在情感上我们之间可能不会有什么结果，毕竟你一开始就已经向我说明你的态度。所以，最近我们之间的见面可能会减少，因为我不想在我们之间的情感上再投入更多的时间和精力。"既然你之前增加了见面和接触的时间和频率，并不能导致想要的结果，那就减少见面的频率，导向另外一种结果。美好的感情总会给我们留下一些美好的回忆，所以大家好聚好散，没有必要欺骗、逼迫对方，最终使关系僵化。

**咨客**：我明白了，谢谢您！

## ■ 想结婚，不能随波逐流

这位女性理性上认为应该放弃男友，感情上却割舍不下；同时，工作上也不如意。

咨询师首先做的是评估工作。

评估咨客的择偶要求：她对自己的择偶要求比较模糊，都是比较抽象、概括的词汇，比如对方很优秀、能与自己有精神层面的交流，不够具体化。

评估咨客男友：咨客喜欢男友将近十年时间，关于男友具体是个什么样的人，婚姻状态如何，具体喜欢什么样的女孩、讨厌什么样的女孩，自己是否具备男友喜欢的特点，全然不知；同时，男友明确表明自己的婚恋观是不会结婚，大家来去自由，彼此不负责任，咨客仍然对其抱有一线希望。

评估咨客工作：咨客学了不喜欢的专业，又做了不喜欢的工作，目前又没有其他的选择，后来在自己喜欢的男士支持和帮助下，坚持做到现在。这种状态长时间下来令其产生很强的疲劳感，也就是职业倦怠；再加上感情不顺利，也直接影响到对工作的情绪状态。

评估过程中，咨客行为模式也渐渐浮现：咨询师发现咨客在选择谈恋爱对象时，常常对恋爱对象了解得不够具体，都停留在文学层面、概括性词汇上面，对整个人的理解都比较模糊，就急于做出选择。咨询师让咨客了解到自己这个模式后，一起讨论如何才能快速有效地了解恋爱对象。

关于咨客的感情困扰，咨询师给了以下帮助。

第一，澄清：澄清了咨客喜欢男友的原因，评估男友吸引咨客的特点是否是人群中难以替代的，澄清后发现并非如此，反而在国内具备这样条件的人非常多。

第二，重构：咨客总是无法舍弃这段感情，咨询师用重构的方式让咨客认识到，实际上从这段感情中走出来并未失去什么，原来的"导师"依然可以像朋友一样在工作中给予支持和帮助，感情方面从未得到便无所谓失去；另外，咨客认为其他人都难以令其满意，咨询师同样用重构的办法让咨客发现，既然都不能百分之百满意，喜欢的人恰恰不能给她最想要的婚姻，这应该是最大的不满意，而其他人可以给她婚姻，只是在其他方面不能让她满意。

第三，动机面询：咨客始终认为两个人还有一线希望，难以摆脱这段感情。咨询师挖掘咨客还有结婚生子的计划和动机，让咨客知道自己在生育年龄已经到了拖不起的阶段，再继续下去可能会到了无法生育的年龄。毕竟绝大多数结婚还想要生孩子的男士都不会选择 45 岁以上的女人，因为这违反生育的自然规律。

第四，正向鼓励：咨询师挖掘咨客的优势资源，让咨客发现自己已经解决了成功女性要解决的问题，只是还没有解决普通女性要解决的问题，这两个问题是先难后易，所以咨客要解决后面的问题，再加上那么多有利资源，还是比较容易的。如果反过来，先结婚生子，再拥有稳定工作并成为专家就非常困难了。

关于工作，咨询师引导咨客理解：咨客的工作问题属于职业倦怠，与感情问题是相互关联的，当两个问题同时困扰时，使其压力非常大，而同时解决则是比较困难的。在感情方面存在生理年龄的压力，所以需要设置时间表优先解决。解决了感情问题，压力减少很多，心情也会变得快乐，很可能工作的问题也随之迎刃而解。

# STEP 3
# 站在婚姻门口，流泪不如正视

　　还有一种伤痛，是两人决定结婚了，再也不用被父母催促了，却在突然间，发现不想结婚！其中一个站在婚姻门口泪流满面，另一个则怒火冲天！

## ■ 快结婚了，似乎结不了

　　八年爱情长跑，似乎都"老夫老妻"了，这婚居然还不能结？

**相关咨询实录**

**咨询师**：你好，讲讲你的困扰吧！

**咨客**：好的。我上个月被派到 X 市工作，我的未婚夫本也打算到 X 市去工作，但是在这期间，也就是一个月之内发生了很多事情，他觉得我们两个不适合走入婚姻。实际上，我们已经拍了婚纱照，也为办酒席做了很多准备，我现在最大的困扰就是希望能和他走下去，但是他不想继续。

**咨询师**：一般而言，人们都是认为双方准备好要结婚才去准备酒席的事情，现在这些事情准备好了，对方却认为不能走入婚姻了。在你看来，是什么原因？

**咨客**：我们俩已经相处了八年，他现在看到的我全部都是缺点。其实，最重要的问题是，第一，我们来自不同的家庭，我的家境要好一些。在我去 X 市之前，我们在 Z 市买了一套比较大的房子，给了他很大压力；在这之前，他的父母已经在 Z 市的周边城市买了一套房子，方便我们照顾他们，这套房子的贷款也是我们来还；另外，我们家还有一套在老家的房子可能会动迁，我计划着等那个房子下来后，就在 Z 市给我父母也买一套房子，我男朋友听到后感觉很崩溃，认为我们没有能力再去供第三套房子。而且，他认为我们两个对于物质的追求差距很大。这之后，我父母也认为我的想法不切实际，他们也不想要来 Z 市生活。我也意识到这是我犯的一个错误。

第二，也是很重要的问题，就是他一直像哥哥那样照顾我，给我很多指导，而我对他的关心不够。一方面，这可能是跟我从小的生活环境有关，再加上我是独生女，父母从小把我当公主一样宠着，造成我确实对别人的关心不很足够；另一方面，我是太把他当成是自己的家人了，反而对他没有对朋友关心得多。但是，我一直也在试着改善，包括我以前从来不做饭，现在也会给他做。只是他认为，我做饭只停留在把饭做熟的程度，做得一点都不好吃。

第三，我们在性生活方面不太和谐。我从小学习比较好，只知道书本中的知识，在认识我男朋友之前对这些事完全不知道。我和男友交往后，他提出这些要求，其实我内心有些恐惧。因为，我认为这个事应该在婚后进行。另外，之前他提出这个要求时，我认为我还没有做好准备要嫁给这个男人，对这件事就更加恐惧。所以，在我们交往前两年的时候，有过几次尝试，但是我的表现让他很不满意，之后他也没有再要求，我也觉得放在婚后进行比较好。

**咨询师**：这里我有点困惑。你刚才讲到认为性生活应该在婚后进行，这没问题，你的想法应该得到尊重，也不是什么错误。但是你都已经进行了，那就不存在婚后进行的问题了。按照常理来讲，要么坚持自己的想法，要么就可以放开这个问题了，不是吗？

**咨客**：当时，我男朋友提出这样的要求时，我也觉得不太好拒绝他，但是我有个想法，不知道对不对，我认为性生活的次数少能够保持阴道的紧实度。

**咨询师**：我先来回答你的问题。阴道的紧实度跟性生活的次数多少没有关系，它与你是否生小孩、生小孩的次数有关。

**咨客**：明白了。就是他当时提出这个要求的时候，那段时间我发现他脾气比较暴。比如，我给他染头发，不小心弄到他的皮肤上了，他就会发脾气，吓得我直哆嗦。我当时就想这可能不是我未来的老公，在性生活的时候就特别放不开，也有种做坏事的感觉。后来，我们相处久了，他的脾气也变好了很多，我也越来越认为自己会嫁给这个男人，我就会想着等我们领完证以后再怎么样，这个想法可能在别人眼里特别幼稚，但这就是我内心真实的想法。

**咨询师**：好的，我听明白了，还有其他你认为是影响你们走入婚姻的事吗？

**咨客**：大概就是刚才那些。

**咨询师**：好的，我再来总结一下，你看看是否正确。第一，你对物质生活比较注重，不知道量入为出，虽然你的心地善良，想孝敬父母，也愿意为他父母的房子还贷款，但是你没有考虑到两个人的实力。男朋友对此特别不满，你也认为自己有做得不合适的地方。

第二，因为家庭环境还有本身是独生女的原因，你不太会关心人，不知道什么时候该关心，该怎么关心，也不想做得更多，因为从来都是别人照顾你，对这方面想得也不多。这样就引起了男朋友的不满，就想着你是不是故意的，饭也做不好。实际上，你的表现是跟你小时候的成长环境有关的。

第三，在性生活上你有个想法，希望把初夜、性经验都留到结婚之后，虽然后来进行了，你还想着次数少一些能保持阴道的紧实度。因为你有很多这样的顾虑，也就没能很好地配合。另外，你是相对比较保守的女孩，原来也没有这些经验。大致是这几方面让男朋友对你不满，但是你本身是想和他走向婚姻的。我这样总结，对吗？

**咨客**：对、对。

## ■ 男友对她非常不满意

男孩说了另一个版本的故事，显然，他的情绪很大。

**咨询师**：好，那现在轮到你来当听众，我来问问你的男朋友。刚才我总结的你女朋友讲的这些事，你认为在事实部分有没有不一样的地方，或者你的不满还有其他原因？

**咨客男友**：基本上都是事实，但是她就是改不了，所以她知道了也没有用。我们在一起已经八年了，这中间已经发生了无数次像现在这种危机，她也保证了无数次，但没有一次能做到。她每次都哭着喊着说要改，但最后还是那样。一个人都长到快30岁了，她怎么改呀？

**咨询师**：你说的改是指哪方面？

**咨客男友**：所有方面，不关心人，不跟别人比物质，两个人过正常的小日子，没有一个能改。

**咨询师**：在你看来，她为什么不能改呢？

**咨客男友**：因为她像个婴儿，我跟她以及她的闺蜜也是这么说的。什么是婴儿？婴儿就是不顾一切人的感受，她想要什么就要什么。但是如果给她喂奶的妈妈要走了，她肯定把一切东西都扔掉，说"妈妈，你别走，我什么都不要，我只要你。"但只要她妈妈留下，她肯定什么都要。旁边小朋友有两个玩具，她就要三个，旁边小朋友用积木搭个120平方米的房子，她就要搭130平方米的。她不会管她妈妈累不累，有没有经济能力。这种人就是最可恶的，你要不就说你爱钱，找个有钱人，要么你就跟穷鬼好好过。你又说你爱穷鬼，离不开穷鬼，结果看着周围朋友又换房了，要有第二套房了，你就要比，又是婚纱，又是钻戒的，把穷鬼和他爸妈都搭进去，逼得穷鬼工作到半夜两点，她还说，"别人还有工作到半夜四点的，你叫唤什么？第三套房还没买呢，你叫唤什么？"

**咨客**：不是，钻戒我压根就不要。

**咨客男友**：为什么不要了？因为你朋友买了个80分的，你想买个比她的更大的，你要是买30分的，咱现在就能买，为什么不买，你承不承认？

**咨客**：不是，我本身也说买钻戒没有用。

**咨客男友**：你别不承认了，你瞧瞧你买那婚纱，就要那么一个牌子，什么都是给别人看的，不知道自己要什么。我总结你的生活就是"为别人活、跟别人比、把我折磨死"，这三句话就能概括咱们八年来的生活。

**咨询师：**听起来你刚才说的事好像都是与物质有关系。我想问一下你们两个在物质上的程度，如果你们家庭的月收入是一百，你的收入能占多少？

**咨客男友：**我和她是3：2。

**咨询师：**你是60％，她是40％，对吗？

**咨客男友：**对。

**咨询师：**她现在的钱是每个月全都能花光，还是能花一半留一半，是哪一种情况？

**咨客男友：**她能把未来三个月的钱都花光。

**咨客：**没有，不是这样的，我觉得我们每个月能够剩一半，要不我们怎么攒钱买房子。这里面又涉及我妈妈，她每年旅游会花费一些钱。最近发生了一些事，我姥姥在去 X 市玩的时候中风了，当时涉及包机的问题，我就说"这个钱我和男朋友拿"，当时我只是为了表达我的心意，家里人也不会让我们两个拿。他就特别受不了我没有钱还要去承诺给姥姥包机这个事情。

**咨询师：**我听懂了，现在我知道你们两个主要的矛盾在哪了。我还得再问问你男朋友，最近是发生什么事了，比如讨论结婚的事让你压力很大，还是你平常讲话就是这样吗？

**咨客男友：**她骗人骗了一百遍，还能很无辜地站在这儿，我当然生气了。

**咨询师：**你平常不是像今天这么发怒，是吗？

**咨客：**他平常不是这样的。

**咨客男友：**我们已经有五年的生活是这样的，根本不可能走进婚姻。

**咨客：**你怎么能这么说呢，你想想三周前你还在帮我挑选婚礼的录像呢！你如果五年都是这种状态，你能走到现在，我也不可能走到现在呀！

**咨客男友：**怎么不是呀，每两个月就吵一次，算不算呢？

**咨询师：**每次吵架的时候都是跟刚才说的这些事有关吗？

**咨客男友：**全是这些事，没有别的。

**咨询师：**平常不涉及婚姻这些事，你男朋友是这样发火的吗？

咨客：不是这样的。因为我们刚刚要开始一起生活，就涉及房子的问题……

咨客男友：上一个小房子咱们俩都住了三年了，还说刚刚开始生活，你撒谎都不打草稿。

咨客：我的意思是我们不是还没有步入婚姻嘛。

咨客男友：我们家都被你掏空了，还没有步入婚姻！你花我们家钱的时候，你怎么不说没进入婚姻，你说"我都把你都当成另一半了，结婚和不结婚一个样"。

咨询师：对，我听懂了，一会儿再来给你分析该怎么办。我还有一个问题，除了你刚才说的跟花钱有关的事，你对她还有其他不满意的吗？

咨客男友：不满意的就是她像个婴儿。我跟你说，她所做的事情没有一个是有心机、故意要害人的，但她就像个婴儿，28岁了还像婴儿，我扛不住了。

咨询师：我觉得你刚才这话说得比较理性，能够客观地说她不是故意要害你。

咨客男友：不是故意的，但你受不了啊！不能你想要什么就索取什么。

咨询师：你和她两个人过日子，你和她收入是2：1，这蛮好的。你父母是做什么的？

咨客男友：我爸妈是干体力活的。

咨询师：每月有固定收入吗？

咨客男友：算是有吧。

咨询师：我再问问女孩，你的父母是做什么的？

咨客：我爸爸在报社，做管理，妈妈原来是企业的职工。

咨客男友：你就说她现在退休了，专门负责花钱。

咨询师：你刚才说姥姥在X市，姥姥是干什么的？

咨客：姥姥也是退休了，现在患有重病，之前说过想去X市玩，我就帮她满足这个愿望，结果就因为包机这个事情把所有矛盾都引出来了。

咨询师：她不是X市人，对吗？

**咨客**：我在 X 市工作，她到这里玩。

**咨询师**：好的，我来分析一下你们两个的问题，看看怎么处理会更好一点。我知道你们在一起 8 年，在一起这么吵，说明还是在意彼此的。

**咨客**：是。

**咨客男友**：现在都是因为我妈，每次吵架，我妈都连哭带嚷的。现在就是个沉没成本的问题，我们家付出太多了，我对她一点感觉都没有了，我爸妈也不喜欢她，但是舍不得我们的付出。我爸妈都已经五六十岁了，干体力活，在工地上和着稀泥吃馒头，手上都是刀口，电钻的、刀割的。

**咨询师**：你说他们付出特别多，是指什么？

**咨客男友**：那就是钱呗，他们一年拼死拼活也就赚××万，还不够她妈去 X 市一次花的。虽然房子、车大头是他们家拿的，但全写的都是他们家人的名字。我们是没钱，但我们把全部的钱都搭进去了，也包括我。

## ■ 结局改得了吗

咨询师面对两个即将分崩离析的年轻人，就需要从理性的角度去讨论了。目的不是改变两个人的决定，而是引导他们层层剖析关系问题，找到解决之道。

**咨询师**：我听明白了，你们之间还是会彼此在意对方，不然不会在一起过这么长时间。你男朋友刚才非常愤怒，但还能控制住自己，骂你最严重的时候，说你像婴儿，意思是你不够成熟，但并没对你进行人身攻击，能看出来你们都是知识分子。之所以会发怒，那真是气得不行了才会这样。你们刚才说的三个方面的问题，归根结底是在两个方面有比较明显的问题，什么性生活的问题都是次要的。你们最主要的问题在哪儿呢？刚才他讲的，可能你不太清楚。

他是来自于这样一个家庭，父母挣钱是劳动人民赚钱的方式，真的是脸朝黄土，背朝天，攒下钱非常不容易。这样的家庭就会精打细算、量入为出。即使这样，也愿意跟你掺和到一起去买房子，你明白这是超出了他本身能力范围的，到了一定的时候，当你无限索取，就会超出他能容忍的最高限度。现在不仅超出了他的能力，还超出了他父母过去积累下的基础，为了能留住你这个儿媳妇，依然这么去做。他们为什么这么做呢？因为愿意，这是自己的儿子。父母可以为了儿子付出这么多，是想要他有个好的家庭。

**咨客**：嗯。

**咨询师**：但是，当这个事超出一个人所能承受的上限的时候，就会麻烦了，如果是家庭一年赚 10 万，那买个 100 万的房子就相当于他们不吃不喝 10 年的收入，买个 200 万的房子就相当于 20 年的收入，这不可能是一个正常人能够承受的。200 万对于霍英东家里来说就是个零花钱，对于工薪阶层是 20 年的收入，对于农民家庭来说简直就是 200 年的收入。数字虽然是一样的，感受却是完全不同的。你虽然可能也知道他家没有这么多钱，但你没办法感同身受，你听他刚才讲的他们是怎么赚钱的吗？所以，到了一定的时候，他心疼你，但他会更心疼自己的父母，因为这是生他、养他的人。哪怕他父母愿意把这些钱给他，他也没法花，因为这是血汗钱、血泪钱。他刚才讲的不管是电钻，还是刀割，当父母是这样把钱换回来的时候，他怎么会在意你戴多大的钻戒呢，他想的都是这钻戒是怎么换来的。所以，你看他今天的话都是带有情绪的，但最后还没有失去他的理性，还能客观地讲你的问题在哪儿。

**咨客**：嗯。

**咨询师**：而且，我认为他看的这部分问题是对的。第一是跟经济有关；第二，你的不成熟，说你像婴幼儿。他为什么认为你改不了呢？如果刚开始你不懂，当他把父母怎么赚钱这事告诉你，你把一克拉的钻戒变成 50 分，200 万的房子变成 100 万，他就知道你得到这个信息了，也会体谅你的不容易。相反，在这种情况下，你讨论的是第三套房子、一克拉的钻戒，他就认为你改变不了，我也认为你改变很难，"江山易改，本性难移"，一会再讨论怎么改的事。你想，你的做法要是在霍英东家，说不定他们会觉得你太节俭了。从小到大的成长环境，使得你没法体会普通老百姓该怎么过日子。

**咨客**：但其实我爸爸也要退休了。

**咨询师**：他退不退休跟你能不能改没有关系。你好像还没听懂我在讲什么，我在讲你们之间的主要问题是什么。你们俩之间还不是性生活的问题，而是在这种情况下，他无法享受这些，看着你就跟"吸血鬼"一样。对于你而言，因为这都是长期养成的习惯、观点，改变起来会非常难，不是不能改，也不是明天把大房子卖掉就能解决的问题，而是这个事情会持续地存在，不可能是为了结婚就能把自己改了，毕竟第二天你还是你啊。所以，你要改的事情都是内在的问题，都是跟价值观有关，那你要问你自己真的准备好了吗？

我说的不是表态。我想告诉你这个事情改起来非常难。我给你举个例子，如果是我的妈妈在 X 市出现问题了，即使我的收入也不低，我都不会给她包机，你能明白这意思吗？

**咨客**：我就是那么一说，不是真的。

**咨询师**：这不是真假的问题，而是你会这么想。你要知道，全国人民能够用包机的办法，不管是干什么，从哪儿飞到哪儿，能敢说这句话的姑娘也不会超过 1%。

**咨客**：我当时只是那么一说。

**咨客男友**：你想解决问题吗？想解决问题就不要再解释了。

**咨询师**：现在重点不是你有没有说这句话，而是在普通工薪阶层的生活里，就没有这样的词语。对方也一定不是只在跟你吵架的时候才说自己家里的情况，是平常就在跟你讲，或是当对方的家长面露难色的时候，你都没有接收到这些信息。

**咨客**：嗯。

**咨询师**：类似你这种情况的人，当女孩知道男孩家里是这样赚钱的，有些女孩就会讲，"钻戒的事你看着办吧，样式我来看看，其他的大小什么的都由你来决定"，这样说才是过日子嘛。因为钻石不是爱情的见证，也不是一个长久婚姻的保障。所以，我认为你们的核心问题，你的男朋友讲得比较对，当然他也有要去改的地方，刚才也骂了人，但是这些东西容易改。我们说的这些价值观的东西就很难改，而且也不是短时间内可以改的，你要问自己是不是做好准备去付出这些代价。要不要由原来一个中上等的家庭"下嫁"，原本父母是怎么养育自己的是一回事，将来就要根据两个人的能力过自己的生活；或是你思考了之后，认为自己不想改、不能改，那再讨论下面该怎么办。

所以，你们俩的主要问题，既不是性生活的事，也不是互相关心的问题，这两方面都是容易改善的，最主要还是成长环境不同，使得你们的价值观有明显的差异。你是从小"养尊处优"长大的，但是你遇到的男孩不是这样的情况。

**咨客：**其实，当这次他这么决绝地要跟我有个了断的时候，我这段时间也一直在想，我到底能过一种什么样的生活。现在看来，我说的三套房的事有些不靠谱，我现在也不想这事了。我这几年也都没有降低自己的生活标准，但是我还是希望自己能够往中间去靠拢的，但是他现在也不相信我了。我不再想第三套房了，即使动迁的房子下来，我也要先把现在的贷款还上。在平时的花费上，我妈妈也意识到自己不对了，她也没有考虑我男朋友父母的想法，花钱方面也太夸张了。我妈妈也表示今后会改，但是他可能对我们母女都不再信任了。

**咨询师：**重要的是我们都要做行动的巨人、语言的矮子，而不是倒过来。这里不是要承诺，而是去做，但是做起来真的有难度，对于你妈妈来讲会更难了，这么多年养成的。所以，第一，你要想好要不要改？第二，怎么改？第三，还得有个时间表，不是20年之后改好就行，那什么都晚了。我知道你的态度很好，也想走入这个婚姻，但是你要先把问题的症结搞清楚，再想要不要改，而且改起来会很难。

**咨客：**嗯。

**咨询师：**那我现在来问问男士，刚才我把你们之间的问题分析了。如果对方还愿意去改变，设定一个合理的时间表，两个月也好，一年也好，你这边还愿意给他们最后一个机会，在这个时间表内再去考验一下吗？这种可能性有吗？

**咨客男友：**首先，这肯定是不可能的。其次，我想说，您刚才分析得特别对，已经是很核心的问题了。我想说的是，我现在心里很扭曲，我父母很崩溃。虽然她现在说得很好，但是做的时候心里也会很扭曲，她的父母也会很崩溃。两个这样的家庭，六个人都很崩溃，就为了往一块儿凑，这个婚姻是肯定不能长久的。我想您作为咨询师，您的心里肯定非常清楚。

另外，还有一个问题，她想要什么东西，不是她自己想要，是因为她最好的一个闺蜜已经得到了。她们两个一直是好朋友，原来都是一样的，只是因为现在那个女孩嫁了有钱人，她就没办法平衡。她不会去跟其他的人比，只会跟她最亲近的人比。所以，她现在说什么都没有用，她回过头来也会非常难受，她二十几岁改不了，她妈妈都五十几岁了更改不了。这样两个家庭硬扯在一起，结局也是离婚。现在我都不知道是为了什么，就因为沉没成本太高了，两个人就一定要继续往前走吗？

**咨询师**：对，你看问题很准，也非常理性。我们今天来做个实验，打开天窗说亮话，看看哪一个更能帮助你们。我刚才是心理医生，有的话能讲，有些话不能讲，现在你们可以把我当成哥哥、叔叔，我的年龄也比你们大 20 多岁，结婚也有很多年，小孩都大学毕业了。我的家庭背景大概是在你们两家之间的状态。第一，我绝对不怀疑，当一个女孩把她的第一次都交给你，她想跟你在一起的这种真挚的感情。女人和男人不一样，一旦付出了很多，真的愿意和一个人走下去，所以，你的真诚我不怀疑。你的男朋友也很真诚，而且看起来比你理性。也许他比你大，再加上出自这样的家庭，我们常说，"穷人的孩子早当家"，人在这种环境下容易变得成熟、理性。他刚才讲了，这是两家都在痛苦。对于你而言也是不公平，你的闺蜜有的，你就没有，再加上还要自己的妈妈去改，大家都很痛苦。由于你是女孩子，在年龄上压力比他还要大，男人在 40 岁的时候还可以找 20 岁的，对吗？

所以，这里面有两点非常重要。第一，即使是你能改，那你妈妈怎么改呀？你们家庭得商量好，他的家庭是不能变了，已经这么努力了，而且他也没有做错什么，他那样的工薪阶层也挤不出什么东西了，再挤就不是奶了，是血了。你就要和你的父母商量，咱们和这样的家庭对接，咱不是要不要降的问题，而是必须要降，不是三套房子变两套的问题，而是整个生活习惯和价值观的变化。你们就得商量，我们要这么去做吗？

**咨客**：嗯。

**咨询师**：第二，你的生活总是跟别人比，那你要是跟霍英东家是邻居怎么办呢？他们都是亿万富翁。人往下比容易满足，你的毛病在哪呢？总往上比。这两件事改起来都不容易。记得我上大学时候，老师说，天天读外语就能学好外语了，但是有几个人能这么做？30年以后，依然绝大多数人外语都不好。这说起来容易，天天念就行了，但它不是那么简单的。你现在承诺，不仅他不能相信，地球上的人都不能相信。这里面，你们要讨论一个合适的时间，一定不是一天能解决，或是让对方再等你10年也不现实，一定是在这两者之间。两个人在一起八年，女人的时间比男人更宝贵，看你男朋友对父母也很孝顺，对你也很好，你跟他再要一点时间，看起来他会去给。但这种事情，第一不能用苦肉计，第二不能是无限制地拖延，第三更不能得着便宜却卖乖。他是个特别理性的人，和理性的人在一起就不能光靠感性去感动他，做得也要理性。但是这个时间，看起来剩下不多了。你可能就剩下最后一次机会，或是半次机会，那你得去和父母商量，再去争取。我这样说，你能接受吗？

**咨客**：我能接受。

**咨询师**：那我再问男士，一个姑娘第一次也给了你，跟你在一起八年，想嫁给你，也并不是想坑你，你有可能在八年的基础上，再跟对方商量个合理的时间，"以观后效"吗？

**咨客男友**：不可能了。他们使劲改，他们也痛苦，我们也痛苦，最后在一起还是痛苦。她现在还不到30岁，分手了她痛苦一阵，可以再找。如果等到她30了，离婚了，再带个孩子，你让她最后怎么办？她妈妈买表、包都是上万元的，我妈妈穿的鞋都是他们单位发的。她妈过去两年花了我们××万块钱，去旅游了五次，名牌包买了两个，一堆鞋、一堆衣服，到最后她姥姥身体出了问题，她第一个就想到我，如果我手里有钱，那钱就真的拿出去了。而且，她妈花这么多钱，她爸都不知道。现在她、她妈、她姥姥都是我负责了。以后，她还想着去美国生孩子，还想要俩小孩，这俩孩子必须要最好的早教、幼儿园、中学、大学，她早就计划好了。之前，我们觉得Z市压力太大，商量着去S市，她说那可以，但是咱不能比在这边差了，一定要三房三车，房是什么房，车是什么车，都有标准，让我开着一百万的车在她闺蜜面前转一圈。不是之前不给她机会，是给过无数次了。

**咨询师：** 我听懂你说的问题，也听懂你对她和她妈妈的不满，你刚才说她爸爸好像不太一样？

**咨客：** 我爸爸是特别节俭的人，我妈给我花的这些钱，他都是不知道的。

**咨询师：** 你爸爸跟你男朋友能够比较谈得来吗？

**咨客男友：** 谈不来，她爸爸嫌我穷。

**咨客：** 我爸爸跟我说只要我幸福就行，也说我男朋友家都是好人，他一直都这么说。

**咨客男友：** 我之前一个月赚几千块的时候，他可没这么说啊，你爸爸知道我一年有可能赚××万了，他才这么说的。

**咨询师：** 呵呵，这是好事，说明你有进步了。"冰冻三尺非一日之寒"，看起来他对你妈妈意见更大，对你爸爸稍微好一些。你爸爸现在对你男朋友还是有比较正性的认识，对吗？

**咨客：** 是。

**咨询师：** 他刚才说的都是比较负责的话，不能让一个女人结了婚、生了小孩，再出现婚姻的变故。很明显，你们之间的问题也不可能在今天的咨询中就能解决。今天我们最重要的是找出问题的症结，而且大家都达成了共识，这是不容易的，有时候大家在事实部分还有争议，那就更麻烦了。看起来在你们家，相对比较理性、成熟，又对你男朋友的偏见比较少的人，就是你爸爸，让他做个代表，来跟你男朋友谈。不管结局是怎么样，但是可以大家坐下来把这些事情说明白，统一认识。结婚是两个家庭的对接。这里面有这么几件事需要讨论明白。这婚还结不结，如果不结是为什么；如果结婚，最担心的是什么问题。你男朋友看起来是很理性的人，就是容易发怒，他讲的事都是对的，有道理的，但人"得理也要饶人"，这个"饶人"不是跟你结婚，是允许对方把这件事说清楚。

**咨客：** 对。

**咨询师：** 结局怎么样是一回事，但是两家坐下来把这个问题谈清楚，结要结个明白，分也要分个明白，不结也要说个清楚。咱们今天的谈话就是一个模拟，三方这样去讨论问题就容易比较理性。我原本不认识你们俩，你们能把问题给我讲清楚，我也能听明白症结在哪，这是不容易的。你的真诚很感动我，一个女孩子非常重感情，也付出了很多。你的男朋友也很真诚，而且是非常理性的人，人更成熟。这样两个家庭能走到一起去吗？在理性的前提下一定能讨论出个结果，最差也要有今天这样的程度，比这再理性一些会更好，不然就打起来了。两个人因为爱走到一起，因为仇恨离开，这是最悲惨的结局。双方各出一个比较理性的代表，在不打起来的前提下，理性地把这些事情谈清楚，你觉得这样有可能吗？不管结局是什么，给对方一个讨论的机会，我认为如果连讨论的机会都不给，那对彼此都不公平，双方都投入这么多。

**咨客**：我能。我不知道他怎么样？

**咨客男友**：我可以。

## ■ 家庭治疗中系统的冲突与对接

当这对年轻人出现在咨询师面前，而且还体现出巨大的冲突时，咨询师所做的就是短程家庭治疗，围绕他们的问题进行层层解析，引导他们发现最核心的、需要解决的问题是什么，如何与其他家庭成员沟通，双方进行更有效的讨论。

第一，咨询师做了一个尝试，在咨询中以另一种身份去跟他们谈，以一个长者、智者的身份。我们用两种身份，看看哪一种方法更能化解他们的矛盾。当然，评估是一样的，不管你是作为一个普通人、还是心理咨询师，都不要着急给结论。不管他们说了 3 个问题，还是 30 个问题，关键是要去看核心问题是什么，另外，解决核心的问题有多难，有哪些解决方案。别忘了，他们这里还涉及很多经济损失的问题，你投了多少钱，我投了多少钱，好多事都需要坐下来谈判，都不能靠吵、打闹来解决。

第二，观察对方不喜欢的事情，在理性上是否有改的可能，今天这个女孩的问题比较麻烦，因为从小到大都是这样的，不像对方嫌她胖，她可以减减肥那么简单。

第三，是我们这个男主角看到的问题：这个事有必要去改吗？如果给彼此带来这么多的痛苦，双方都付出这样大的代价。每个人都有追求幸福的权利，我为一个人去改变，为什么到头来弄得我自己都不认识自己了，这样好吗？对另一个人来说，他的父母脸朝黄土背朝天，你跟他要钻戒，这能行吗？也许钻戒对一个人来说象征爱情，但对另一个人来说象征着血汗呢！所以，这里面很重要的是——要不要改？怎么改？这种改变能够持续多久，而不是暂时的"创可贴"式的变化。

这样的咨询（家庭治疗）是很有挑战的，要把两个对立的系统放在一起对话，要么他们可能觉得咨询师说的"不解渴"，要么一不小心可能站错队了，因为无论选哪个，都可能变成二对一的局面。所以，咨询师怎么既能保持中立，又能把问题分析明白？这个挑战是很大的。

# 第三章

## 我的爱是"一样"的

"同性恋"不是道德问题，也不是精神障碍。若担心自己有同性恋取向，不要忙于确定，而须仔细鉴别。在当前的中国社会，同性恋者的婚姻是个难题，因为会涉及另一位无辜的异性，这就需要婚姻双方对利弊予以权衡。

# STEP 1
# 我究竟爱同性还是异性

我们通常不认为确定自己的性取向是一个难题，因为目前人群中异性恋比例远远高于同性恋。但这不代表所有人都对此没有困扰。

## ■ 爱智慧熟女还是青春帅哥

咨客是一位 25 岁的美丽女性，怀疑自己是同性恋。

**相关咨询实录**

**咨询师**：你好，讲讲你的困扰吧！

**咨客**：我从小到大接触了很多 35～40 岁的女性，基本上都是我的老师，她们大多兼具美貌与智慧，口才也很好，这类人群总是能够让我感到甜蜜。

我大学的时候交往了一个男朋友，他是名校的高才生，智商很好，但是对于性这件事我一直很回避。跟这个男孩谈恋爱，基本上就是为了证明我自己可以被男孩子喜欢，在他表达爱我之后，我对这段关系就很消极了。

上研究生以后，我通过交友网站，为自己挑选了一个相貌和学历都非常不错的男朋友，而且通过我的评估，我的条件全面超越了他的前女友，所以很快我就把他追到手了。他对我也很好，当时出于两方面的想法：第一，我想拥有性体验；第二，检验自己能否与男性保持更亲密的关系，于是在克服了很多心理障碍后，我和他发生了性关系，随后也住在了一起，但是这样的生活让我并不舒服。

这种不适的感觉主要有两方面的原因：第一，和他同居以后，交往圈缩小，和他有了这种亲密关系后，不知道什么原因，我的艺术创作反而处于一种停滞不前的状态；第二，我偶然间发现，她的前女友虽然没有和他发生过性关系，但是曾经帮他手淫过，这让我很难接受。最近我才了解到，他的家庭条件和我相差甚远，我的父母都有很好的工作，并为我创造了不错的物质条件；而他家是农村的，家庭条件很差。说实话，我并不认为这段关系最终要走向婚姻，但是他和我想法相反。因为我本身是学导演专业的，我感觉自己从一开始挑选他就像是导演挑选演员一样，在一起后我也始终是按照自己的喜好去打扮他，包括他的衣服、护肤品都是我给他买的，使他整个人更契合我的审美，连他目前的工作也是按照我的期望去找的，原本他可能会从政，但是我让他去做了文学类的工作。目前情况就是这样，我感觉我们的关系让我比较困惑。

**咨询师**：我听明白了，你现在的状态是"心不甘，情不愿"。

**咨客**：另外补充一下，除了我和男朋友的关系，还有就是我对于那些35～40岁的女性那种强烈的情感。在我不同的重要成长阶段里，都受到过一个美少妇老师知识与美感的双重引领，比如做毕业论文、考研等，都有一个我喜欢的女老师，她们促使我取得了很好的成绩。对于她们，我也有拥抱和亲吻的想法，其他的冲动就没有了。

## ■ 按顺序解决问题

在女孩讲完自己有关性与伴侣的两个困扰之后，咨询师按照困扰的严重程度，有序讨论起来。

**咨询师**：好的，这是两方面的问题。我们先来讨论关于性方面的，因为你提到这个问题了。首先，如果只是在情感上欣赏、喜欢同性不能称之为同性恋，我们说的同性恋需要有性吸引、性高潮。你跟那些喜欢的女性在一起有过性方面的体验吗？

**咨客**：没有。

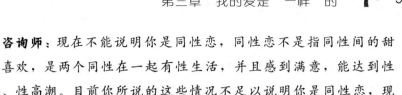

**咨询师**：现在不能说明你是同性恋，同性恋不是指同性间的甜蜜、喜欢，是两个同性在一起有性生活，并且感到满意，能达到性兴奋、性高潮。目前你所说的这些情况不足以说明你是同性恋，现在我们得看看你是不是异性恋，我想要问你，你和男朋友在一起达到过性高潮吗？

**咨客**：有过，但是我的身体非常敏感，很容易达到高潮。

**咨询师**：身体敏感是另外一回事。从目前的情况来看，你是同性恋的可能性很小，而且明显是异性恋，至于是不是双性恋，这要看以后是否能够和同性之间达到性兴奋、性高潮。

**咨客**：嗯。

**咨询师**：很多年轻人会把某一类人当作自己的榜样，来激励自己。比如，我从小会对名医特别注意，因为我希望自己将来能成为那样的人。对于你来讲，那些成熟女性可以成为你的榜样，让你产生喜欢、欣赏的情感，目前看来只是偶像，不足以说明你是双性恋。

**咨客**：嗯。

**咨询师**：现在我们来讨论你的第二点疑惑，就是为什么和你的男朋友在一起后，你的创作反而停滞了？因为他没能给你刺激。

导演就像是一个公司的CEO，需要拥有对事情的控制力，你呢，在控制住别人的时候不会感到刺激，只有被控制的时候才会感觉过瘾。你为什么会喜欢35～40岁的人呢，这些人比你成熟、有见地，可以带领你，你很喜欢一个导师型的人。如果你找了一个弱势的人，他也顺从了你，你就感觉不过瘾了，你让他穿什么他就穿什么，你让他做什么工作他都听话，控制是好控制了，时间久了，你就会感到食之无味、弃之可惜。学导演专业的人，对色彩、布景、环境等都会有要求。你发现奥斯卡颁奖礼上，女性们的着装丰富多彩、变幻无穷；男性顶多就是西服、燕尾服，色彩也大多是黑、白、灰。女性在很多方面原本就比男性丰富多彩，而一个不成功的男性带给你的刺激将会少很多。

**咨客**：嗯。

**咨询师**：第三点，我们再来讨论一下你讲到的物质方面的差距。实际上，一个男人家境好不好，从他的着装、消费、谈吐都能观察出来。如果他的视野、阅历比你还差，那自然难以刺激你，所以你现在的状态是"心不甘，情不愿"，正是因为这样的心态，使你去找一些客观条件上的差距，这样才能平复心中的内疚，因为对方对你不错，还为你做了一些牺牲，这是一个下意识的反应。

有句话说，看一个男人的品位，要看他第一任女朋友（妻子）是谁，你刚才讲你全面超越了他的前女友，这不是说明你行，因为你一直都很行，而是说明他过去不行，只是通过教育或者其他事情才慢慢变化的。所以，接受一个人就要接受他的过去，不接受一个人也就不必计较过去，最重要的还是你想要什么。一个人的家庭出身，嫁给什么人，与什么人同行，决定了你一生的高度，你是一个热情、有才华的女孩，因为正处在追求自己梦想的道路上，所以才会有现在这些困扰。

**咨客**：说得没错！我发现自从和他同居之后，自己变得越来越刻薄，现在每星期情绪上都有一次大低谷，有时候早晨起来就有一种暴力倾向，感觉自己在梦里打过他的样子。

**咨询师**：呵呵，对，你听过那句话吧，"酒逢知己千杯少，话不投机半句多"！一个人在心甘情愿的时候，就会特别有耐心，因为这个过程本身就是享受；相反，一半喜欢一半不喜欢的时候，就特别容易引起情绪上的波动，这是因为他目前不是你全部的身心所在、使你愉悦的那个人，这就像你看一个特别喜欢的电影，怎么可能会中途离场呢！在我看来，你目前在情场、职场两方面都处于中间状态，自然会有情绪上的烦躁，好在你还年轻，属于正常的情况。同时你很有资源，家庭情况、自身才华都在那里，并非"巧妇难为无米之炊"的状态。

**咨客**：我认为使我产生负面情绪还有一个原因，就是我在跟第一个男朋友分手后4年内没有谈恋爱，这中间错过了不少机会。另外，我是那种很骄傲的女孩，总认为没有追不到的男孩，而这个男朋友我很容易就追到了，在我知道他和他前女友那种状态后，我就变得不再珍视他了。

**咨询师**：我认为这是部分原因，并非主要原因，有时候得到太容易自然不会那么珍惜，但是一个人的历史、过去、家庭出身是不能更改的，还在于你能否接受，这里面更重要的是，你要想清楚自己究竟要什么，最不能接受的是什么。婚姻与恋爱不同，是把原本没有关系的两拨人纠缠在一起，是两种社会关系的融合。

　　**咨客**：我现在和他同居在一起就很难受，想要搬出去，但是他就希望我们的关系能继续往前走。

　　**咨询师**：这里面很重要的是怎么往前走，如果你认为他是能和你共同生活的人、走向婚姻的人，那你就必须接受他的家庭，不存在只接受儿子、不接受父母的可能。但是关于这个男孩本身，他的事业发展、生活习惯、爱好等都还可能改变。

　　**咨客**：我们的生活习惯都很合得来，他也很有上进心，就是他容易拖延这一点我不喜欢，希望他能做好时间管理；另外他对我非常依恋，而我希望各自保持一定的空间。

　　**咨询师**：对的，这里面有的事情容易改，有的改起来就比较困难。因为你是做导演的，非常像 CEO，自然会有严格的时间管理，但是对于文学类的工作者一般没有这个习惯啊，你看像杜甫那样的人会规定好每天上午九点写诗吗？一定是非常随意的。

　　两个人想要在一起生活，有些事情就要学会妥协，能改的改，不能改的相互妥协。两个人的世界相对来讲容易协调，两个家庭在一起需要磨合的事情会更多。这里面，第一，你需要看这个人你能否接受；第二，他的家庭你能否接受，如果两个方面你都能接受，那就自然会走到谈婚论嫁的阶段。

　　**咨客**：现在就是他的家庭让我很难接受啊。

　　**咨询师**：那这里面就需要重新去定位你们的关系。

　　**咨客**：还有一个问题，我毕业之后就打算回老家去，因为我的父母已经在那边为我创造了非常好的条件，如果他跟我回去的话，他基本上可以少奋斗十年，但问题是，我要不要带他走。

　　**咨询师**：是的，还是那个问题，这个人无论带到哪儿去，他都还是那个人，你需要去问自己喜不喜欢、接不接受，但是这个人无论走到哪儿，他的家庭是不能改变的。首先，你需要明确是否要他做你的丈夫；其次，地点的问题，如果他留在这里，就涉及两地分居的问题；再次，如果他做你的丈夫，你就必须接受他的历史、家庭。这三点评估下来，你就知道答案了。

**咨客**：还有一点，因为他过去的生活、工作我都参与了很多，如果将来的生活、工作还涉及地点的大转移，我觉得我自己的责任太重大了，这也使我难以下决定。

**咨询师**：你有这样的想法，说明你是很负责任的女性。所以要先想好是不是要跟他在一起，再想地点的问题，否则你好像把别人连根拔起了，又不跟他在一起，那自然对他打击很大。

现在你把这些该思考的角度都想到了，说明你是个负责任的、成熟的人，但是顺序要分清楚，一旦想要跟对方成立家庭，那对方的工作、地点、家庭就变得都跟你有关系；如果只是情人关系，自然就不需要考虑这么多了。我这样帮你分析，你能听明白吗？

**咨客**：嗯，你给我提供了不少的思考角度，我需要把一些问题做一个回答。

**咨询师**：对，做一个回答，理清楚。第一，自己是要找男人还是找女人。第二，目前看来大部分的可能是找男人了，那什么样的男人是你能接受的，什么样的是你不能接受的。第三，如果你想要和现在的男友共同生活，再想好怎么处理异地生活、家庭关系的事情。按照这个顺序，会把事情处理得比较清楚。

## ■ 如何判断性取向

咨询师是这样评估咨客性取向及其与男友关系的：

咨客对成熟、美丽的同性怀有喜欢、欣赏的情感，但并未与同性体验过性生活、性高潮，与男友却体验过，说明她是异性恋，目前不足以证明是同性恋或双性恋。

咨客对男友的学历、相貌、工作表示满意，对男友的体贴、细致感到欣慰，但是两个人生活在一起后，感到自己对男友越来越失去耐心，对男友的过去感情经历和家庭状况难以接受，说明咨客对于这段感情处于"心不甘，情不愿"的状态。

面对以上情况，咨客不宜本末倒置，需按顺序进行思考和决策：首先明确自己对未来伴侣的需求是什么，是否接受男友作为自己的结婚对象，能否接受他的过去和家庭；其次再去思考生活地点的问题；最后是如何处理自己与男友家庭关系的问题。

咨询师对于咨客本身也进行了评估和鼓励。

咨客学习的是艺术类专业，是兼具艺术创作和管理性质的行业。咨客拥有以下特点：第一，对事物的外形、色彩、场景、环境等多角度都有较高的审美，平淡、平凡的人和物难以刺激其灵感和情感；第二，有控制欲和权力欲，这在她包揽男友的装扮和工作选择上可见一斑；第三，渴望成功和权利，因此对成熟的人怀有强烈的欣赏和喜欢。

咨客目前只有二十几岁，事业和情感均处于中间状态，目前有困扰，情绪上出现浮躁和波动，均属正常状态。

咨客拥有良好教育背景和家庭环境，自身性格热情、开朗、有才华，属于有资源的情况。在咨询中，咨询师也给予了适当的正向鼓励。

# STEP 2
# 性取向与道德无关

一位年轻男性怀疑自己性取向的同时，还陷入道德质疑。

## ■ 对帅哥和美女都有性兴奋

咨客，男，近25岁，在读博士。最近和一位男生的关系非常好，逐渐对对方在情感上产生依赖感，甚至有时会有性冲动，回想起自己平时看黄色录像时，好像对同性和异性的片子都比较感兴趣，所以怀疑自己有同性恋倾向。但同性恋不符合自己的道德观念，因此希望能改变，但多次努力都以失败而告终，所以不知道该怎么做，非常痛苦。

**相关咨询实录**

**咨询师**：你好！请讲讲你的困扰吧。

**咨客**：您好！我今年不到25岁，是在读博士，怀疑自己有同性恋倾向，还没有完全的自我认同。我和一个男生的关系非常好，逐渐对他产生了强烈的依赖感。我非常希望改变自己，想步入主流的性取向中。但改变的过程都以失败告终，所以非常痛苦。

**咨询师**：能和我说说，你是怎么发现自己是同性恋或者有同性恋倾向的吗？

**咨客**：就是和那个男生在一起时关系比较好，情感上很依赖。比如他晚上不来宿舍看看我，或者他想追求别人的时候，我心里会很难受，有时我会对他有性冲动。

**咨询师**：也就是说你没有对他表示什么，而是自己认为对他有性兴奋，对吗？

**咨客**：对。

**咨询师**：你说的性兴奋是指见到他有勃起或遗精吗？

**咨客**：有勃起，没有遗精。

**咨询师**：你现在没有和他或其他男孩子有过性活动，只是见到他会有性兴奋，是吗？

**咨客**：是的，没有过。

**咨询师**：这是第一个让你有这种感觉的男孩子吗？

**咨客**：高中的时候对一个男生有过这种感觉，也是相处时间比较长了，产生情感上的相互依赖。男生之间有些身体上的小接触也很正常，逐渐产生一些依赖感。但高中毕业之后离得远了，就无所谓了。

**咨询师**：对高中这个男孩儿也引起性兴奋了吗？比如勃起、遗精。

**咨客**：有勃起。

**咨询师**：你交过女朋友吗？

**咨客**：交过两个。

**咨询师**：和女朋友关系发展到什么程度？

**咨客**：没有发生过性关系。

**咨询师**：对她们有性兴奋吗？

**咨客**：第一个女朋友比较主动，和她有身体接触的时候会有性兴奋。

**咨询师**：有勃起吗？

**咨客**：有。但是当时因为接触时间比较短，她也没有主动提，我内心觉得不应该发生性关系。

**咨询师**：也就是说你对她们也会有性兴奋，只是最后没有完成性活动，对吗？

**咨客**：对。我平时对她们感觉没有那么强烈，真正有身体接触时才会有些感觉。

**咨询师**：实际上你对男孩、女孩都有性兴奋，但因为你没有进行过性活动，所以不知道是男孩还是女孩更适合你，对吗？

**咨客**：对的。还有就是我大概从高中开始接触网络上一些黄色影像，发现男性和女性的片子我都挺喜欢看的。

**咨询师**：也就是两类都能接受。你觉得自己是性欲比较旺盛的人吗？尽管没有发生性活动，但身体总是有这种需要，或者总有这类想法来困扰你吗？

**咨客**：是的，性欲比较强烈。

**咨询师**：有很强的欲望，但因为对自己有约束，没有去做。

**咨客**：对。而且我现在养成手淫的习惯，次数比较频繁，每周能有两次或者两次以上，能排解一些。

**咨询师**：你看黄色录像的时候，同性恋和异性恋的片子对你是同等的刺激吗？

**咨客**：可能是因为同性的看得比较少，感觉同性的更刺激一点。

**咨询师**：帅哥、美女都能引起你的兴奋，对吗？

**咨客**：对。

**咨询师**：男孩、女孩都能引起你的兴奋，看黄色录像也能引起你的兴奋，自己还有那么强烈的性欲，是什么原因让你没能和人发生性活动呢？是你刚才说的道德问题还是与别人讲话时会紧张等其他原因？

**咨客**：我觉得是道德问题，因为我有强烈的自我约束，觉得这种事是不对的。

**咨询师**：你觉得结婚前做这件事不对，还是觉得性活动本身就是不对的？

**咨客**：没有觉得性活动本身不对，但我现在没有固定的伴侣，没有和固定伴侣接触很长时间的话，我觉得不应该发生性关系。

**咨询师**：你并没有认为性活动是一种罪过，不应该有这种事，而是觉得如果没和对方发展为固定的恋人关系，只是临时解决性的需求不太道德，是吗？

**咨客**：是的，就是这样。

**咨询师**：好的，我明白了。你的朋友多吗？

咨客：很多。

**咨询师**：如果不考虑性，你平时的社交有障碍吗？

**咨客**：没有障碍，我性格比较随和。

**咨询师**：你的家庭是什么样的情况，能和我讲讲吗？

**咨客**：我的家庭应该算很幸福，父母关系比较好，也都有自己的工作，所以我从小到大都很顺利。父母双方家里的老人也都健在。

**咨询师**：他们对你是比较传统的教育方式，总是严格禁止你和异性交朋友，还是对这些方面采用比较民主、自由的教育方式？

**咨客**：自由派的，完全不干涉。

**咨询师**：你有兄弟姐妹吗？

**咨客**：我是独生子，有堂哥和表哥，亲戚家的孩子都是男生，小时候和他们一起长大的。

**咨询师**：你现在想让我帮你回答什么问题呢？

**咨客**：首先是不确定自己到底想要什么，其次就是有强烈的改变自己的想法，让自己回到主流的性观念中，我觉得用自我约束和控制应该是可以改变的，可能是因为我看的那些影像资料太多了，导致了现在的问题。

这位男孩明显受传统性观念的影响较深，包括：同性恋是不道德的，未形成固定伴侣关系不能有性行为，等等。观念本身没有对错之分，但当这些观念与他自身正常的性需求发生冲突时，他就产生了痛苦，想要改变自己。而他"不能轻易发生性关系"的观念恰好又限制了他去检验自己是否为同性恋，形成纠结。

## ■ 要解决"宅"的问题，在尝试中自我了解

**咨询师**：我先来回答你的问题，不是你看影像太多带来的问题，没有人看书和电视把自己看成同性恋或双性恋的。

至于你是什么性取向，今天我们不会知道答案，但我们可以讨论接下来该怎么做才能知道。

第一，你从小生活的环境接触异性比较少，使你对性的焦虑感特别重，但你的发育没有问题，因为处在你这个年龄段，体内是雄

激素的海洋，有强烈的性欲望，需要性刺激，所以你看黄色录像，并不是看黄色录像使你变成双性恋或单性恋。这都是生理因素造成的，只是你不知道，或者说90％以上的人不像你这样性取向不明显，他们无论看不看黄色录像，也知道自己是异性恋，也确实有一小部分人不知道。对你来说，并不是身体有什么错误或问题。

第二，听上去你对两性都有性兴奋，所以我们不能说你是同性恋。同性恋是只与同性有性兴奋，而你对两性都有，显然不是纯粹的同性恋，要么是异性恋没能发育得很强烈，要么是双性恋。

那怎么才能知道答案呢？只有去做才能知道。至于怎么做，我觉得你刚才的思路很对，如果你有宗教信仰或价值观上认为必须结婚之后才能有性生活，的确很难尽快知道答案。而如果你只是希望和一个女孩儿严肃地交往，感情稳定后可以发生性关系，也就是说，这是可以在短时间内解决的问题，不是非要等到婚后才能知道。

第三，你刚才的困扰是希望自己能和主流群体一样，因为90％的人都是异性恋，如果自己是少数派会有很多麻烦，因此在你不清楚的情况下，得尽量先往多数群体的性取向方面去"试验"，看自己到底是哪种性取向。你看帅哥、美女都能产生性兴奋，并不代表他们都能满足你，那该怎么办呢？先按大多数人的方向去试，一旦能满足，哪怕是八九十分的满意也很好，这样你既能和社会主流一样，也能和自己的家庭一样，还不与自己的道德观相矛盾，很容易融入社会。

如果试了之后，你只能有10％的满足，说明你的身体不是这个方向，那时我们可以再做下一次咨询。你现在是一半一半，或者说是某个方向多一点，先朝主流方向去试，这样做可以得到真正和异性交往的感受。看黄色录像时你发现男性和女性对你的刺激差不多，但真正和他人在一起的刺激是什么样的，你不试是不会知道的。

我不是鼓励你违背自己的标准，可以在这个标准上按照你的时间表往前走一步，但不能总处在"纸上谈兵"的阶段，那是没办法解决问题的。

这样做可能面临三种结局：第一，如果和异性在一起能得到满足，你的问题就可以解决了，那么在解决你生理需求的同时，还能让你和大多数人一致。第二，如果试过之后，发现根本无法满足你，不可能与异性在一起，那时你一方面面临生理问题，另一方面就是冲击你的价值观和家庭信仰，还得面对社会的偏见，我们可以再讨论怎么做能不影响你的事业和职业等。第三，关于对同性的需求，需要先抑制，不去想。如果和异性在一起感觉是对的，但因为欲望太强而无法满足，我们还可以讨论怎么调整性欲，不管是运动、音乐还是药物等办法，性欲不能强到不健康的程度，你现在没去试，所以不知道。这样讲，你能听懂吗？

**咨客**：能听得懂。但现在我和一个男生的关系感觉已经不太正常了。

**咨询师**：可以先把这个感觉扼杀在萌芽中，同时限制它的发展，像计算机一样，把它先储存起来，因为你现在还不知道自己的性取向，先把和同性的感觉放缓，抓紧时间去试和异性在一起的感觉。如果已经确定是同性恋了，就没有必要抑制了，不需要去做反科学、反人性的事情，这也是正常的选择嘛。

我听上去，你现在是反过来筛选了，违背自己、违背家庭、违背社会的意愿，在从来没有试过另一种选择、还不知道答案的前提下就决定和同性在一起，会给你带来更多的困扰，而且你永远失去了另一种机会。可能只是解决了生理需求，后面会面临很多问题。

试过之后发现自己就是同性恋，我们再去解决接下来的问题。

我觉得还是要接受自己，我不认为同性恋和异性恋有什么区别，只是每个人的选择不一样。有些人是处于中间状态，就可以往大多数人的方向去试。但不要在两种可能性同等的情况下，只是由于易得性而选择同性。你们学校是不是男生远远多于女生？大概的男女比例是多少？

**咨客**：是的，男女比例将近10∶1，男多女少。

**咨询师**：如果女多男少我估计你早就没困扰了。

**咨客**：而且我们这里女生的外形也普遍一般。

**咨询师**：你又是在给自己设置障碍，一般做研究的人都比较挑剔、追求完美，否则做不了科学。但这件事不是要挑剔一个女孩儿有多么不完美。你是不是在恋爱方面非常要求完美呢？得去交往试试，才会和女孩儿谈情说爱，慢慢喜欢你的人才会多。如果你只是在旁边默默地看谁行谁不行，对你来说和异性交往就越来越困难，仅仅因为易得性，你就选择和同性试着交往了。挑剔是对的，但要适可而止。多与异性接触，对谁有感觉了就可以试着交往。

另外，如果你们系里没有喜欢的，你们学校还有其他系，你们学校不行，还有师范学院、医学院，这些学校都是女生比男生多。你的家庭背景不错，学习又很好，脑子非常聪明，只要多出去社交，充分展现你的长处，选择异性朋友的机会应该有很多。我总觉得你是因为易得性带来的问题，和男士交往很容易，找女生不容易，很容易就放弃和女生的交往。有没有人说你相对比较宅？

**咨客**：没有。

**咨询师**：我不知道你的参照系是谁，一般宅男像你这种情况比较多，出去和人交往嫌麻烦，社交活动非常充分的人不会是这样的。

**咨客**：我的确挺挑剔的，说实话，我觉得自己条件还不错，也有女生追求我，但感觉很难答应。

**咨询师**：你是很难答应给他们婚姻还是很难答应交朋友？

**咨客**：交朋友。

**咨询师**：那就看你的标准了，这些追求你的都不合格，就赶紧换个地方去找。如果嫌自己的选择面不够，现在还有一些专业的婚恋网站，你知道吗？

**咨客**：我知道。

**咨询师**：你上网肯定没问题，还可以展现出你的才华。更重要的是和你交往的环境有关，了解原则就知道怎么去试了，这样就能一劳永逸地解决问题了。假如你对异性的满足能超过80%，就解决了你个人的问题，也解决了家庭的问题，还解决了自己未来在社会上的问题。

我觉得你还是接触异性太少，环境刺激不够，从小家里都是兄弟没有姐妹，大学里男女比例又较为悬殊。从概率上讲，漂亮女孩儿学理工科的不多，大部分考电影学院、商学院了。所以，你说很难找到合意的，我能理解，但这不代表让你放弃去其他地方找的尝试了。

每天待在宿舍里和这些男生相处，就觉得他们是男朋友，肯定不行，如果你真的是同性恋，没问题，但听上去并不是这样的，得去试才知道。我这样说你能清楚吗？

**咨客**：非常清楚。

**咨询师**：一件事情因为正确才去做，而不是容易才去做，对吗？

**咨客**：对。

**咨询师**：所以你现在需要去做正确的事，不要去挑容易的事做，过段时间，如果有下次咨询我们再讨论，即便真是双性恋或同性恋也没有问题。你觉得这样分析能对你有帮助吗？

**咨客**：有帮助，我从小到大这方面的情感基础的确不多。

**咨询师**：所以你需要去和别人接触，比如你数学不好怎么办，得多练习做题，对吗？不擅长运动、身体不好，得多锻炼吧，不能坐而论道。和人打交道更是如此，你得多跟"活人"交往，而不能停留在看黄色录像。你学的专业没有和人、生命有关的东西，对吗？

**咨客**：对，没有。

**咨询师**：我说你"宅"，不仅仅是物理上的宅，在精神上你满脑子都是计算公式、数字等一些没有生命的东西。所以在和人交往方面比较弱，不知道那些都是怎么回事，这就需要练习，以增加社会交往能力。

二十几年中你没有和人有更深的接触，只知道身体有强烈的需求。你知道一条河的支流是怎么产生的吗？是因为这条河前进的方向被堵住了，在旁边冲出了支流，如果前面一直通畅的话就不会产生支流了。今天通过和你的交流，我感觉你对两性都有倾向，到底是什么，还不清楚，等你按照大多数人的方向试过之后，答案自然就出来了。但在相处过程中，要注意保护自己和对方，不要染上性病，不要造成计划外的怀孕，不能强迫对方。这样讲你能清楚吗？

**咨客**：非常清楚，谢谢您！

## ■ 尊重咨客，觉察"反移情"

这位咨客不知道自己是不是同性恋，前来咨询，咨询师主要从以下几方面进行了分析。

当然，先明确咨询师的原则——作为开放、民主、没有偏见的社会，需要我们尊重每一个人的选择。如果根据咨询师个人的意见，当然觉得同性恋应该有结婚的权利，因为他们也有权利去追求自己想要的。可现状是，大多数国家法律都不允许同性恋婚姻。可以看出，社会对同性恋的偏见依然存在。在这样的大背景下，当一个人怀疑自己是同性恋时，我们得问清楚这些事。

首先，认为自己是同性恋，有没有什么根据？我们认为，同性恋不是要找个大哥哥或铁哥们去依赖他，或是与同性变成好朋友，这都不是同性恋的标准。同性恋指的是只和同性产生性兴奋，所以应了解咨客和同性在一起时是否有勃起、遗精，和同性在一起时是否有性活动，并且感到很愉悦，这样才能判定是同性恋。

咨客自述与男性、女性都没有过性活动，但都能产生性兴奋，有勃起反应。在这第一步里，我们能够看出他的确和大多数异性恋不一样，这是咨询师做的第一个鉴别。

第二，看一下咨客是否由于易得性而导致了这样的问题。是否一直不善于和人交往，和人交往就会焦虑，因为他是理工科男生，很少和人打交道，当然不是说理工男都是同性恋，主要是评估他是否有社交焦虑问题，或者性格中某种因素能引起社交时的焦虑。他自己把这些都否定了，认为自己既没有社交的障碍，也没有人格的障碍。

第三，他对男性、女性都有性兴奋，但都没有试过，只是因为同性容易得到，就想再往前走一步。那我们就得帮他分析清楚：如果走了这一步，生理上可能接受了，但后面的冲击会更大。如果真是同性恋，消除社会偏见的可能性比较小，但可以研究如何让自己、家庭、社会接受自己的同性恋取向，甚至得到老板的信任和重用。

但走这一步之前，能明显听出来，咨客对女孩子不满意是因为学校里男女比例悬殊，男多女少，那就说明，他没有接触更多的女性，没有接触优秀的女性，也没有接触他认为满意的女性，更没有和女性进行过性活动，这就是问题。

他在不清楚自己性取向的前提下，先选择反方向去试，把和大多数人一样的方向放弃了，这在策略上是有问题的。

我们的意思是，纯粹的同性恋和异性恋都不需要去试，但他确实不知道自己喜欢什么人，那就只有试了才能知道。他宁愿把时间用来看黄色录像，也不去和"活人"试，怎么能知道这些人带给他的是快乐还是痛苦呢？

第四，但在这个过程中，还提醒他注意保护好自己、保护好对方，谈情说爱是两情相悦、真情实意的事情，是自愿的，不能是强迫自己，更不能强迫对方。这不是实验，是人在青春萌动的时候水到渠成的事情。

第五，最后需要注意的是，仍然有一部分咨询师不能接受同性恋，所以在咨询的时候要注意反移情的问题，要完全根据咨客的需要来干预。

# STEP 3
# 女儿同性恋，母亲别焦虑

有个咨客是 17 岁女孩，中专在读，本月初，突然带着"女友"见双方母亲，说自己是同性恋。

## ■ 不想当女孩，我喜爱女孩

这些年，女孩的妈妈一直带她到处求医、咨询，前两年她总是因为自己的女孩身份而烦躁，却被诊断为所谓"青春期叛逆"。如今，她找到了一个心仪的女友，烦躁似乎"不翼而飞"，她妈妈却变得"烦躁"。

**相关咨询实录**

**咨询师**：你好，讲讲你的困扰吧！

**咨客**：我妈妈现在知道我是同性恋，但是她想改变我。

**咨询师**：也就是说，她想把你变成异性恋？

**咨客**：对，对。

**咨询师**：你讲讲你怎么知道自己是同性恋的。

**咨客**：我觉得自从我有意识开始，从小学开始，我就认为自己应该是个男的，而且我从来不穿裙子，不留长头发，那时候还不懂这些情感的事，不知道自己喜欢女性，但就一直觉得自己应该是男的，这应该是天生的。

**咨询师**：这是两回事了。你说从小学开始就认为自己托生错了，应该是个男孩，是这意思吗？

**咨客**：对，对。

**咨询师**：关于你性别的事情，你最疯狂的想法想过什么？

**咨客**：我想过变性。

**咨询师**：你过去想过做变性手术？

**咨客**：对，我也跟我妈妈讲过，她说等到我 30 岁再跟她讲这个事情。

**咨询师**：这个想法变过吗？

**咨客**：变过，我现在就觉得没必要了，反正现在同性恋也很正常，也很普遍。

**咨询师**：这是两回事，我现在还不知道你是不是同性恋。你出生的性别，也就是生理上的性别是女孩，这没有问题，对吗？

**咨客**：没有问题。

**咨询师**：在你的心理上，也就是体验上，认为自己应该是个男孩？

**咨客**：对。

**咨询师**：好的，这跟同性恋一点关系都没有。你认为自己是生错了，如果有机会让你自由选择，通过手术或是治疗，你会选择让自己变成男孩，是这样吗？

**咨客**：是的。

**咨询师**：好的，这回答了我的第一个问题。第二个问题，同性恋指的是性取向，意味着你跟另一个女孩在一起有性冲动，到目前为止，你跟另一个女孩有过性生活吗？

**咨客**：有。

**咨询师**：你自己也能从中达到高潮，感到快乐，是吗？

**咨客**：是的。

**咨询师**：那对方呢？她也是像你这样不喜欢自己的性别，还是她喜欢自己的性别，但是愿意跟你在一起？

**咨客**：她喜欢自己的性别，但是愿意跟我在一起。

**咨询师**：也就是对方喜欢自己作为女人的性别，但是愿意跟你在一起性生活，是这么回事吗？

**咨客：**嗯。

**咨询师：**对方什么时候发现自己是同性恋的？

**咨客：**我不知道。

**咨询师：**问过她吗？

**咨客：**没有问过。

**咨询师：**对方现在认为自己是同性恋吗？

**咨客：**对。

**咨询师：**她除了跟你在一起，还跟其他的男孩在一起过吗？

**咨客：**原来跟过另一个女孩。

**咨询师：**也就是说，对方喜欢自己的性别，跟你在一起有性兴奋，你不喜欢自己的性别，跟对方在一起有性兴奋，是这样的吗？

**咨客：**是的。

咨询师所做的，是先评估"性别烦躁"，再澄清"性取向"。这是因为，"同性恋"不是精神障碍，"性别烦躁"才是。有"性别烦躁"的个体可能是"同性恋"，但"同性恋"不一定有性别烦躁，这两者不能混为一谈。

## ■ 我无困扰，只是妈妈想"扭转"我的性取向

母女俩今天来咨询，究竟为了啥？女孩原本有性别烦躁，目前似乎缓解，她有改变的动机吗？咨客说："很享受当下的生活"。原来，操心的只是她妈妈。

**咨询师：**好的，那我听清楚了。你今天来咨询，主要是想沟通什么问题？

**咨客：**是我妈妈觉得我不正常，她想让你们发现我的问题，然后让我改变。她觉得我行为上有问题。

**咨询师：**肯定是有问题，妈妈是对的。呵呵，至于能不能改变，肯定是比较困难，是另一回事了。妈妈说你有心理问题是对的，但是否愿意改变，是否需要改变，跟你有没有问题不能混为一谈。也就是说，你觉得自己没有什么问题，把自己都搞清楚了，剩下的就

是妈妈的问题了，对吗？

**咨客**：嗯，对。我觉得自己没有什么问题，我很享受当下的生活。

**咨询师**：那挺好的，医生肯定是尊重你的选择。妈妈现在还不能接受，就像有的妈妈不接受女儿胖，不接受女儿矮。

**咨客**：对，她是想帮我，嗯……想改变我。

**咨询师**：对的，因为她跟你不一样嘛。你是学医药方面的，明年毕业，对吗？

**咨客**：嗯，对。

**咨询师**：你的女朋友是学什么的？

**咨客**：学行政的。

**咨询师**：你们毕业以后能在一个城市里，是吧？

**咨客**：嗯，对呀。

**咨询师**：你现在跟妈妈是在同一个城市吗？

**咨客**：对。

**咨询师**：想到自己毕业后工作上的安排了吗？你的妈妈好像也是做跟医药有关的工作？

**咨客**：对的，爸爸妈妈都是做这方面工作的，全都是做这个，呵呵。

**咨询师**：哦，你们全家都是做这一个行业的。看起来你对自己学业、未来工作方面都挺满意的，妈妈除了对你的性取向不满意，还对你其他方面有不满吗？

**咨客**：没有了。

**咨询师**：好的，那我没有别的问题了。

**咨客**：你不能告诉她关于刚才说的那方面的事情。

**咨询师**：不能告诉她哪方面的事情？

**咨客**：就是……性生活的那方面。

**咨询师**：好的，那没问题。关于同性恋和性别方面的事情可以告诉她，不能告诉她性生活上的事，对吗？

**咨客**：对的。

**咨询师**：好的，没问题，尊重你的选择，还有其他不放心的地方吗？

**咨客**：没有了，我现在让妈妈来接电话吧？

**咨询师**：好的，没问题。

## ■ 揭示真相，妈妈需接纳女儿的性取向

咨客母亲想改变女儿的"性取向"，但这明显是比较困难的，"同性恋"也并非病态。父母们往往有个错误的理解——选择"同性恋"的性取向，是由于孩子受了刺激，家庭关心不够，等等，其实，完全不是这样。而且，咨客母亲也毫不了解，女儿从小喜欢男孩打扮，这意味着什么？其实，那时的"性别烦躁"才是病态的，需要治疗。

**咨客母亲**：您好！

**咨询师**：好的，我刚才跟你女儿聊了聊，先评估了她属于什么情况，再做咨询。你今天主要想跟我讨论什么问题？

**咨客母亲**：第一，我想了解一下，她这种情况，可不可以通过心理咨询或是其他方法做出一些调整。

**咨询师**：不太容易，想改变是比较困难的。因为她很满足自己的现状。类似她这种情况又处于青春期的孩子，如果家长不满意，孩子本身也不满意，改变起来比较容易。但是孩子本身不想改变，就没有动力，这不是靠外在力量能够改变的。这是回答了你的第一个疑问，另外你知道她是什么问题吗？

**咨客母亲**：我就是不知道她到底有什么问题，以前我也去问她为什么会出现这些情况，到底是因为我们家庭对她的关心不够，还是她受了什么刺激，她都跟我说没有。

**咨询师**：都不是。在你看来，小孩是什么问题啊？

**咨客母亲**：我认为她应该是过于自卑，在青春期的时候没有得到男孩子的正常关注，使得她在男性特征上表现得比较突出，而在女性特征上没有合理地表现出来，但是她不这么认为，她觉得自己心理已经很成熟了。

**咨询师**：对的，她的毛病跟您说的没有什么关系。您的小孩有

两方面的问题，一个是心理疾病，另一个不是心理疾病。

这个心理疾病是《精神障碍诊断与统计手册（第五版）》（DSM-5）中220多种心理疾病中的一种，叫作"性别烦躁"。您如果愿意上网查，看一看诊断标准，就能知道这个病大致是什么意思——每个人出生的时候是一种性别，男性或是女性，前段时间有个南非运动员被发现性别是一半男，一半女。你的小孩出生的性别是女性，但是自己体验到的性别却是男性，她不喜欢自己的女性性别，如果有机会让她自由选择的话，她恨不得做手术把自己变成男性，这就是性别烦躁。

第二个问题是同性恋，是性取向的问题，不是心理疾病。

这两个问题，前一个还有办法治疗，后一个不是疾病，不存在治疗。第一个是性别烦躁，治疗效果也不好，因为她自己没有治疗动力，她不认为自己需要改变，相反她很享受。性别烦躁中，有一半孩子是自己也难过，家属也难过，这样相对容易治疗，在这些有意愿治疗的人群中还有一半治疗不好的。所以，性别烦躁这个问题她选择不去治疗，而同性恋这部分，不是病，不需要治疗。

**咨客母亲**：嗯。

**咨询师**：好的消息是什么呢？咱们的社会越来越多元，对这类事情接纳程度越来越高，这些情况既不影响她的生活，也不影响她的未来。而且这个事跟你的家庭、是否离异、抚养方式都没有关系。

**咨客母亲**：那现在需要让她做一些心理辅导吗？

**咨询师**：不需要，因为她刚才跟我说的是她很快乐，很享受，也就是她没有困扰。作为医生，我们都假设来访者说的是真话。她跟我讲她从小就不喜欢做女孩，从来不穿裙子，也不留长头发。可是，她现在高兴了，因为她找到了自己能够接受的生活方式，还有人愿意跟她一起过这种生活。如果她说的是真话，我不认为她需要治疗。但如果你观察她每天晚上偷偷地以泪洗面，整天愁眉苦脸，那就是另外一回事了。

**咨客母亲**：但是她在两年前特别烦躁，我们带她去做心理治疗，我当时就怀疑她有这方面的倾向，总是男孩子打扮，当时不知道是不是青春期的问题。但是当时那个医生讲，没有发现很强的这方面的倾向，就没有给她做相关的治疗。

**咨询师**：对，两年前没有很好地评估和诊断，这个病不是一个很好诊断的病，是性别烦躁，跟青春期没有关系。但是她现在不需要治疗了，已经度过那个烦躁的阶段了。有很多时候，孩子在青春期，不知道自己为什么烦躁，等她搞清楚问题，也接受自己了，就不烦躁了。下一步是我们大家怎么接受她的问题，而不是给她治疗，这样清楚吗？

**咨客母亲**：嗯……那我还可以让她做一些心理上的疏导吗？

**咨询师**：她没有问题了，你疏导什么呢？

**咨客母亲**：我还是想尽我最大的能力，让她在这方面有所改变。

**咨询师**：不太可能，你能做的事情就是接受她，对于很多家长来说确属不容易。

在美国，曾经有一个咨客，他父亲拿着枪指着他的头问，"你再说三遍，你到底是不是同性恋？"他被吓得赶紧说，"我不是，我不是，我不是"，父亲这才把枪放下。说完之后，儿子就当兵走了。

五年之后，家人终于接受了。这个家庭是个基督教家庭，不能接受同性恋这个事。五年前，他的父亲认为拿着枪威胁，儿子就能变，五年之后终于想明白了，最终父母接受了儿子。

如果孩子想改变，希望找医生，那你可以帮助她找医生，但如果她像今天所说的那样，很快乐，很享受自己的人生，这时候你再去努力改变她，就会很麻烦。也就是说，你改变她的可能性非常小，但你若坚持改变她，失去她的可能性非常大。

与其努力去改变她，还不如去接受她，不是去鼓励，而是接受。小孩子往往很难百分之百地按照父母的意愿去长，有的小孩胖，有的小孩矮，对父母而言，很重要的一点是知道自己的孩子是谁，并且接受他们。

与偷鸡摸狗、打架斗殴不同，性别烦躁或性取向问题都不是道德品质的问题。如果有一天，孩子想要改变，我们再一起商量怎么帮她，但她现在认为自己很快乐，原来不接受自己性别的时候比较烦躁，现在感觉挺好。

你今天咨询完了之后，不会百分之百地改变，但可以试着去理解她。50 年前，在美国还认为同性恋是疾病，各种疗法都有，但是现在已经立法禁止治疗。所以，严格地说，没有人能够帮你做同性恋治疗，谁治疗，谁就是违法的。

**咨客母亲**：嗯，我明白了。我总认为她还没有成熟，还没到确定这些事情的时候，可能是因为在我心里比较反感这些事情，总认为她还可以改变。

**咨询师**：对的，一般父母都是这样。在美国，一般认为 18 岁就成熟了，最晚不超过 21 岁。现在我们还可以等，等到 21 岁，还没有什么变化，基本就定型了。你的小孩刚才跟我讲的，不像是编的，说得前后非常一致，先是有性别烦躁，后有性取向的问题，很少有倒过来的。她如果倒过来跟我说，我就不能接受，这是我行医 20 多年的经验。她说的顺序是绝大多数人的顺序，是生理上的变化，不是价值观什么的。过去人们不知道，就会把它当成是价值观的问题，总想治疗它。曾经主导同性恋治疗的一位教授还代表美国精神医学会向全美国的同性恋道歉。时代在进步，我们也需要慢慢学着去接受和理解。这样清楚吗？

**咨客母亲**：清楚了，谢谢您！

**咨询师**：没问题，如果这个过程中有什么需要，可以再联系我们。我们生一个孩子、养一个孩子不容易，但所有父母都有义务让孩子按照自己的意愿生活。有的父母希望孩子漂亮，有的希望孩子聪明，可怜天下父母心，但是不能强迫孩子，让他们变得不快乐。如果还有什么问题，可以再回来沟通，好吗？

**咨客母亲**：嗯，好，谢谢您！

在这段咨询中，咨询师告诉咨客母亲一个"好消息"——社会对同性恋接纳度的提高，这是一种善意的安抚。之后解答咨客母亲关于女儿状态的疑惑——为何女儿如今"享受"当下的状态、过去却很"烦躁"？顺势对所谓"青春期叛逆"进行重新解读——那是对"性别烦躁"的误诊，因为这种障碍较难诊断。女儿现在的情况似乎并不烦躁了，并不需要干预；剩下的，就是接纳女儿的性取向，或是等待她到 21 岁，再观察是否有变化。更重要的，还是处理母亲自己的情绪和认知。

因此，如何接纳女儿，成为咨客母亲的难题，——由于母亲反复地、心有不甘地想"改变"女儿，咨询师讲了两个有关同性恋的故事，说明：要改变她，成功的可能性很小，失去她的可能性很大；同性恋也能找到适合的生存方式。

最后，咨询师给予咨客母亲鼓励和支持——养孩子不容易，我们都希望孩子能按自己的意愿快乐生活。如果有别的问题，或孩子有了改变的动机，可以再回来咨询。

# STEP 4
# 老公是同性恋，老婆怎么办

与他人不同的性取向，除了对自己有影响，最关键的是还会影响到他人，尤其是异性伴侣，如果选择向对方隐瞒，在某种意义上是不公平的，可能导致两人之间、家庭内外更多的困扰。

## ■ 双性恋的他无法满足我的性需求

云秀今年四十多岁，拥有大学学历、稳定的工作和婚姻，家里经济条件也很好，还有个帅气、懂事，正在读大学的儿子。在外人看来，刚过不惑之年的云秀，已经过上了很多女人终生都在追求的幸福生活。所以，她是身边很多朋友羡慕的对象，甚至是公司里年轻女孩儿的榜样。

但云秀清楚，自己并不像大家看到的那样幸福，多年来心里一直积累着难以与他人启齿的委屈。云秀与丈夫经人介绍认识，婚后丈夫在事业上非常努力，发展也很顺利，对家庭和孩子也同样尽职职责，从相识的那天起，云秀就非常欣赏这个男人。但结婚 20 年来，两人的性生活一直是云秀主动，即便丈夫每晚都搂着她入睡，但好像从未主动对她有性需求，这让云秀很委屈，也很不满，认为丈夫无法满足自己的性需求。云秀也多次针对这个问题与丈夫沟通过，但丈夫总是以工作很忙很累为由；云秀虽然哭过、闹过，但没什么效果，只能压抑自己的不满。三年前，云秀又因为此事提出不满，与丈夫发生争吵，丈夫无奈道出了一个惊人的秘密，称自己是个双性恋。

因为工作关系，他十几年前结识了一些人，被这群人"拉下水"后，逐渐发展成为一个双性恋者，这些年在外面也有同性的交往对象，所以忽略了云秀在性方面的需求和感受。

听了丈夫的解释后，云秀坚信丈夫的说法是合理的，但这件事无疑对她的打击非常大，出现了焦虑、抑郁等症状，并为此服用过抗抑郁药物。丈夫在说出真相后，对云秀比以前更加宽容、照顾。除了不能满足性方面的需求，丈夫在其他方面都是令云秀非常满意的，两人已经在一起生活二十多年，还有个孩子，所以云秀选择保护婚姻，继续压抑自己的性需求。

就在云秀努力接受自己婚姻生活的现状时，偶然在网上认识了一位非常谈得来的男士，两人很快由网上沟通转为见面交流，初次见面就有种相见恨晚的感觉，第三次见面就不由自主地发生了性关系。

自此之后，男士不再与云秀联系，而云秀却对这位男士心生好感，且念念不忘。并为此吃不下，睡不着，不明白他为什么突然变得那么冷漠，每当想起两人发生性关系后分开时，男士头也不回的情景，就非常痛苦，眼泪禁不住地流下来。

云秀总是幻想那位男士对自己是有感情，还会与自己联系，特别想再次与他相见，问他对自己是什么样的感情，但又不知怎么联系他，见了面该怎么谈，为此非常纠结、痛苦。

## ■ 用更好的方式让自己变得更快乐

显然，云秀用了一种不合适的方式寻找快乐，却受到更多伤害。那么，她该如此委曲求全，甚至做错事，令自己陷入焦虑抑郁吗？

咨询师对云秀的评估是：

第一，生理方面。云秀处于四十几岁的生理年龄，在婚姻中一直无法满足性需求，内心感到非常委屈，为此经常与丈夫争吵，表现出情绪不稳定的症状。当丈夫说出自己是双性恋时，云秀一时难以承受，出现了适应不良的一系列症状，包括发生婚外情，婚外情不顺利时表现出饮食、睡眠都受到影响的焦虑症状，都是因婚姻中的问题所致。

第二，心理方面。云秀对丈夫关于十年前被"拉下水"变成双性恋的说法，存在认知上的问题。一个人的性取向是天生的，不会后天被影响或被改变，除非是一开始不确定自己的性取向，试过之后能更加明确；无论是对丈夫，还是对婚外情的男士，云秀的模式是总沉浸在自己的感受里，不会通过对方的行为，理性地解读对方。

第三，社会方面。云秀工作稳定，家庭经济条件较好，孩子已经读大学，丈夫也在努力维持婚姻的稳定，属于社会资源较好的情况。

咨询师该如何帮助云秀呢？

首先，要权衡是否离婚。类似于云秀这样的情况，多数人首先会权衡是否离婚。云秀考虑到丈夫除了是双性恋，不能满足自己的性需求之外，其他方面都是令她满意的，且两人有二十多年的感情基础，还有个孩子，权衡之后她决定保住自己的婚姻。当然，很多人无法接受丈夫或自己的另一半是双性恋或同性恋，所以不论对方再怎么优秀，都会为此选择离婚。

其次，采用药物治疗。既然云秀决定保住婚姻，就需要解决性欲不能满足的问题，以及因此带来的一系列适应不良的症状。在这种情况下，大多数人会选择采用药物治疗，既可以降低焦虑，减少抑郁；又可以降低性欲，几乎可以同时治疗云秀的所有症状，当然详细用药情况需遵医嘱。

最后，调整认知。云秀目前已经四十几岁，近几年可以通过药物降低性欲，55 岁以后，生理上自然会性欲减退，即再过十年左右，夫妻间就不会存在能否满足性欲的问题了。

而有关婚外情所带来的痛苦，云秀也需要调整认知。她现在总是纠结于对方是否对她有感情，是否还要与对方再见面等问题，以为弄清这些问题，就可以解决眼下自己的困扰。实际上，这段婚外情、这个情人恰恰是她眼下困扰的制造者，而非真正的解决方案。在她原本婚姻中的问题还没解决的前提下，她遇到的这段婚外情，对方的冷淡表现会给她带来新的困扰，问题只能叠加，而不能解决。

因此，云秀要彻底解决自己的困扰，还是要从解决婚姻问题上着手。她需要用更理性的方法令自己变得更快乐一些，而不能以糊里糊涂、"饮鸩止渴"的方式缓解内心的痛楚。

由于目前社会对同性恋者的不公正、歧视，中国国内法律并不支持同性恋婚姻，所以许多同性恋者既想与喜爱的人一起生活，又害怕父母、亲人的催婚，还避讳周围人群的眼光，于是他们会想到以各种方式，获得一个为他人认可的表面婚姻，避免自己跟别人显得不同。

一对男性同性恋伴侣有时会与一对女性同性恋伴侣住在相邻的住房，并且一一男女匹配，分别获得法律上的夫妻身份；事实上还是与同性伴侣同居生活，暂时躲开人们的流言蜚语。当然，这样的做法也会制造许多问题，因为得不到法律保护，有财产分配、家庭关系等各种方面的风险。

也有人会在家人的逼迫下，与异性相亲结婚，进入婚姻的"保护伞"之后，继续自己同性恋或双性恋的行为。

同性恋并不是罪过，但如果纯粹只考虑自己，而制造了不公平的婚姻，就会给他人造成巨大的伤害。其中，同性恋一方必须考虑到这也会给自己带来内心额外的压力，当然，前提是——我们假设大部分人本性善良；而婚姻的另一方则会陷入猝不及防的困扰。咨询师在给许多未婚青年做咨询时，有些未婚者也常常提到相亲时遇到举止特别的人，担心对方是同性恋，这的确是需要辨别和决策的重要方面，避免稀里糊涂走入婚姻，结果只是陪人演戏，无辜受到伤害。

# 第四章

## 我爱的人“不一样”

爱上一个跟自己"不一样"的人，一开始觉得"互补"，时间一长，却感到"天差地别"。"不一样"的婚姻广泛存在，关键是其中的"差别"是否会破坏婚姻最初的基础，包括相互信赖，经济依存、利益共享等。

# STEP 1
# 与"凤凰男"或"孔雀女"在一起，不容易

人们俗称的"凤凰男"，指是从农村到城市，或从二三线城市到一线城市发展的年轻男性，同时又有一些与新生活不太适应的特质，影响他们与伴侣的亲密关系，这个词从"山窝里飞出金凤凰"而来；而"孔雀女"通常指城市里家境较好的女孩，有时较为爱慕虚荣，只管自己，不善照料他人，也会影响与伴侣的亲密关系。

当然，这两个说法都有些贬义，而且比较片面。咨询师使用这种俗称，只是为了便于大家理解，没有任何贬低的意思。目的是帮助大家识别不同的适婚对象，而"凤凰男"和"孔雀女"也可注意克服本身的局限性，令生活更为愉快。

## ■ 辨认是黄金单身汉还是"凤凰男"

年过三十、硕士毕业，出身于书香门第的可可是个外形漂亮、性格热情开朗的单身女孩，在外企做行政工作，月薪八千。她希望自己的另一半是个成熟、踏实、上进、对自己好、有共同爱好并谈得来的人。至于外部条件，年龄相差在 10 岁以内，月薪两万元以上，长得比自己高就行。可可讨厌那些不尊重女性、一身匪气、花心、没有责任心、不踏实、眼高手低的男士。

经人介绍，可可认识了年过四十、初中毕业、出生于农村家庭、离异带着儿子生活的峰。峰以前做过工厂工人、消防员，来到北京后从做小生意开始，现在做房屋中介，年薪百万以上，有车有房。

峰喜欢那种长得漂亮、身材好、学历高、带出去有面子、能持续让他有激情的女孩。

初次见面，两人对彼此的身材和长相都很满意，也很谈得来，所以很快确定了恋爱关系。交往中，可可发现峰不但热情主动、会照顾体贴人，还有很强的交往能力，对工作有明确的奋斗目标，并还在努力地实现。两人的感情发展迅速，也向彼此提起了以往的感情经历：峰在工厂上班时为了分房子与没有任何感情基础的前妻结婚，赚到第一桶金时有了外遇、导致离婚。离婚后与一位发廊妹交往两年，经济好转时，被女孩卷走全部财产。来到北京后的 10 年间，峰交往过十几个女友，都没能走入婚姻。可可也曾有过一段长达 5 年的感情，两人都喜欢文学，一首诗、一篇散文能聊很久；但后来男士因感觉可可不能在生活上给予他关心、照顾，不是他想要的爱人类型，提出分手。

了解彼此的过去后，峰承诺会给可可一个家，并很快带可可见了他的父母和孩子，可可的表现也得到了老人和孩子的认可。

可是好景不长，在交往两个月时，峰参加了一个总裁班，当发现与班上的同学相比，他的车最差，住的房最小，便以最快的速度将资金回收，换车换房，然后将车和房抵押给银行，抵押的钱作为做生意需要的流动资金。从这时起可可发现他开始变得急躁，一心只想成功、发财，情绪也很不稳定，甚至开车时因为有人"别"他的车，他就要下车与人打架。

交往不到半年时，可可向峰提出结婚的想法，从这时起峰开始对可可变得冷淡。可可以为是峰的工作压力大，总是安慰他、鼓励他，在生活上无微不至地照顾他。峰不但没有改变态度，还很快以"对可可没有任何感觉和欲望了，可可的学历不够高，而自己交往过的女友个个学历都很高，可可的车不够好"等理由提出了分手。让可可伤心的是，峰提出分手时，对可可的伤心流泪不闻不问，反而担心可可会纠缠他。

可可不能理解当初对她倍加呵护的峰怎么突然就变了，在她看来，峰所说的学历和车都是借口，主要是因为自己缺乏恋爱技巧，没能长久抓住对方的心，这让她很不自信，甚至觉得自己没用、很失败，居然让男友对自己没有兴趣，担心以后还会出现这样的问题。

那么，这个峰，究竟是黄金单身汉还是"凤凰男"呢？

咨询师首先帮助咨客可可评估她的男友是否为适婚对象：

第一，咨客男友有一定的经济基础，有过婚史，年龄与咨客相当。

第二，咨客男友的历史是预测他未来行为的最好例证。因外遇与妻子离婚，被发廊妹拐骗钱财，交往十几个女友等诸多经历中，没有一件确切的事情能够证明男士想找个人安定下来并步入婚姻。

第三，咨客与男友对恋爱的终极目标并不一致：咨客恋爱明确目标为"嫁人"，如果对方是不适合婚嫁的对象，咨客不应与其恋爱。但坠入爱河的咨客因"情人眼里出西施"，忽略了这点，导致自己受到伤害。

评估咨客男友峰的内在情况是：

第一，出身贫寒、仇恨社会。出生于贫困的农村家庭，认为社会对自己不公平，对社会和恋人有报复的心理。

第二，拜金主义、唯利是图、自私自利的金钱观。因为分房子与前妻结婚，嫌弃女友的车不够好，但从来没有提出要给女友换辆车，认为女人是财富的一部分，享受不断更换女友的过程。

第三，缺乏做人的准则，内部价值系统薄弱，易被外部条件控制。进了总裁班后因攀比、虚荣换车换房，嫌弃咨客学历不够高，拿咨客与其他交往过的女友的学历相比。

第四，缺乏对人，尤其对异性的尊重。对感情缺乏契约精神，以能够与咨客结婚为由欺骗感情，分手时只在乎女友是否会纠缠他，完全以不负责任的态度对待为其付出感情的人。

总之，咨客男友是位典型的"凤凰男"：贫穷和困苦的出身不可怕，可怕的是它使人的心灵扭曲，变得仇恨社会、报复社会、自私自利、看不起他人。虽然在事业上或经济上取得成功，但看不到别人的优点，看不到社会变得公平、成功的机会增多，总是夸大自己的作用，即"凤凰男"的缺点；而有的人利用贫困出身磨砺意志，让自己变得坚强、富有同情心、理解他人。显然，咨客男友属于前者。

同时，咨询师帮助咨客分析两段感情经历失败的共同原因，清楚认识自己，避免再次受到类似伤害。

首先，咨客的智商高于情商，缺乏读人的经验和能力。外形漂亮、收入很好、知识分子家庭、学历很高，却被"凤凰男"欺骗；而"凤凰男"又被发廊妹欺骗。因为发廊妹的职业可以让她接触社会上各种阶层的人，练就了她"读人"的能力，容易让她的情商变高。

其次，咨客不善察言观色、不能看清对方的缺点。她在第一段感情中只看到诗情画意的一面，忽略了对方还需要她有基本的生活技能，需要她在生活方面的关爱和照顾；第二段感情中，男士所有的经历已经露出蛛丝马迹，咨客却没能发现。

最后，咨客未能在恋爱实践中贯彻择偶要求。她明确提出不要花心的、没有责任感的、有匪气的男士，而第二个男友恰恰是花心的、不负责任的、对社会充满仇恨的、一身匪气的人。咨询师需要帮助咨客分析，她所列出的所有要求能否在恋爱实践中得以贯彻，但最终决定权还在咨客。

评估了对方，也评估了咨客自身需要注意之处之后，下一步，咨询师可将咨询方向转为"如何帮助咨客快速找到理想伴侣"。

## ■ 是因为遭遇了"孔雀女"，还是怪自身太挑剔

三十几岁的张先生身材高大、外形俊朗，出身知识分子家庭，国外名牌大学毕业，月薪三万，虽然有过一次婚史，但丝毫没有影响他在异性心目中炙手可热的位置。

当这样一位"优质"男士出现在咨询室的时候，他的穿着和状态让人大出所料：土黄色的外套，里面是一件发旧的蓝毛衣，袖口处有些破损，哈着腰坐在椅子上，头发已经被手指抓得有些凌乱，脸上满是倦容，不时摘下眼镜，搓一搓脸。

张先生讲到，自己从小在爷爷奶奶家长大，很少和父母生活在一起，而且父母对他的管教严格，从不夸奖，这让张先生一直很希望能够得到父母的认可和夸赞。从小努力学习，工作后也有着骄人

的成绩，可是事业有成的他还是听不到父母的一点点表扬。张先生认为自己的个性比较"小心眼"、敏感，特别害怕听到父母或是前妻对他的负面评价，他担心因为自己这样的个性，影响将来的感情发展。

张先生的前妻不论从家庭背景、学历、相貌等各个方面都与其十分匹配，两人经人介绍，很快恋爱、结婚。婚后，两个人经常因为一些生活琐事发生争吵、冷战，张先生甚至还会用疯狂做家务等方式来吸引前妻的注意。更加糟糕的是，自从张先生的岳父、岳母和他们一起生活后，要求张先生和他们一样，完全以女儿为中心，而前妻对父母也很依赖，其一家三口关系过于紧密，使得家庭矛盾频频发生，最终导致婚姻无法继续。

现在张先生再次选择恋爱对象的时候，除了希望对方年龄、学历与自己相当外，尤其强调对方要善解人意、能够懂他。

第一次咨询后不久，张先生和一个女孩恋爱了。开始的半个月，两人恋爱进展非常顺利，互相欣赏。

但是好景不长，恋爱两周左右，张先生知道女孩一直和父母同住，且其父母对女孩的事情有较多干涉，心里就有很多担心。两个人交往一个月的时候，张先生就开始因为"女友安排不好路线"等小事发脾气，对女友百般挑剔和不满。当女友哭着询问张先生为什么要这么对自己时，他回答，这是自己的一个"实验"，以测试女友是否有能力把他从负面情绪中带领出来，并表示测试结果让他很不满意。这之后张先生对女友的态度忽冷忽热，情绪状态经常反复，并且把原定要带女友回家见父母的计划也取消了。目前张先生和女友的联系频率明显下降，两人的热情也大大削减，张先生再次走到迷茫和痛苦的十字路口……

张先生觉得自己的负面情绪是自己造成的，但是前妻和现在的女朋友似乎都条件不错，被父母娇宠，不能独立地处理事情，总把关系搞得很复杂，自己是否并不适合与城市里的"孔雀女"相处，而更适合与能照顾伴侣、更能吃苦的独立女性相处呢？

咨询师解读咨客：具备优秀的外在条件，如英俊的外形、良好的教育背景、丰厚的经济收入等，但与之不匹配的是，咨客在处理两性关系中表现出幼稚、情绪化、心灵脆弱等特点，且在处理与长辈的关系中，明显力不从心、怀有较强的挫折感。这就是我们通常说的"高智商、低情商"的类型。

咨客在智商与情商上的不均衡发展与其早年的成长经历有关，从小由老人带大，很少和父母生活在一起，因此成年后在处理婚恋关系中也表现出不成熟，且较难和伴侣的父母相处和交流。咨询师在咨询中并没指责、教育咨客，而是理解咨客，引导他认清失败原因，以免重蹈覆辙。

而根据咨客的择偶要求，他需要在婚姻关系中得到更多照顾，希望对方善解人意，体贴自己的情绪，则需要帮助咨客了解什么样的女人容易具备这样的特点。一般而言，从小在父母身边长大、家庭关系紧密、独生女，或是家庭排行较小等群体，容易有"孔雀女"心态，因为从小受到父母的照顾和疼爱较多，自身还渴望被照顾、被关注，很难照顾他人。相反，那些家庭条件一般，从小比较独立，或是家庭排行老大等角色，更愿意、更有能力照顾他人，给予对方"姐姐般"，甚至"母亲般"的呵护和疼爱。

总之，无论是自己的弱点所致，还是寻找的人不合适使然，咨客有权利决定择偶标准，但在咨询师的帮助下，可以在选择和决定时更加理性，且与自己的需求相吻合，以免事与愿违。

## ■ 寻觅伴侣，切勿忽略"软实力"

鞋子合不合适，试了才知道。但假如在男女相识的最初，就能不仅了解对方的硬件，也能评估对方的"软实力"，就既能节约时间，又避免受到不必要的伤害。根据前面的故事，咨询师要提醒年轻人：

第一，如果你来自经济相对落后的地区或贫困的家庭，"凤凰男""凤凰女"的心态要与事业、经济同步发展。有的人将出身卑微、贫穷变为磨炼意志的垫脚石，砥砺战胜困难的技能，使自己变得优秀；而有的人因此变成苦大仇深的人，将自己曾经受的苦难归结于家庭、社会、机遇，将后来的成功全部归功于自己，对人缺乏同情、关心和慷慨，极其自私自利。

苦难的经历有时是不能避免的，当出身卑微、贫苦的人发达的时候，要保证自己的心态随之得到正常发展。让这些经历使你更能理解属于相同困境的人，毕竟社会上幸运的、成功的人是少数，当你有机会成为"鸡窝里飞出的金凤凰"时，要想到如何回报社会和家庭，如何使这个"鸡窝"飞出更多的"金凤凰"，而非成功后总想着去宣泄和报复。

第二，如果你是"富二代""官二代"，或来自经济条件较好的家庭，也要拒绝变成纨绔子弟，变成"孔雀男""孔雀女"。当你幸运地拥有良好的家境和优越的资源时，用另一种方式回馈社会，让自己成为慷慨的、关心他人的、快乐的人，而非变成玩世不恭的纨绔子弟。

贫贱不能移，富贵不能淫。无论出身如何，你都可以选择让自己变成充满情趣的、身心健康的、知恩图报的人，这样将永远是受欢迎、有魅力、能获取更多快乐的人。

同时，如果自家经济条件较好，或是对金钱比较随意，就要选择价值观不是差得太远的人，假设"孔雀女"遇到"凤凰男"，就可能不匹配。比如，曾有一个城市里的女孩嫁给来自农村的男孩，她要求对方所有工资、奖金卡都交给自己，就像自己的爸爸把钱全部交给妈妈一样。婚前，这个男孩含糊其辞，他俩结婚后，男孩只答应把基本工资卡交给太太，两人间掀起轩然大波。这显然起源于两人成长环境、价值观的迥异。当然，现在的小伙子有几个愿意把所有收入全部交给太太，身上只留几百块？似乎也是违反人情的。因此"孔雀女"的心态在某些时候的确比较以自己为中心，需要反思。

第三，了解"硬条件"加考察"软实力"可助你找到好伴侣。择偶中，外在条件如相貌、学历、收入等容易判断，内在实力，如情商，则较难考察，所以男女在恋爱时很容易首先被对方外在的条件吸引、坠入爱河，这在恋爱初期是无可厚非的。一旦谈婚论嫁、走入家庭，对方情商的高低，如日常交往能力、善解人意的能力、处理家庭关系的能力等，就变得尤为重要。因此，在择偶中，不仅要了解对方的"硬条件"，还要注意考察"软实力"。

第四，自身需修炼情商，做内外一致的优质男女。如果说智商和先天因素有一定的关系，那么情商更多的是依靠后天的训练和培养。俗话说"不积跬步无以至千里，不积小流无以成江海"，分析失败原因、扬长避短、弥补不足，逐渐促进智商和情商的平衡发展，将最终成为内外一致的、真正的优质男女。

　　第五，迷途知返、为爱护航，不反复犯同样的错。感情上的波折不可避免，一再重复过去的错误不仅会使个人牵扯过多精力，影响工作或其他方面的发展，还会给家庭和社会带来较大的成本消耗。吸引一个人不容易，成功地维系一段感情更是难上加难，恋爱中的男女最重要的是从过去的失败经历中吸取教训，逐渐成长，最终具备"为爱护航"的能力。

# STEP 2
# "老少配"能否愉快地生活

82 岁男人与 28 岁女人结婚，渐渐已经从新闻变成旧闻，但在现实生活中，"老少配"是否会给伴侣带来困扰？如何更好地理解自己的婚姻，避免额外的烦恼？

## ■ 老公年龄大很多，我没法见人

咨客是位 30 岁出头的女性，已婚，因与先生的年龄差距非常大，引发了很多困扰，前来咨询。

**相关咨询实录**

**咨客**：我现在总是觉得不开心，心情很压抑，对生活也没有什么希望。

**咨询师**：这种情绪影响你的饮食和睡眠吗？

**咨客**：不影响，但是我从十几岁开始睡眠就不太好，入睡比较困难。

**咨询师**：你现在的睡眠障碍没有加重，而是一直如此，对吗？

**咨客**：是这样的。

**咨询师**：你的体重最近有什么变化吗？

**咨客**：没有。

**咨询师**：那你能具体说说是什么事情让你感到生活没有意思吗？

**咨客**：主要是我的婚姻问题，而且我的孩子还小，我也不工作，就在家带孩子。

**咨询师**：你的婚姻使你不快乐，是吗？

**咨客**：是的。

**咨询师**：你的婚姻哪方面使你不快乐？

**咨客**：唉……我今年 30 岁出头，我和老公年龄差距非常大，我从来不带他见我的朋友，他也基本不带我见他的同事、朋友，而且现在我们俩除了孩子的事，几乎没有什么交流。

**咨询师**：这个情况是现在才这样，还是你认识他的时候就是如此？

**咨客**：在没有小孩之前沟通还可以，那时候我的生活圈子也比较大，自从有了小孩，我和朋友也基本不联系了，而他希望我不要总是胡思乱想，他认为我在家里衣食无忧、相夫教子就可以了，可我觉得这样就没有了自己的生活，感觉很压抑。

**咨询师**：孩子一岁之前特别缠人，一天天长大后，一般母亲就可以恢复和朋友的交往，为什么你没有这么做呢？

**咨客**：以前的朋友基本上没有联系了，我不知道为什么，现在很难和别人去交朋友，可能还是因为自己不自信，不知道该跟别人聊些什么；而且我不希望别人知道我的先生年龄比我大很多。

**咨询师**：如果你不希望别人了解你家里的隐私，你可以不讲或是有策略地去讲，有的人可能就说，"我先生在外地，在国外"等等。有不少人会问你先生是做什么的，很少有人要追问他的年龄，不是吗？

**咨客**：对……但是交往密切了以后，可能就会聊到家里的情况。

**咨询师**：情况可以聊，不涉及年龄，这样不可以吗？

**咨客**：但是这会让我不舒服，我有一个朋友认识好几年了，刚开始的时候她问我先生的年龄，我说他比我大 10 岁，后来我说他比我大 20 岁，她见过我先生，一看就不是那个年龄的，我不想撒谎，但是我又没有别的办法。当我和他走在一起的时候，别人会用异样的眼光来看我，我希望能坦然面对，但是我做不到。

## ■ 有得必有失，调整认知才快乐

咨客当初谈恋爱时已经犹豫、想分手了，或许在权衡年龄与经济条件之后，她还是愿意嫁给对方，那么，为了避免那些对自己无益的不快乐，是否该调整认知，改善心境呢？

**咨询师**：对的，我就是想跟你探讨怎么去看待这个事情，你和他的年龄差距是你们几年前认识的时候就存在的。

一般有两种方法来处理这个事情：第一，尽量不让别人知道你们的年龄差距，避免给自己造成心理压力，不想让别人看到，就尽量不在白天、熟人多的地方一起出现，不想让别人知道，就表示出你不愿意谈论这个话题，朋友也不会"打破砂锅问到底"，一般会选择尊重你。很多明星都会选择这样的办法，不经常在公共场合出现，或者换个城市一起度假。

第二，就是像杨振宁和翁帆那样，公开，在公共场所拉手让记者拍照，过一段时间，大家就觉得没什么新鲜的，新闻也变成旧闻了。每个人选择婚姻都有自己的理由，这个不需要跟别人交代，你的选择也不是违法的、丢人的，只不过不是大多数人的选择而已。

**咨客**：其他人还好，但是交朋友的话，有些人可能会好奇你为什么找了这么大年龄的，是因为感情吗，这会影响一些人对我的判断。

**咨询师**：还是回到刚才的话题，如果你不希望年龄差距成为话题，那就可以像我们刚才讨论的那样去避免涉及这个问题。一旦讨论到这个问题，别人自然会有好奇心，就要用到刚才谈的方法，第一，彻底隐瞒；第二，全部公开；第三，介于两者之间，尽量避免谈论、避免"触景伤情"。如果你选择既要跟别人讨论这个话题，又要担心别人的看法，这不成了"自我折磨"了。我这样帮你分析，你能分清楚吗？

**咨客**：我能明白您的意思，要么就是隐藏要么就是公开，但是我觉得隐藏起来不太可能。

**咨询师**：为什么不可能呢？

**咨客**：如果朋友问我这方面的情况，我说自己不愿意谈论这个话题，我觉得这样不太好，好像有所隐瞒似的。

**咨询师**：你为什么总是认为交朋友就要把自己全部的隐私跟对方讲呢，不分享隐私也可以成为朋友啊。很多时候我们交朋友，可能会有一两个死党，跟他们什么都讲，不吐不快，其他人都不需要这样啊。那你为什么一定要跟别人讨论这些隐私的东西呢？

**咨客**：因为这是我心里的一块病。

**咨询师**：是的，现在问题在你自己的身上，是你自己没有接受这个事情，找了一个比自己大很多的人结婚，心里又不能接受，这一般是谈恋爱的时候容易有的纠结。

**咨客**：从我们俩谈恋爱开始，我其实一直就想分手。

**咨询师**：但是这事已经过去了，现在生米已经煮成熟饭，重要的是现在该怎么做。第一，现在不是"唾沫星子淹死人"的时代，老少恋、姐弟恋，甚至同性恋的情况都越来越多地被社会接受，这是好事啊。第二，你和他的年龄差距不会越来越大，只会越来越小，有一天其中一方的生命停止了，另一方不就赶上去了嘛，这是必然会发生的事实。

**咨客**：是，就是因为他年龄的问题，我经常在想，如果有一天他不在了，我自己带着孩子该怎么办。

**咨询师**：这里面很重要的是经济实力，经济上有资源的话，会有很多人帮你服务啊，比如请个保姆帮你带孩子，你就可以腾出精力去交朋友。我不知道你为什么会有这样的想法，认为自己得带着孩子过一辈子，这种可能性有吗？除非这是你选择要这么做，不然的话，你想要被选择不是很有可能的事吗？

当然这里面你得保护好自身的条件、经济实力，多找时间健健身，不要和社会脱节等。

**咨客**：我不是没有经济能力去养活他们，但是很多事情需要有个男人去做，我自己可能是做不到的，比如将来帮助孩子联系学校什么的。

**咨询师**：有了经济上的实力，好多事情不需要你亲自去做，找专门的人做就好了，你只需要当司令就可以了。真到了那么一天需要找一个男人的话，那是到时候再去考虑的问题。你刚才讲了不希望别人知道你们的年龄差距，我们讨论了该怎么做。而对于那些婚姻中的分歧，比如，你想有自己的生活，丈夫想要你相夫教子，那可以通过谈判、找保姆等办法，让你有精力去和社会接轨；你担心未来的问题，这也是有方法可循的，我不明白你认为的不能解决的困扰是什么？还是你有哪些困扰还没说出来。

**咨客**：还有就是我们两个性格上的冲突。

**咨询师**：你能举个例子吗？性格的东西是很难变的，现在的他和你几年前认识的时候比，不会有大的变化，我不知道你说的冲突是不可调和的，还是两个人通过谈判可以去解决的。

**咨客**：没有到不可调和的地步，但他是一个比较固执、自我的人，基本上把80％的精力放在工作上，回到家里对我没有什么关心。我们两个除了孩子基本上没什么话题，这种状态让我特别不满意，但是我又不知道该怎么改变。

**咨询师**：刚才我们讨论了解决方案，比如你拿出一半的时间照顾家庭，一半的时间到外面接触社会……

**咨客**：但这种时候，他就会给我打电话，问我干什么去了，为什么把孩子放在家里。我们俩在谈恋爱的时候，他就会跟着我，我告诉他我去哪了，过一会儿他就出现了，我很尴尬，怕朋友看到他。现在他没时间这么做，但是以前经常这样做，我俩也曾因为这件事分手，他就会打我所有朋友的电话，问我在哪儿。

**咨询师**：如果没有什么要隐瞒的事，你当然可以告诉他你在哪儿，跟他谈，你不希望他来打扰你，因为你不想把他介绍给你的某些朋友。

**咨客**：他不能接受。

**咨询师**：那是为什么呢？

**咨客**：因为他害怕我和别的男人接触。

**咨询师**：对啊，所以你告诉她你没有和男人接触，不相信的话可以去抽查，不能总是盯梢啊。

**咨客**：但我不可能只有女朋友啊。

**咨询师**：这就是问题了，你选择一个年龄差距这么大的人，再去交异性朋友，就会给对方带来不安全感，他最担心的就是你和异性交往，然后你再去刺激他，这就很麻烦了。你们这个问题是从开始交往就存在的，类似情况的人就会选择公开让对方知道你在和什么人交往，使他放心，越是隐瞒，对方越会焦虑。

**咨客：**他不可能接受，就算我和别人只是普通朋友，他也不相信。

**咨询师：**这就要和那些夫妻交朋友，有男有女，大家都认识，如果你是单独和一个异性出去，这确实会引起对方的不安全感。你这个问题是一直存在的，因为你们俩本身就处于生理上不平等的状态，年龄越大，对方越会担心。选择这样的婚姻就会带来这样的问题。

但它也带来了很多好处啊，如果是两个小年轻在一起，很可能买车买房就要消耗 30 年呢，没有哪段婚姻是十全十美的。这里面就会有几种可能，一种是提前结束，同时你会失去很多东西：几年来的投入，小孩无法在完整家庭长大等；第二种是自然结束，在不久的将来，年龄大的一方离开了，就自然结束了；第三种就是选择两个人打着过，他不停管着你，你不停地刺激着他。处于你这种情况的人，很难有第四种选择了，所以你就需要和先生谈判、沟通，你们的生活到底适合哪一种。

现在看起来，交异性朋友这件事最能刺激他，是他的软肋，那你可以多去做别的事，多去旅游、锻炼身体、提高自己的修养，如果有一天你自由了，那再去做什么是另外一回事了。你刚才不是也担心有一天一个人带着孩子，会没有人帮你嘛，那就利用这段时间提高自己的魅力和修养。如果交异性朋友已经这么让他嫉妒了，那就多交些同性朋友、做点别的事情，去规避这种冲突。

如果你想要维持一段婚姻，肯定需要做一些妥协，当然这个妥协是有底线的，对方如果要你 24 小时必须待在家里，类似这样的要求肯定是不合理的；同时，你可以跟他去表达你的需求，"既然你不让我出去工作，那你要保证我的经济利益。""不让我交异性朋友，我就多交些同性朋友。"在家里相夫教子不可能是 24 小时，总得有时间"放放风"，这就是妥协嘛，两个人通过谈判，各取所需。

想要继续这段婚姻，两个人都要在可容忍的范围内，尽量向中间靠拢，不去触碰两个人的底线，但这个容忍不包括家庭暴力、虐待等违法行为，只有这么做，才能使婚姻继续下去，否则就会出现问题。

**咨客**：我觉得还是我自己没有想清楚，没有接受，担心别人看不起我。

**咨询师**：对的，这是我担心的问题，你好像总是担心别人怎么看你，而不是刚才讨论的那些现实问题。这里面很重要的是，别人能不能看得起你，首先在于你自己是否看得起自己。你有权选择自己的生活方式，男的、女的、老的、少的，一旦你选择了之后，别人怎么看，是别人的问题，你不能总是为别人活着。

**咨客**：我特别想改变这种状态，但是我不知道该怎么改变。

**咨询师**：这就是我们刚才讨论的那些，呵呵。第一，每段婚姻都有好处和坏处，大多数可能选择了和自己年龄差不多的人组成家庭，共同奋斗，荣辱与共，很可能奋斗一辈子也买不上房子、一事无成，普通人的开始，普通人的结束；同时，又有像翁帆这样的选择，不是谁都有机会可以和物理学诺贝尔奖得主近距离生活在一起。

你刚才讲先生 80% 的精力用在工作、赚钱上，而且还和你一起分享这些成果，这一定不是坏事啊，别人为什么会看不起你呢？就像我们会尊重翁帆一样，如果没有她，杨振宁先生很可能就到美国去了，现在又在国内贡献了很多，又带学生又出书，那我们为什么不尊重翁帆呢？

**咨客**：我觉得像您这样看问题的也有，但是少数。

**咨询师**：像我这样想法的人肯定有啊，一般成功的人、把自己做好了的人不会看不起你，不成功的人就可能会有"酸葡萄"心理。

**咨客**：嗯。

**咨询师**：所以最重要的不是多少人看得起你，而是什么样的人看得起你，如果都是一些成功的人士看得起你，那说明你本身也很不错嘛。

**咨客**：但是我身边的人大多数不支持我这种选择。

**咨询师**：你对婚姻满不满意，更主要的是你自己的感受，而不是在你身边搞一个民意测验，支持我的人多我就快乐，否则我就不快乐。"鞋穿在脚上合不合适，只有脚知道"，别人怎么会知道呢，你为什么总把别人的意见看得那么重呢！

**咨客**：嗯。

**咨询师**：所以，首先你要自己看得起自己。另外，每段婚姻都有它的好处，两个小年轻在一起可能是"穷欢乐"；而和成熟的人在一起，买车、买房、养小孩可能都比很多人省劲，还能做成很多事。你不能总拿自己的缺点跟别人的优点比，这就"自讨苦吃"了。

你的选择、你的婚姻没有必要跟别人交代、取得他们的认同，只要是你和你先生、孩子认同就可以了。你没有做任何违法的、亏心的、见不得光的事，完全没有必要那样去想。在我看来你是为国家作了贡献的人，你的先生在外努力工作，如果还能诚实纳税的话，那这里面也有你不少的功劳啊。

如果你担心有一天自己带着孩子的生活很艰难，那就要做好准备。第一，经济上的保证；第二，提高自己的修养、锻炼身体、保持魅力，多做这些有益的事。这样一段时间后，你就会慢慢想开了，好吗？

**咨客**：好的，谢谢您！

## ■ 看到婚姻的资源而不是劣势

本案例中咨客嫁给了年龄比自己大很多的先生，并且有了两个孩子，虽然生活上衣食无忧，却感到压抑，没有希望。

咨客向咨询师提出几方面的困扰：第一，与先生的年龄差距使她在社会交往中备感压力；第二，对于未来先生不在以后，自己和孩子的生活感到担忧；第三，双方存有冲突。咨客希望有自己的生活圈，而丈夫希望她在家相夫教子，担忧妻子与其他男性交往。咨询师针对由"老少恋"婚姻带来的这些现实问题，与咨客讨论了具体的解决方案。

通过咨询师的专业问询和分析，咨客更加清晰地看到，她的困扰更多来源于自己并没有真正接受这段婚姻，总是担心别人的看法。

咨询师与咨客分析这段婚姻中的好处，使其看到每段婚姻都会带来相应的好处和问题，而这个天秤存在于咨客自己的心中，鼓励咨客接纳自己的选择，慢慢解开这个心结。不仅如此，咨询师还与咨客讨论了一些保护自身利益、规避风险的做法，鼓励咨客做出对自身、家庭、社会三赢的选择。

从咨询过程看，咨询师首先做的是评估：

第一，生物评估：咨客的困扰尚未影响其正常的饮食和睡眠，暂不需要生物方面的干预。

第二，心理评估：咨客与先生的年龄差距已经成为一块"心病"，并且影响了咨客的婚姻质量和人际交往，需着重干预。

第三，社会评估：咨客家庭的经济情况较好，属于有资源的一类。

评估明确问题所在后，咨询师对咨客采取正向鼓励、调整认知、提醒她如何做到利益最大化等方法。

咨客对自己的婚姻选择没有真正接纳，并对他人的看法耿耿于怀，咨询师从以下角度给予正向鼓励：

第一，现在时代愈加多元化，人们对类似咨客情况的事情接纳程度越来越高。

第二，咨客的行为属个人选择，既不违法，也不丢人，无须感到自卑。

第三，咨客的选择使其拥有了较好的经济保证，是这段婚姻中的明显优势。

第四，咨客与先生的年龄差距不会越来越大。

第五，为咨客列举杨振宁和翁帆的例子，使其看到自己并非"第一个吃螃蟹的人"，也不是年龄差距最大的情况。而且咨客若能解开心结，更好地经营家庭，这将是对自身、家庭、社会都有利的事情。

咨询师帮助咨客调整认知：咨客过于看重他人的想法，咨询师从"鞋穿在脚上合不合适，只有脚知道"这一角度调整咨客的认知，鼓励她去体验和经营自己的婚姻。

在"利益最大化"方面，咨询师帮助咨客分析"老少恋"的婚姻势必带来的问题，鼓励咨客与先生一起讨论、协商婚姻中的分歧，同时尽量避免刺激对方的软肋；鼓励咨客保护自己经济利益，去做那些锻炼身体、提高修养、不和社会脱节等有益的事情，不仅有利于其维持现有的婚姻，还保护了咨客与家庭的长远利益。

世上本无十全十美的婚姻，每个人也都是不完美的，所以任何人都得学会接受自我，这是非常困难的事情。与伴侣在一起，也要接受对方的不完美：当你和这个人在一起时，多想他的好处，就不会有很多情绪上的反应；当你决定不和这个人在一起，多想想他的坏处，就可以帮你坚定信心离开他。这样才能避免纠结。

# STEP 3
# 价值观不同能否和谐共处

价值观的差异，在夫妻关系中的体现，可能就是买什么房子、怎么装修、选什么家具、装什么窗帘、怎么对待老人、怎么对待他人、怎么对待事业、怎么理财，以及是否要占人小便宜、是否可以婚外恋、是否能步步留情、是否能找妓女、是否认为吃喝嫖赌不对、是否纠结于"处女情结"……有些事情小，有些事情大。当然会妨碍彼此愉快地相处！但如果共同目的是继续相处，有些方面还是可以改善的，但并非所有的情况都乐观，那就需要理性的抉择。

## ■ 窗帘的"开与关"，可能承载不同价值观

一位女性前来寻求咨询，她是某医院的科室主任、主任医师、教授，50多岁，和丈夫是大学同学，两人风风雨雨走过了30年婚姻。虽然磕磕绊绊，也经常吵架，但咨客认为丈夫只是有些大男子主义，人也不坏，受点委屈，也一直在默默承受。最近她发现丈夫竟然和自己的女学生有婚外情，这件事已经超出了她所能承受的底线，想起30年来所承受的一切，为自己感到非常不值。因此不知道是否要放弃这段苦苦经营了30多年的婚姻，想到寻求帮助。

**相关咨询实录**

**咨询师**：你好！请讲讲你的困扰吧。

**咨客**：你好！我的困扰主要是夫妻关系问题。我的婚姻已有30

年了，这30年里一直磕磕绊绊，我觉得我们之间主要是价值观的差异问题。我们几乎是无法沟通，凡事都得按照他的思路去说去做，否则就要发脾气，而且发脾气是经常性的，不一定是什么事情就导致他发脾气了，简直让我无法接受，我觉得发脾气就是性格问题。为了能够延续婚姻，我一直承受着，但这个过程中我感觉没被尊重，也没被关爱。

另外，我们是大学同学，当初他追求我，我感觉我俩并不合适，但直到大学毕业后有人给我介绍男友，发现还是他，他也一直在追求我，从学校追到工作单位，又追到家里，我想那就交往试试吧。当年我母亲因为父亲被打为"右派"，和父亲离婚，带着我们姐妹几个生活，所以我不愿意自己的家是不完整的，就这么一直忍受着。

但最近我发现一件事情，这件事超越了我的底线，我现在最大的困扰就是不知道应该走出婚姻，还是继续这样生活下去。（哭泣）如果再这样生活下去，就是放纵了他；不继续的话，想到30年的婚姻就这样结束了，心里有很多放不下的东西，所以想听听你的指导。

**咨询师**：好的，你刚才提到最近发生一件超越你底线的事情，能讲得具体些吗？

**咨客**：我一直是非常信任他的。前些天我有事要去我们另外一处房子，结果在卫生间发现了女孩子的头发，碰巧是我去的前两天他在那里住过。他在那过夜的前一天我俩一起去过那里，还因为窗帘要关上还是拉开吵了一架。房子里总是没人，我主张把窗帘都关上，他非要拉开，还骂我见不得太阳，后来是我房间里的窗帘关上，其他的都拉开。那天我自己去的时候，发现所有窗帘都关着，再加上有女孩子的头发，我就推测肯定是出事了。他是一个从来不承认自己有错的人，所以那天我把儿子和他一起叫过去了，他看了那些头发之后一句话都没说。我分析这些头发可能是他的一个学生的，因为几个月前一天，他一次买了两个手机，我问他为什么，他说是和一个学生一起去的，当时那个学生没带现金，他帮她垫上的，当时我就相信了，也没当回事。现在这件事发生后，我觉得就是这个女孩子，而且他是以一种占便宜的心理发生的这些事，他是个爱占便宜的人。

**咨询师**：你直接问过他吗？

**咨客**：我问他，他不说话。我们很少交流，也没法交流，这件事发生了有一个月了，他现在说不是我想象的那样，根本没那回事，他在想是谁在栽赃他。其实那个房子的钥匙我几乎没拿过，离我们现在住的地方很远，没事我也不过去，都是和他一起去，那天是有特殊情况，我从他手里拿的钥匙过去的。发生那件事时，他一句话都没有说，过了好几天才说"这件事我得考虑考虑，是谁在栽赃陷害我"，还说"不是你想象的那样，没什么事，我的心还是在你这儿的。"

**咨询师**：你刚才提到你们经常吵架，能举个最近吵架是因为什么事情的例子吗？

**咨客**：就说刚才提到的窗帘的事吧，那个房子安装的是木地板，床上也都铺着床上用品，我的意见是屋子里总没有人，就把窗帘都拉上，以防晒坏了东西。他的意见就是要把窗帘拉开来晒，还指责我害怕晒太阳。我就和他解释为什么应该拉上窗帘，从房子里解释到了车上，结果，开车的时候他特别狠地冲我吼着说："我已同意你窗帘不拉开，已经做了很大的让步了，你再说我就跳车！"在他的车上坐着，我不能说话，比如他车开快了，我说你慢点，他就会极不耐烦地说："闭上嘴，坐你的车，不要说话！"他经常对我这种态度，所以根本没法沟通，我接受不了他的语气。说实话，这段婚姻我就是觉得这个人不坏才承受了这么多年。

**咨询师**：这些年来，你们吵架的频率是怎样的？每周七天，大概有几天在吵架？

**咨客**：频率不固定，我们是同学还是同行，交流极少。所谓的交流就是他说什么我都听着，顺着他的意思说就没有问题，一旦我发表了自己的意见，他听着不顺耳，立马就会嗷嗷地叫起来。

举个例子，他睡觉比较晚，我们的房子很老，隔音效果不好，考虑到不影响邻居，我就和他说多注意点，声音轻点，别影响别人。他竟然哗啦一下把椅子拉开，把孩子的玩具使劲摔到地上，还用力在地上踩了几脚，真是让人受不了。至于具体的频率，一年总得有那么几次吧。（叹气）

**咨询师：**这么多年来，你们除了吵架，有没有交流过什么有趣的事情？比如看个电影，出去玩点什么，旅游、度假之类的，有吗？

**咨客：**以前也一起出去玩过，也一起旅游、度假。我之所以能坚持这么多年，也是觉得他只是大男子主义，关键时刻他还是能为我承担一些事情的，只是近几年工作非常辛苦，几乎没有休假时间。关于共同的业余生活，我还真是说不出来有什么。

**咨询师：**你们是大学同学，工作上职称也一样，你认为生活上的不一致主要来自哪里呢？

**咨客：**我觉得是价值观的问题，我们两个的家庭理念差得太多了。他来自农村家庭，非常贫困，我们结婚的时候，他父母的衣服都是破的，我会给他们全家人买东西。（哽咽）我家是军人家庭，当时因为父亲是右派，我们和母亲被迫到了很贫穷的地方。这种经历的差异让我俩几乎无法交流，相互都不能理解。他觉得自己说话很正常，但我听着很难受；我觉得我说话很正常，他听上去就觉得不正常。

**咨询师：**你需要停一下用面巾纸擦擦眼泪吗？

**咨客：**没关系，谢谢！我觉得我们之间最主要的问题就是价值观问题，能坚持这么多年，是因为我觉得他不是坏人，既然选择了，我就想一直走下去，但我有底线，打我、骂我和出轨都是我接受不了的。所以，发生这件事时，我带着儿子一起去，儿子已是成年人，如果我单独和他提这件事，他肯定不会认账的。当时他在我和孩子面前一句话都没说，他的态度告诉我事实已经发生了。我心里知道他也不是情感的问题，就是占便宜，他只要有便宜就想占，这个女孩子可能有求于他。

**咨询师：**一般情况下，两个人之间不论是家庭环境还是其他什么原因，往往是刚开始时差距比较大，现在你们都是五十多岁的人了，为什么这么多年下来他没有变化呢？

**咨客：**我认为他是个很偏执的人，他在家里是长子，家里什么事情都要做主的，全家人都很宠他。有一次，他想劝他父亲少喝点酒，他父亲说家里有那么多酒，不喝留着干嘛？他当他父亲的面，提起一箱酒就给摔了。

咨询师：听上去你们的婚姻让你很痛苦，他也不愉快，这种状态在一起生活这么多年，你应该也讨论过是继续过还是离婚，他有没有和你说过他对婚姻有什么看法？

咨客：他不会针对这个问题和我交流的，他就认为我是在找事、闹事，他的态度就是你要离就离，要走就走，要么就是"你看着办吧"，在他眼里，我们的婚姻是很牢固的。

咨询师：你刚才说，之所以没选择放弃，是因为坚持三十多年了，孩子也已经成年，你是怕同事之间说三道四影响面子呢，还是在你的文化里，不能接受离婚这件事？又或者是因为父母离异，不想自己也走那条路？在你看来是什么原因让你们继续在一起？

咨客：这个问题我自己也想过，初中时有个关系很好的同学和我说过一句话，意思是说我父母是离异的，离婚这件事是会传下去的，当时我就暗下决心一定不能离婚，这是其中一个原因。但我现在觉得也不是面子上过不去，面子无所谓，从理念上来讲，我可以接受离婚。最近我们也没有分居，还在同床异梦的状态下，我就不停问自己能否承受离婚后的孤独感。现在还有个人和我吵，就剩我自己的时候，我内心里就会有孤独感和不安全感。

还有一点就是，三十多年来的家庭涉及的社会关系是很难理清的。最后还有一个恐惧的问题，就是我真的和他分开的话，他可能会采取一些过激的行为。他曾经说过让我很恶心的话，"我用过的东西不能让别人用，包括人，别人用过的东西我也不用。"事实上也是，我有个工作室最近不打算再做了，很多东西不能拿回家来，他说这些东西别人用过了，只要别人沾过他就不用，不让我往家里拿。

以前我们讨论一些社会问题时，他说药家鑫杀人肯定也有原因的，如果不是因为一些社会原因，他也不会杀人的。所以，从他的话里让我担心离婚会使他产生一些过激行为，这是我恐惧的问题。

咨询师：他说别人用过的东西他不用，对人也是一样，是吗？

咨客：是的，他说包括人，你不能理解吧。

咨询师：对。

咨客：多数人都难以理解，我有个很好的朋友听我讲完后问我"你不会在说谎吧"，就是这么不可思议。

**咨询师**：但他不是说过你想离就离，想走就走吗？

**咨客**：他发火的时候的确会这样讲，说你看着办吧，但我真要和他办手续他不会同意的。

**咨询师**：我不是要让你和他办手续，我想弄清楚你们的底线分别在哪里。看来从他的角度讲是不想离婚，而你是担心你的安全。我还想了解一下，你觉得你母亲离婚后带着你们生活得很辛苦吗？还是后来结局很好？

**咨客**：母亲后来生活得还行，后来找了个老伴，两人关系很好，我们和继父的关系也很好。

**咨询师**：你刚才说如果没有这个人可能会很孤独，你母亲后来好像也没孤独啊？

**咨客**：但母亲年轻啊。她离婚的时候才二十几岁，再婚的时候才三十几岁。我现在都快退休了，肯定是不一样的。

**咨询师**：的确不一样。也就是说你身边必须要有个人，不管这个人是好是坏，对吗？

**咨客**：这倒也不是，毕竟风风雨雨三十年了。而且最近这两年他还出资给我父母买了一套房子，这件事让我家里人觉得他是个非常不错的女婿，所以我觉得家庭的社会关系是很不好处理的事情。

**咨询师**：对的，一起过了三十多年肯定会有很多剪不断理还乱的关系。关于你提到的安全问题，他发脾气的时候会打你吗？

**咨客**：没有，我的底线有两个：一个是打我、骂我，另一个就是出轨。他从来没打过我，也没骂过我，但在性这方面他对我的伤害挺大的。当然现在我们已经没有性生活了，过去他不管我愿不愿意，想做什么就做什么，给我的感觉是没有尊重也没有关爱。即便在我生病的时候也一样，除非我向他提出要求了。我的理解是他很自私，不会照顾别人。

**咨询师**：你的意思是他自己是个会享受生活的人，是吗？

**咨客**：他舅舅曾经说过我们根本没有生活，我也觉得是这样。我们没有生活，每天就是工作、赚钱。这些年我们俩几乎是AA制的，比如前些日子他有个机会能出去旅游，可以带我出去，临走的时候我发现我的现金不多了，我问他能不能给我点钱，他给了我200

块，回来后还问我怎么不给他买点东西。当然我知道他在开玩笑，我也就开玩笑地说你就给了我那么点钱，还和我要东西，他说那我还给了你出去的机会呢。所以在我心里他是个斤斤计较的人，我要是花他的钱肯定要给他写条的，有条才能给我钱。我自己挣的钱也够花，所以很少和他要。

**咨询师**：你现在有自己的退休金，是吗？

**咨客**：有的，我经济上没有问题。

**咨询师**：好的。你现在的睡眠和饮食怎么样？

**咨客**：不是很好，但是我能调整过来。

**咨询师**：没有耽误工作，对吗？

**咨客**：没有。

**咨询师**：现在我们来分析一下你们之间的问题，这里面有个最根本的基础，就是你们从一开始就是来自两个不同的世界，有的人一开始不一样，后面会慢慢跟上来，比如贫穷、价值观等都随着时间的进程和过去在农村时不一样，很少会出现从头到尾几乎没有发生变化的情况。而你和他几十年下来都是如此，你们夫妻间除了有一纸婚书可以有性生活、生小孩之外，与两个陌路的室友或同事没什么区别，是有一纸婚书的室友。他现在依然保持读书前的状态，在农村很多人有大男子主义，农村女人在他们眼里就是嫁人、吃饭、生孩子，更像是传宗接代的工具，一般不会有城里人说的男女平等，要相互尊重、有爱情等，他从小看到的就是这样的状态，所以认为男女之间就应该是这样。在贫瘠、弱肉强食的环境下，谁能掌握权力和资源，谁就说了算。在家里男人比女人资源多，他是大儿子又上过大学，比他父亲掌握的资源多，在家里就取代了父亲的地位，这些观念从小就在他脑子里形成了。很多人都会逐渐变化，但他因为一些性格因素一直没有变化。

**咨客**：对。

**咨询师**：你的情况是从小看到父母离异之后生活不容易，对离婚这件事很恐惧，变得唯唯诺诺，担心一个人生活孤单，这些听上去不像是五十多岁的人的状态。你现在依然像二十几岁的姑娘，怕没人照顾、怕孤单、怕他伤害你。一段婚姻难以维持下去往往有三种情况；一是性格不合，二是价值观不一样，三是经济条件不一样。你们这三个方面都有问题，为什么还能维持下去呢？恰好是一个强势的人遇到一个弱势的人，弱势的人就是胆小、依赖、不敢说话的人，听上去你能坚持到今天，是因为不知道该怎么办而不得不办。假如一开始你们的职称就一样，他家里那么困难，一定贴补家里比较多，你家里负担比他轻很多，他没有感恩，感谢妻子愿意嫁给家庭那么贫困的他，并愿意让他接济家里那么多。这种情况下，你依然觉得理亏，就因为他的强势。你家里兄弟姐妹有几个？

咨客：我们两个人家里都是五个。

咨询师：你排行第几？

咨客：我最小。

咨询师：他是老大，你是最小，对吧。

咨客：对的。

咨询师：在那种时代下，父亲是"右派"，父母又离婚，实际上你在社会上地位是非常低的，总会被人看不起，受欺负，所以变得有些"懦弱"，一般慢慢也能成长起来。你俩非常有意思，都一直保持着最原始的状态，假如你说的都是事实，你们夫妻是又穷又不讲道理的"左派"娶了一个事事依赖对方、担心自己做错的"右派"，这么多年下来你俩在心理上都没有改变，变的是从少女变成妈妈、奶奶，从大学毕业生变成教授，在心理上你们两个在互相抑制，都没有成长，这种情况下你得问自己，这就是你想要的生活吗？现在困扰你的问题，比如他有没有外遇，你离婚还是不离婚，归根结底都得问你自己，从现在开始，什么是你生命中最重要的东西？如果最重要的是一纸证书，你就知道该怎么做了；最重要的是幸福生活，你也知道该怎么做了；想要两者之间，也知道该怎么做了。作为咨询师，我只能帮你分析一下，主意还得你来拿，不需要他，也不需要你母亲来拿，因为你已经五十几岁了，完全可以自己做决定。

咨客：嗯，我明白。

咨询师：在这里不能做的事情，一是不去主动激怒对方，不说那些激怒他的话；二是不把这件事弄得满城风雨。这件事到底有没有还不确定，即便有，弄到满城风雨，你们双方都会受到伤害，最终他破罐子破摔，才有可能做出过激行为。就像你所说的，他想占便宜还不想让别人知道，所以现在权力在你手里，应该是他怕你，你就好办一些。但要清楚什么是不能做的，什么是接下来的生命中最重要的，是否准备去得到它。还需要注意的一点，就是保护好自己的经济利益，不能在这个过程中弄得退休金没有了，生活没有保障。关于你说的三十年白白付出了，我觉得这三十年至少有三件事是你的收获：第一，你更能了解这个枕边人到底是谁，刚开始你肯定不像现在这么清楚，只觉得他心挺好，有点大男子主义，现在看好像结论和当初不太一样。人要追求幸福什么时候都不晚，两个人幸福，一个人也可以幸福，幸福是一种心理状态，和房子大小、身边有没有其他人、钱的多少等不成正比，就像鞋穿在脚上只有脚知道合不合适，幸福不幸福也是自己知道，不是给别人看的。追求幸福是随时可以的，并不是前五十年做错了，后三十年得继续错，所以得问自己什么是重要的，哪些能做，哪些不能做？

第二，你生出了一个自己喜欢、健康的儿子，培养他读大学还找到了工作，他了解你承受的委屈也知道你做出的贡献，并且愿意支持你、孝顺你。这怎么能是白付出了呢？

第三，你从一个懵懂的青春少女读完大学，现在变成了教授，整个中国能成教授的人肯定不会超过 10%，女教授就更少了，你想你怎么可能是白付出了呢？而且，现在的社会变得更加多元，更加宽容。

我们分析完这些问题，你回去之后不需要马上做决定，需要考虑未来到底想要什么，该怎么做，以后能拥有哪些资源？人生不论在哪个年龄和阶段，都是有得有失，所以需要你去衡量哪种生活更适合自己。另外，还需要考虑对方是否还有改变的可能，这些因素都考虑进去之后再做出决定，然后才涉及和对方的谈判。希望这样分析能对你有所帮助。

**咨客**：非常有帮助，谢谢你。我现在抱有一种幻想，就是能把我们两个的事情和平解决，我也不愿意弄得满城风雨，因为这个圈子很小。我也和他说过我不想去闹得人尽皆知，但他就觉得我是下不了决心的。如果能和平解决是最理想的，如果不能的话，我只能试图走法律程序，这是我最近这几天做出的打算。

案例涉及价值观差异。咨询师是怎么帮助咨客的呢？

首先，从身心疾病的角度进行评估，发现抑郁并没影响咨客吃饭、工作，睡眠虽稍有影响但咨客可以自行调整。此外，有心理和社会的压力源，看来原本就是一段不幸的婚姻，现在又怀疑丈夫有了外遇。

其次，在咨客讲述的过程中，咨询师从中提炼出了模式。假如她讲的都是事实，可以看出夫妻两人从一开始就存在较大的差距。这就是为什么绝大多数的人都提倡门当户对。所谓门当户对是指两人价值观、性格和经济条件的匹配，这三者是导致家庭不幸或离婚的非常重要的因素，匹配因素越多越好，否则就容易变成他们这样。

有些人随着时间推移，受教育程度增加，会发生变化，例如，克林顿和奥巴马虽然小时候都非常贫穷，但后来发展得很好。而案例中的这位丈夫，心理扭曲到这种程度，整个一生中都无人约束他，业务能力越好，越自我膨胀。这两人明显都没成长，否则不会是今天这样的状态。

这是从精神动力学和家庭动力学角度解释他们为什么会变成今天这样。精神动力学就是指咨客在家里排行最小、父亲被打成"右派"、父母离异给她带来的影响，这些影响是从小就带来的，已经很长时间。家庭动力学是指他俩生活在一起给咨客的影响，并非农村人都像她丈夫这样拿不对当道理。

最后，咨询师给咨客做了很多认知上的调整。作为咨询师，不能直接告诉她是否离婚，但可以告诉她现在这个社会非常多元，对离婚也非常宽容，不论是单身、还是再婚的女人都可以生活得很好，并不是离婚后就什么都没有了。想让别人尊重你，首先得自己尊重自己。

所以，心理咨询要帮助咨客，得先知道咨客的病理模式是什么。这对夫妻同时具备了离婚的三要素：性格不合，价值观差异明显，家庭经济条件也有差异。现在经济问题解决了，前两个问题依然存在。

咨客为什么没选择离开呢？一是因为从小看到父母离异，母亲生活很不容易，不想步其后尘；二是涉及面子、文化的影响；三是一直依赖对方，离婚后一个人生活会很害怕；四是，害怕对方做出过激行为伤害自己。如果一个女性的尊严是独立的，人格是独立的，就不会有这些担心。

很多人误认为女性不独立是源于经济，其实不然。本案例中的咨客在经济上是独立的，还是教授，为什么依然不能独立呢？在我们整个社会文化氛围下，加上她当年成长的环境，当时特殊的社会文化，给他们打下了非常深刻的烙印，所以他们在这方面就变得扭曲，导致她认为男女在人格上是不平等的。对于女性来说，不仅要经济独立，更加重要的是有独立的人格精神。

整个社会只有做到全面的男女同步统筹，这样的社会才能真正走向平衡。如果人格和经济只能选择一个独立的话，也应选择人格独立，因为经济独立并不能导致人格独立，一旦在心灵上被灌输"你就是弱者，你就是不行的人，你就是坏人"的思想，就并非金钱能够解决，因为伤害已经造成了。因此，全社会都应该宣传女性的独立，尊重她们的人格，尊重她们的选择。

## ■ 他不觉得"拈花惹草"是个问题

有时，价值观的分歧与性有关，有人觉得可以一夫多妻或一妻多夫，有人就无法接受。我们一般都以社会中主流的价值观为准。但是在两个人的关系中，如果女性想要从一而终，男性却喜欢拈花惹草，还认为这个无可厚非，这位女性就应该自己考虑一下，两人是否适合。

如果两人不能对"拈花惹草"的价值观达成一致，其中一人就会受到伤害。而同样有关"性"，接受"同性恋"的价值观通常不会损害别人的利益，自己按照喜欢的方式去做就行，但不能隐瞒、欺骗着一个异性结婚，制造一段痛苦的虚假婚姻。

可见，即便与性有关，只要价值观不造成违法犯罪的事实，不伤害到他人的健康、财产和生命，站在咨询师的立场，是应该给予尊重的，但是，放在夫妻、恋人关系中，若是这些价值观不一致，就需要严肃对待了。

**相关咨询实录**

**咨询师**：你好，请讲讲你的困扰吧。

**咨客**：你好！我和我老公结婚有五年多时间了，去年发现他有外遇，发现时他们在一起不到一年的时间，我老公说他们不经常在一起，也没有什么感情纠葛，后来是那个女生主动把这件事告诉我了。这个女生曾经是我的好朋友，已经离异。我知道后和老公提出离婚，但他不离，说他们之间没有感情，只是想帮助那个女生，并且向我道歉，我就原谅他了。从此以后他们好像也没有联系了，但他总是给我灌输"只要不影响家庭，男人就应该在外面花"的思想，所以我特别没有信心，我觉得早晚有一天他还会出轨。如果他再出轨，我很难接受，现在我不知道该选择离婚，还是要离开他一段时间，还是继续维持这段婚姻，因为他出轨的可能性很大，我可以预见。一旦再出轨，我会更受伤，那时关系就难以修复了。

**咨询师**：你说是那个女生告诉你这件事的，是什么意思？

**咨客**：那个女生三番五次地"点"我，引起了我的怀疑，我去问她的时候，她就选择告诉我了。在这之前我们是好朋友，经常一起吃饭、逛街。听到这样的消息时我没有心情处理和她之间的矛盾，让我伤心的是我老公的背叛，而且我们还有两个孩子，我觉得他很不珍惜这个家，不知道他出轨的时候脑袋里都在想什么，就觉得他没把我当回事。

我当时回家就要离婚，我老公不离，说以后绝不再出轨了，出轨很没意思，很多事情经历之后才知道，还说以后如果再出轨，我们的婚姻就完了。他当时都掉眼泪了，觉得不该让我那么难受，不该伤害我、对不起我。但这件事之后他没有任何实际行动，不帮我做家务，继续在家里装"大爷"，也不愿意让我过问他的行踪，时不时还给我灌输那些思想。

两三个月之后，我开始处理和那个女生的关系，当时也是因为家里的事情，她和我老公联系了，我就去打了她两个耳光，还骂她没良心，让她记住以后不准再与我老公联系，而且我们也不再是朋友了。

咨询师：我想了解一下，你刚才说你先生很后悔，因为出轨破坏了你们的关系，但是后来一直给你灌输男人出轨也没什么关系的思想，你觉得这矛盾吗？

咨客：矛盾，所以我觉得他当时说的那些话都是哄我的，只是不想让我离婚，过后又不想让我管他，所以总是给我灌输这些思想。我是这么理解的。

咨询师：哦，你觉得后面的才是他的真实想法，是吗？

咨客：对，因为出轨之前他就总是和我开这方面的玩笑，向我灌输这方面的思想，当我真生气的时候他又说绝对不会的。比如我们讨论出国的事时，他就说我要是找个洋姑娘发生关系了，你应该不会生气吧，肯定没感情的；我们一起逛街时，他就指着某个女孩子说你看那个姑娘真好看，真美，总是这样提示或暗示我。他还说过如果老公在外发生这类事情，女人就应该装作不知道。

咨询师：你和那个女孩是朋友，在你看来你俩之间有什么不同吗？

咨客：我的家庭条件很好，那个女孩家庭条件不好，而我老公在他父亲去世前家境挺好的，后来就不好了。那个女孩的胸比我大，身材还可以，但皮肤不好，还比我大两岁。

咨询师：她有孩子吗？

咨客：有，但孩子归男方了。

咨询师：她现在是单身？

咨客：对，她不仅和我是好朋友，和我老公也是好朋友，我们原来都是同学。她和我老公是好朋友是因为他们在一座城市，当时回到老家的同学里只有她一个女生，聚会时总是有她，所以他们很熟。

咨询师：在你之前他俩没谈过恋爱，是吗？

咨客：我老公说他俩没谈过，因为那个女生的老公也是我们同学，他们从刚上大学时就开始谈恋爱，但当时他们也是异地恋，有分分合合、伤心难过的时候，她都是去找我老公倾诉。

咨询师：从一个旁观者的角度来看，有人会觉得她比你漂亮吗，或者身材比你好吗？

**咨客**：我觉得会。

**咨询师**：你是觉得她后天保养得好吗？

**咨客**：她保养得不怎么好，看上去比我老。我有点像学生的感觉，她比较女人。

**咨询师**：你有没有问过先生，和她在一起时喜欢她什么地方？

**咨客**：问过，但我觉得他没说实话，他说就是纯粹帮忙，还说她要长相没长相，要身材没身材，除了胸比我大，哪儿都不如我。他还安慰我说好多男人出轨找的女人都是不如媳妇的，就是图个新鲜。后来在我再三追问下，他说除了去帮忙还有占便宜的心理。

**咨询师**：你们的孩子现在几岁了？

**咨客**：五岁。

**咨询师**：你现在有工作吗？

**咨客**：没有工作，我曾经有一份很好的工作，但因为教育孩子放弃了。

**咨询师**：那个女性有工作吗？

**咨客**：有的，是高校教师。

**咨询师**：你先生是做什么工作的？

**咨客**：他做生意，时间很自由，属于游手好闲状态。

**咨询师**：你没有收入，相当于你们全家的生活都靠你先生，对吗？

**咨客**：对。

**咨询师**：你是选择放弃工作回家抚养孩子，是吗？

**咨客**：对，我也有独立生活和独立抚养孩子的能力，这点我不害怕，我只是恐惧离婚之后的孤独和寂寞，但我会挺过去的。如果离婚的话，孩子我会选择一人一个。

**咨询师**：你们商量过这件事吗？

**咨客**：商量过，但我当时是吓唬他，因为他是个很贪玩的人，家庭观念不是很强，在外面发生了什么事都不说，不和我说，也不和家人、朋友说，很压抑。他和朋友在一起永远是倾听别人说，并且给出很好的意见，也愿意帮助别人，但从来不说自己的事情。

**咨询师**：他做生意在外面会有很多应酬吗？

**咨客**：正经的应酬不算多，都是和朋友一起吃吃喝喝。他很能玩，所以当时提出离婚时我就说把两个孩子都给他抚养，我估计他挺害怕的。

**咨询师**：那个女性是喜欢玩的人吗？

**咨客**：不是，那个女性属于贤妻良母型的。

**咨询师**：你们除了正常家庭生活之外，还有什么共同兴趣爱好吗？比如看电影、旅游之类的？

**咨客**：我们都比较喜欢旅游，基本上每年出去一次。我大部分时间都用来看孩子，尤其是他出轨那段时间，我几乎是24小时都在看孩子，他一天都没帮过我。其实他生意也不忙，一年365天，最多干65天的活儿。

**咨询师**：他有什么特别的爱好吗？比如有人喜欢登山，有人喜欢打篮球。

**咨客**：没有，打麻将？但现在也不玩了。没什么特别的，就是喜欢旅游，喜欢吃，尤其是吃，出去旅游也是为了吃各地的美食。

**咨询师**：你们当初是怎么走在一起的？我的意思是他有那么多同学，做生意还可以接触很多人，为什么选择和你结婚呢？

**咨客**：他之前有过很多女朋友，但没有一段感情是时间长的，最长的也就八个月，不到一年，他说每个都是性伴侣，没有一个是女朋友，从没奔着结婚目标去交往。

我俩刚开始在一起时也都是玩的态度，因为异地嘛，后来我就认真了，总去找他，他也总来看我。再后来，我和他说："我年龄大了，如果你还是抱着玩的态度，我们就算了，如果你也是认真的，咱俩就考虑结婚。"他说没问题，但是当时没钱买房子，计划等第二年买了房子就结婚。但没等到买房，我俩就有孩子了，而且是双胞胎，我问他想不想要孩子，想不想娶我，他说想要孩子也想娶我，我俩就裸婚了。

后来我再问他爱不爱我，他就问我什么是爱？我说你不爱我干吗要娶我？他说那不是因为有孩子了吗？我发现孩子不满一周岁的时候，的确是他带得多，对孩子也挺上心的，他心细，观察能力也强，把孩子照顾得挺好的，那时候我还上班呢。等我辞职回家全心照顾孩子的时候，他就啥也不管了，全都交给我了。说我俩要分工明确，他负责挣钱，我负责照顾孩子，就这样一直到现在。

**咨询师**：他有什么地方是吸引你的呢？

**咨客**：当时我觉得他高大、正直、善良。但现在我觉得他很自私，他所有的善良可能都是为了满足自己的需要，而且他不像我道德感这么好。

**咨询师**：你今天还有什么问题需要问我？

**咨客**：我不知道如何处理我俩这段关系，继续维持这段婚姻我有种自欺欺人的感觉，我是管他还是不管他？管他的话，我自己会觉得很累很辛苦，也会委屈，而且他也会不高兴；不管的话，就是自欺欺人，只要有合适的机会，他还会出轨的。

**咨询师**：你俩现在在一座城市吧？

**咨客**：对，我为了他回到老家了。

**咨询师**：那个女孩也和你们在同一座城市吗？

**咨客**：对，现在我们三个都在同一座城市。对了，他出轨的时候我一个人带孩子在外地，他俩在老家。

**咨询师**：你大学毕业后还出国生活了很多年，是吗？

**咨客**：对。

**咨询师**：很明显我不能直接告诉你离婚还是不离婚了，但我可以帮你分析一下这段婚姻现在是一种什么情况。你大学毕业又留学回来，很明显是受过高等教育的职业女性，再加上人也很年轻，那他就会对你有一种很尊敬的感觉，因为你变得和他不一样了。年轻、单身、职业女性的特点，再加上你们曾是同学的感情基础，是他愿意接受你的原因。和另一个女孩呢，也是一样的情况，他们也是同学，知根知底，那个女孩后来还一直保持着职业女性的形象，但那个女孩不知什么原因和别人恋爱结婚了。

一个女人发生两件事时会产生很大的变化。一个是女人30岁以后，生完孩子和没生孩子时会不一样；而你还发生了第二个更重要的变化，就是突然从一个职业女性变为家庭妇女。刚才我反复问你是否陪他出去玩，出去应酬？在家里带孩子不代表要与外面的世界隔绝。但我听你刚才的意思基本上是全职做家庭妇女，每天只与五岁的孩子在一起。人们往往是与身边的人交流时得到很多信息，就像看电视、听广播、交朋友、出去开会学习等，而你把这些都封闭了，把自己培养成专职的家庭妇女了。如果一个男人从欣赏你"牺牲"的角度来看，明显你在家里做出了贡献，牺牲自己的职业生涯回来照顾孩子，他会很感激你，和你的感情也会很好。如果一个男人只是看你比生孩子之前的状态发生变化了，这个时候找的另一个女孩恰好和你现在的状态相反，她把孩子交给别人带，自己仍然保持职业女性的形象，在外人眼里看就比较有吸引力。

**咨客**：可我老公并没有因为我牺牲了工作而感激我，因为我曾经和他讲过，我现在为了照顾家里工作也不要了，和外界也隔绝了，而且从大城市回到小地方，在这里也没有什么朋友，唯一的一个朋友，还发生了这样的事情。他却说我所做的这些牺牲都是为了孩子，和他没有关系。我说为了孩子不也是间接支持你的工作吗？他就说你要愿意工作就回去工作呗。

**咨询师**：我刚才说的你没理解，我的意思是有两种男人，如果是前者，会因为欣赏你的牺牲而不会离开你。后者往往是当你生了孩子，做了家庭主妇之后，就会想到你为什么不是工作状态，为什么没有当年年轻时的身材？因为我一直在问你，他后面选择的女性和你有什么不一样？如果他后面选择的女性曾经生过四个孩子，比你失业的时间还长，人也变得和之前完全不一样，那就很让人惊讶了。实际上她恰好和你相反，这就是他这么做的原因。

所以我认为你刚才的直觉是对的，你的证据也是正确的，很多男人这样看问题，才衍生出后面的结果，这是我要说的第一点。第二，人的行为往往与他的认知或信念有关。如果一个人认为婚姻无所谓严肃不严肃，结不结婚的区别不大，不理解为什么结婚了就不能和别的女孩子在一起，本来就是玩一玩，那么这些思想很快就会指导他的行为。因为一个人的行为是在他的信念或信仰指导之下进行的。他在婚前交往过很多人，每次时间都不长，和你在一起时间最长，五年多了。我们常说婚姻有七年之痒，你这才五年就痒了。和他的极限相比，和你在一起的时间已经很长了，过去的极限都不到一年，所以这对他来说已经是非常难得了。用老百姓的话来讲，法律上是结婚了，思想上还是单身。而你是在结婚之后变得严肃、家庭观念很强的女性，这是你们目前的婚姻模式。

我反复问你们有没有什么共同的爱好，就像跳舞一样，两个人在一起接触得越多，配合得越多，感情就越容易稳定嘛。看起来你俩的爱好都不多，基本上没有共同爱好，所以除了养孩子，两个人没有其他什么共同的事情来维持亲密的关系，你们在这点上出问题了，明显和他的理念有关系，和他对婚姻的看法有关系，同时还和他的易得性有关系。那个女性也是单身，他没有破坏别人的家庭，他说只是想安慰安慰对方，感情不是很深，只有肉体的关系。实际上应该两者都有，因为他们也是同学，一定有感情上的交流，不仅仅是肉体的。同学之间大部分都有情感上的交流，但有肉体关系的少，一般有肉体关系的一定有情感关系，因为那时候的感情很纯真，倒过来就不一定了。这些婚姻的问题我只能帮你梳理一下，但不能直接告诉你要不要离婚。

**咨客**：我明白。

**咨询师**：利用这段时间你需要抓紧和先生谈一下，"你讲了两个版本的故事，到底哪个是真正的你？一方面你说只爱我一个人，却说不出爱我什么；另一方面又觉得别人太孤独、痛苦了，帮她进行着肉体治疗，这听上去都不像真话啊！"你直接问他爱你吗，看他能不能很自然、很有信心地讲出来。两个人在一起讨论婚姻的时候，一定要基于真实的感情，需要他回答三个基本问题。

第一个问题是：他是不是还在爱着你？这个问题不要藏、不要躲，有多少就说多少，因为这对你做后面的决定至关重要。

第二个问题是：除了这个女性，外面是否还有其他的女朋友，和她们之间到底是什么关系？未来还有什么打算？如果他说没有，就问他"为什么总讲男人在外面多几个女朋友也无所谓？你的这种信念未来就会指导你的行动。"你这样和他对话，就相当于在强迫他讨论这个问题，有怎样的理念就会有怎样的行动，因为人都是理念支配行为，而不是行为支配理念。

第三个问题是：他当初愿意和你结婚是喜欢你什么？为什么现在不喜欢你了？在他看来你最不能让他接受的是什么？虽然你认为

自己在家里很辛苦，牺牲很多，但得看他最需要的是什么，是喜欢你在家做"保姆"、带孩子，还是喜欢职业女性？如果他喜欢的是职业女性，他是否觉得和你谈话越来越没意思，或者觉得你不注意保养了，又或者是做饭不好吃了，等等。得看他对你最大的意见是什么，然后你再针对这些意见来看有没有改变的必要，能不能改。假如他要求你年轻10岁，那肯定是不可能实现的事了。但如果他不喜欢你在家做主妇，希望你做职业女性，这点好办啊。孩子要上幼儿园了，可以雇个保姆。不能因为要在家里做个合格的妈妈，最终把老公丢了。

同时你也要反过来问自己，你爱他什么？这段婚姻是否要保留？你最不能接受他什么行为？只要两个人彼此相爱，在情感上的交流和互动特别多，对彼此不能接受的东西在未来都可能逐渐改进。

最后，你现在没有工作，要注意保护好自己合法的经济利益，避免突然有一天独自带着孩子生活时有经济压力。

**咨客**：嗯，刚才你说的时候，我又快速做了一下分析。第一，我觉得他不是特别爱我，或者他根本回答不了什么是爱，因为从处对象到现在始终都是我主动，他被动。之所以结婚，他主要觉得我人品好，家庭条件好，我父母的条件好，以后还有个财产继承的问题，这都是很现实的东西。另外，他还觉得我学历高，有工作，以后也会是个贤妻良母。所以，从现实角度来看，他不会去选择那个女生。至于感情，他说过自己从来就不爱任何人，任何人的离开对他来说只是难过一小会儿，很快就会忘记，没有一个人让他有失去后就不会幸福的感觉，所以我总说他是个心中无爱的人。那么他也同样不会爱我，这就导致了他在外面发生什么事都愿意和我分享，倒不至于刻意隐瞒，但也不会主动分享；我体会不到家庭的幸福感，也没有温暖的感觉，心灵上很孤独。他经营婚姻的办法就是陪我吃饭、看电影，我喜欢的东西张罗着给我买，但不会更深入地跟我在心灵上靠近。

总之，我觉得他选择和我结婚主要是考虑现实层面的因素，人都害怕寂寞，都想有个家庭，而他又想有自由，想在外面拈花惹草的，就造成了今天这个局面。如果我因为别的事情难过，他会劝我、帮助我；如果我因为他难过，他却不愿意改变自己。

**咨询师**：我觉得你总结得很理性，所以要回去把你的想法和他谈一下。

对于这位咨客，咨询师首先进行评估，先弄清楚这对夫妻的感情基础是什么？他们为什么会走在一起？

评估后发现在这段关系中，咨客对丈夫的爱明显多于丈夫对她的爱，我们常说"强扭的瓜不甜"，可他们的特点是"先结果"，也就是在"瓜不甜"的情况下，还先把"果子"结出来，而且是两个。

在这个过程中，她还发生了另外一种变化，就是从一个职业女性变为全职的家庭妇女。对于她的变化，从一个母亲要照顾孩子的角度来看，是无可厚非的，而且照顾孩子也是一份全职工作，如果一个男人欣赏你的牺牲，会因此更爱你，但问题是有些男人并不买账。综合这些，可以看出来这个丈夫出轨的原因有三点：一是不够爱她，二是不能接受咨客现在的状态，三是他在理念上认为一个男人结不结婚和单身时没什么两样，多找几个女孩子没什么关系。

通过一个人过去的行为可以预测他的未来，也就是说咨客已经知道她的丈夫未来一定会做什么，可她还是要反复询问，就是因为不死心。已经付出那么多了，不想失去，总想找点类似于自己的认知和情绪有问题，丈夫对自己的感情还会变等理由。实际上她已经看出来了，这些都是无法改变的，因为人的行为受理念和信仰支配。

通过评估发现两人之间几乎没有任何共同的兴趣爱好，两人生活在完全不同的世界里，没有什么途径可以让他们把感情变得更紧密，一直都各自做着自己的事情，依然是两个独立系统，只是在同一个婚姻证书上。这几点都在反复提醒我们这段婚姻未来会发生什么。

那么，什么样的婚姻基础会比较稳固呢？第一，两个人因相爱而结婚。第二，共同生活以后，培养共同的兴趣爱好，不论有没有孩子都要保持属于两个人的世界。第三，对方最不能容忍的东西越少越好，对方喜欢的东西做得越多越好，不能全部反其道而行之。本案例的婚姻就是三个方面都在反其道而行之。

有一点很重要，要提醒咨客注意保护自己的经济利益，因为目前她没有经济来源，要避免对方转移财产。毕竟五年多的婚姻，有享受至少一半财产的权利，所以要知道保护好自己的利益。咨客在咨询中没有提到这点，而对方是个生意人，对经济问题了解得应该比咨客要多。如果咨客已经清楚地认识到这个问题了，咨询师只需要给个提醒。

　　从有关价值观分歧的案例可以看出：第一，不知是否由于女性求助咨询师较多，这些案例中，中国男权社会的价值观问题体现得较为明晰，具有崇尚大男子主义、一夫多妻、处处留情、重男轻女、家庭暴力、强调男人可以花心而女人要忠贞的倾向。这显然都代表了社会文化的落后和愚昧，而不可能是代表着人类最先进文明的价值观。相信随着社会进步，大浪淘沙，女性会变得更加受尊重，男性也会变得更绅士。第二，恋爱和婚姻中由于年轻人选择时比较盲目，很容易出现价值观有分歧，却还凑合在一起过日子的情况。身高、相貌不匹配，学历、家庭不般配，性格、脾气不一样，都是一眼即能看出的，而价值观则需要有意地去观察和考察。如果不幸遇到挫败，就要"吃一堑长一智"，一定要平复情绪，善于总结，跟咨询师讨论如何改善旧有模式，下回不再走弯路，尽快展开新生活，无论是独自生活，还是带着孩子，或是携手新的伴侣，都需要具有理性的乐观。第三，伴侣的价值观不可能完全一样，但尽量不要截然相反。当伴侣价值观不同时，必须考虑能否相互接纳。社会人群往往有主流的价值观，对于人类社会各阶段基本一致的价值判断不需要过多怀疑，认知与之一致，就没有太大问题。如果伴侣存心要给你"洗脑"，告诉你"男人都这么玩的"，那么就需要引起警惕，那似乎不符合正常社会人的行为规范。

# 第五章

## 婚姻这双鞋，你觉得合适吗？

STEP 1　中年夫妻各忙各，记得多说几句话

STEP 2　如何变"危"为"机"

STEP 3　如何与"孩子气"伴侣持久相处

STEP 4　不用"挖苦"给爱"熄火"

STEP 5　智慧面对公婆的添乱

爱情是两个人的事情，婚姻是两个家庭、两个系统的对接。两个原生家庭的环境、文化不同，一旦结婚，就把原本不相干的两个家庭对接在一起，很多时候会出现"秀才遇上兵，有理说不清"的情况。所以，结婚不光是两个人相爱就可以，对方的家庭、社会关系也会变成你的家庭和社会关系，如果适应不良，就会带来一系列"并发症"，使婚姻生活充满坎坷。

# STEP 1
# 中年夫妻各忙各，记得多说几句话

我们经常看到，出门在外的夫妻，童车里推着孩子，两人之间漠然。也有个性相投的夫妻，结婚十多年都甜甜蜜蜜，人们说的"缘分"，可以解释他们融洽的关系，但是分析下来，往往与处理人际关系的方式相关：你进一步，我退一步，你退一步，我也退一步……每对夫妻的风格不同，但相互幽默、气氛活跃的夫妻更容易相处。

## ■ "爬坡"阶段要相互理解

如果一个家庭没有巨大的不相容，不是转眼就要解散，那么，它应是一个紧凑的生命共同体。在这个共同体中，若是能量和语言交换过少，就容易造成互相不理解、猜忌和担忧。

一位女性咨客，40岁，因目前一家三口各忙各的，相互交流、关心变少，感到纠结，不知道该如何调整彼此的关系，前来咨询。

**相关咨询实录**

**咨询师：**你好，讲讲你的困扰吧！

**咨客：**我们现在一家三口人都在各忙各的。我先生两年前开了一家公司，几乎周末都不休息；孩子在忙着学习；我除了平时工作，周末会去学学心理学，现在三个人在一起时间特别少。前段时间我身体不太好，我先生还指责我没有照顾好自己，他这种沟通方式我很不能接受。我就在想，怎么能在大家都这么忙的时候，还能彼此互相关心，把关系调整好。

**咨询师：** 我现在听起来你们三个人都在"爬坡"阶段，先生想多挣点钱，你想提高自己的修养、专业技能，孩子想考所好大学，这样就不会像是退休的人有那么多时间休闲，好像想喘口气都难。

**咨客：** 对，对。

**咨询师：** 那么多类似状况的人，虽然不能天天在一起，但是可以在法定假日的时候集中在一起休闲。那你们三口人是真的一点时间都没有吗，还是觉得在一起也没有什么兴趣？

**咨客：** 我们夫妻在一起的时候，他会跟我说说公司里的事，我不怎么感兴趣；我谈关于学习的事，他好像也没什么兴趣，他不太会关心人；孩子现在正处在青春期，沟通起来也没那么顺畅。我就觉得都很纠结，不知道该怎么把关系调整好，主要是想先把夫妻关系调整得更融洽些。

**咨询师：** 夫妻关系调整得在一个框架下，他在外面创业这事你是很支持的，对吧？

**咨客：** 对。

**咨询师：** 先生的收入现在占家庭总收入的百分之多少？

**咨客：** 他的收入是我的 10 倍左右。

**咨询师：** 他的收入是你的 10 倍左右，一般来讲他会比你更加忙碌，需要花费更多精力在工作上。这是家庭分工的不同，他在外面挣钱，你在家里照顾好自己、小孩，甚至包括他的父母，这样才能让他在外面安心挣钱呢。所以你得考虑清楚你到底要一个什么样的先生，是整天陪着你交流，只有精神交流，没有物质基础；还是像你先生这样花费很多精力在工作上，收入也不是普通人能达到的，那关于交流、做家务等，你就不能要求他也像普通人那么做了。

**咨客：** 嗯。

**咨询师：** 关于孩子的教育也是一样，正因为他是那样一个整天早出晚归、忙于事业的先生，你就不能总抱怨他不跟你分担教育孩子的问题，正是因为他的付出，才可以快速地给家里买房子、车子，给小孩攒学费呢。

**咨客**：对。

咨询师短短几句话，帮助咨客调整认知，提醒她夫妻各自的分工如何，这样的讨论是为了避免一味抱怨和负面情绪。

## ■ 提高相处的质量

相互能理解了，然后就是解决问题。虽然不能像普通家庭那样日日相守，但也要安排有质量的共同活动。

**咨询师**：即便是大家都忙碌的情况下，也可以找时间集中去交流、互相关心。就像美国总统奥巴马，每天要处理那么多事情，马上要过圣诞节，他可以安排太太和孩子先去度假，他的妻子也能理解，因为她嫁给了总统，不是普通人。

即便是总统，一年中也还是可以抽出一些时间度假，你们也是一样。正因为经济条件还不错，可以在过年的时候集中拿出一周的时间去旅游啊。所以，在挣钱方面你希望他是强人，在生活上你又要求他跟普通人一样，那他很难办到啊。

**咨客**：是，他也是这样说。

**咨询师**：对啊，那你得搞清楚你想要什么。有的妻子就说我不稀罕你挣那么多钱，你挣现在的一半就好，剩下的一半时间享受生活，这就是为什么一些人到一定阶段就会选择慢下来。

凡是优秀的企业家，工作和生活都不可能是平衡的，但是可以制订一个计划，我大致挣多少钱，然后就回归家庭，到时候请一个职业经理人来帮助管理，这样就会有更多时间享受生活。

这里面大家就可以商定一个目标，他挣到一定数目的钱，你的学位拿下来，孩子考上大学，大家就拿出更多的时间享受家庭生活。这个目标不能总是变化的，挣了一百万，想挣两百万，拿了硕士学位再拿博士学位，那全家就很难在一起了。

你们全家都在"爬坡"，这个时候特别适合定个"山顶"，这个目标一定是家庭的共同目标，而不是说他埋头挣钱，你们都不买账，或者你学了心理学而更会跟他吵架了，那他当然不能认可你学的东西了。

**咨客**：对对，他就是这么说的。

**咨询师**：是啊，学了心理学，得有效果；他也是，挣了那么多钱，你得肯定他的付出。制定一个目标，大家共同努力，到了"山顶"就会有一种"会当凌绝顶，一览众山小"的感觉，下坡的时候就可以多休息会儿嘛。

**咨客**：对，制定一个家庭共同目标，或是做一个阶段性的小结也会更好，三个人一起出去度假，把其他的先放下。现在年龄大了，身体状况不好的时候，情绪很容易受影响。

**咨询师**：对啊，这个目标还得可测量、具体。小孩要到哪里上学，读到什么学位，我们家要挣多少钱，我们要奋斗到哪年，没有具体的时间或是内容，那你这目标就变成空想了。有了目标，大家再共同努力的时候，就会互相理解，而不是各自抱怨。

即便是在"爬坡"的时候，也不是不能缓口气。国家领导人过年的时候还会轮流休息呢，他总不能比他们还忙吧，很少有人一年拿不出几天休假的。很重要的是，大家都能看到彼此的付出，妻子觉得丈夫在外挣钱辛苦，丈夫也很欣赏妻子不断进修，小孩看到父母一个人帮我挣钱，一个人教我怎么做人，心里知道感恩。我这样分析对你有帮助吗？

**咨客**：非常有帮助。

## ■ 中年夫妻谨记：家庭是生命共同体

这个案例体现了许多中年家庭的典型状况：没有大的矛盾，却由于交流不够，开始疏离。

1. 咨询师首先评估了家庭成员的状态

（1）咨客一家三口各有所忙，均处于"爬坡"阶段，休闲和交流的时间变少属正常情况。

（2）咨客的先生的收入占家庭总收入的绝大部分，更多地承担赚钱养家的责任，少有精力顾及家庭琐事。

2. 下一步，咨客与家人可以做的事情

（1）各司其职，互相支持。家庭成员各有分工，与其相互抱怨，不如感恩对方的付出，同时尽自己所能，则整个家庭利益可以做到最大化。

（2）制定家庭共同目标。一个家庭就是一个生命共同体，制定具体、可测量的家庭目标，可以使家庭成员"瞄准目标，有的放矢"。

（3）忙里偷闲，提升交流质量。"爬坡"阶段，相互交流的时间变少，可以安排节假日集中交流和外出休闲，同时提升沟通质量。

3. 咨询师提醒广大家庭注意的问题

（1）情感需求与物质需求应有一个平衡。案例中的咨客既希望自己的先生能够上进、成功，承担起家庭的经济负担，同时又渴望对方给予自己理解、关怀、精神的交流。聪明的女人，会先搞清楚自己对先生的期待，在两者之中找到平衡，而一味抱怨只会将对方推向远方。

对于男性也是一样，要考虑自己能给伴侣和孩子、家庭提供什么。比如在某一个阶段，能提供更好的物质条件，稍微兼顾情感需求，然后在另一个阶段，不处于爬坡期了，可给予家庭更多的精神支持，这样就基本可以保持一个相对稳定的状态。

（2）明确家庭目标。每个人在人生的不同阶段拥有不同的目标，每个家庭在不同阶段也需要有明确的目标。这个目标并非从个人的角度出发，而是从家庭整体利益的角度出发，带领家庭每个成员各尽所能，为实现共同的目标而努力。这样去设置目标、奔向目标，才能尽量避免大家处于太不均衡的状态。

# STEP 2
# 如何变"危"为"机"

因为相识相爱而聚首，由于相知相熟而不合，仅仅是沟通问题吗？年轻伴侣走到中年，所有的情况都不同于最初相识之时。人到中年，家庭的环境压力、责任压力、经济压力、身心压力和岁月的紧迫感，等等，把当初的花前月下，卿卿我我，变得面目全非。在这样的"中年危机"面前，只有意识到两人已然发生的变化，理性思考，才可能变"危"为"机"。

## ■ 他不再关心我

一位女性咨客，35 岁，与先生在一起十几年，现在经常争吵，感到两人的性格并不合适，有放弃婚姻的想法，但是考虑孩子，又觉得不能轻易放弃。

**相关咨询实录**

**咨询师**：你好，请讲讲你的困扰吧！

**咨客**：我和先生原来是从同一所大学毕业的，认识也有十几年了，现在已经有了两个小孩。但是在这十几年里，我们总是争吵，我感觉可能是因为双方性格不合适，他的言行举止好像都不是我想要的。他本身是一个挺优秀的人，在事业上发展得也不错，但是在家里，我总是觉得两人合不来，关系理不顺。

**咨询师**：你们俩经常因为什么原因争吵呢？

**咨客**：只要他做了一些事情不对我的心思，就会争吵。而且，我觉得主要还是我心情的原因，因为既要工作，又要照顾两个孩子，感觉很累，家庭负担很重；他却总是忙着工作，晚上还要去应酬，出差也很多，很少管孩子。我对家庭付出了那么多，却换不来他的一点关心，因此心情总是不好，很容易找茬吵架。我觉得最主要的就是得不到他的体贴和关心，如果能给我一些关心，我的情绪也能控制住。我在经济方面和他付出的差不多，但是在精力上远远超过他，孩子基本上都是我和保姆在照顾，但是他还是无动于衷。

**咨询师**：你的意思是说，在经济上他做得还不错，都把钱交到家里……

**咨客**：没有，这也是一个问题。我们俩从开始相处到现在，十几年的时间里都是财务独立的，他从来不会把钱交给我。而且还有一点是我受不了的，他对钱很看重，包括给我花钱都很抠门，家庭的基本支出，包括保姆费都是我在承担，他只是还个房贷。所以，他对家庭的贡献就是一个房贷，孩子他基本不管，也很少给我买什么东西。他在钱上很算计，能不花的时候就不花，让我花，因为我赚得也不少，他觉得我也花得起。

**咨询师**：现在不把这些事都搅在一起说，我还想具体问一下，你家的房贷每个月是多少钱？生活费是多少钱？

**咨客**：房贷8000，但是保姆费、孩子的花销都是我在付，这些加在一起也有六七千了。

**咨询师**：也就是说，他基本上能够承担家庭所有支出的一半，是这样吗？

**咨客**：对，差不多。

**咨询师**：刚才你提到他不愿意在你身上花钱，这跟每个人的交往方式不同有关。他的父母原来都是干什么的？

**咨客**：对，跟这个有关系，他的父母都是农民，是节俭了一辈子的人，即使到现在也是对钱特别看重，他就是在这样的环境里长大的，对他的影响很大。

**咨询师**：你的父母是做什么的？

**咨客**：我们家的条件比他好一些，父母都是工人。因为我是家里的老小，从小总是被宠着，在花钱方面比较宽松，我的花费比他要高一些，他老觉得我爱花钱，认为如果把钱给我，我就都花了，所以平时尽量花我的钱，他的钱就能省下了。

**咨询师**：对的，问题是他把钱省下来干了什么？是省下来自己去挥霍了，还是省下来给他的父母，这不是一回事。如果只是省到存折上，将来小孩上学需要钱，他还肯出，这还好办，这只是每个人的消费习惯和行为不同，这跟他没把钱给你，而是给另一个女人是完全不一样的性质。

**咨客**：那倒没有，没有挥霍，也没给别的女人。

**咨询师**：对，这就是一个人的消费行为，跟他从小的习惯有关。另外，你刚才提到他不关心你，你说的关心指的是两个人一起出去看看电影、花前月下，说点暖人的话，还是在你生病的时候，他能带你去看病？这两种要求是不一样的。

**咨客**：您说的第一种情况，在他那儿肯定是没有的，这对他来说就是奢望。我说的就是平时我跟他说身体不好的时候，他总是摆出一副旁观者的姿态，左耳朵听，右耳朵就出了，而不是表现出比较着急或是问候关心的态度，根本不放在心上。

**咨询师**：你原来去看医生、生小孩的时候，他会去照顾你，对吗？

**咨客**：那倒是会，我要是让他陪我去的话，他也会陪，就是不主动、不上心。

**咨询师**：好的，我听明白了。你今天主要想跟我讨论什么问题？

**咨客**：我就是不知道该怎么处理好这个关系，总是感觉他心里没有我，感觉没法一起生活下去了，给不了我心理上的满足，感觉很失落、很空虚。

**咨询师**：我了解，你感觉受到伤害，还有其他的问题要讨论吗？

**咨客**：没有，就是这个。

## ■ 价值观冲突不能通过冷战来缓和

**咨询师**：你的先生在家里是老大吗？

**咨客**：对，是老大，他下面还有两个弟弟。

**咨询师**：你是家里的老小，上面还有哥哥，还是姐姐？

**咨客**：还有一个哥哥和一个姐姐。

**咨询师**：好的，刚才我问你这么多问题，明显是想帮助你搞清楚对方的想法，究竟对方是因为人到中年，有了别的想法，不想跟你过下去了，还是有什么其他的原因。根据你的描述，可以看出，你们俩的矛盾主要是因为双方的生活方式不同带来的。你当初认识他的时候，他的这些生活方式和观念就已经形成了，并不是生了两个小孩之后才有的。你在认识他之前，就因为是家里的老小，习惯了别人照顾你；而他是在农村长大的，还是家里的老大，在生活上习惯节俭，从小被摔打得很皮实。这样长大的人是不太会关心和关注一个人的心理活动的。

你刚才说的那些心灵的呵护、嘘寒问暖等一般是城里人会干的事，家庭经济好的人会干的事，只有当一个人的生存问题解决后，才会去关心这些事情。

他在遇到你之前已经形成了这样的习惯，而且时至今日，他依然在为生存奋斗，只是刚刚解决了温饱问题而已。你是在高校里工作的人，在那里的工作人员，除了保安、清洁工等，绝大多数人都是有大学及以上学历的人，但这并不是社会的常态。在目前的中国社会，只有30％的人是接受过高等教育的。你所处的环境是个特殊的环境，是非常讲究文明、人文的，所以你会特别在意对方是不是也很有人文修养，会关心人；但是他工作的环境不可能有70％以上的人具有大学学历，包括像在华为这样的知名企业，也不可能有70％的员工是大学生，很大一部分其实是工人。

综合来看，你从小的家庭环境较好，是被照顾长大的；步入社会以后又在高校这样的环境工作，自然会对一个人的人文素质要求比较高。而且更麻烦的是，即使对方不太会关心人，如果在经济上能够贡献三分之二或更大的比例，你的心里也会舒服一些。但实际情况是，你们俩基本上是一半一半，再加上你又生了两个孩子，自然心里就难以平衡。

**咨客**：对，对，是这样的。

**咨询师**：现在你们两个人之间没有根本的矛盾冲突，这还比较好办，如果是一方不想要另一方，或是他不想要孩子，那就更麻烦了。类似情况下，你就需要和他讨论，"你现在更多的时间都是陪着客户，咱们哪怕是一个月去看场电影也好，这些花销不能都省略了，要不然咱们的孩子在这样的环境长大，对金钱斤斤计较，不舍得吃，不舍得玩，也没有什么修养，那以后咱们的孩子嫁给谁啊？"

从这个角度跟他谈，得是一代比一代强才行，引导他开始重视人文的建设。"父母那一代整天'与天斗、与地斗'，那是因为没有办法，靠天吃饭，咱们这一代已经不一样了，不是只要能挣钱就行了，也要同样重视精神建设，不然这么发展下去，孩子不就成了暴发户的后代了嘛。"

你还可以建议丈夫拿出一些时间和金钱去参与一些朋友的聚会，参加一些跟文化有关的活动。既然在大城市里生活，那就可以享受大城市里的资源，比如偶尔带孩子到外国餐馆吃饭，让孩子感受一些国外的文化，否则为什么要留在大城市生活呢，到小城市不是更省钱嘛。

**咨客**：他在吃饭方面倒是还可以，挺舍得的。

**咨询师**：不知道是不是因为吃饭能够报销？

**咨客**：对，您说得对，呵呵。

**咨询师**：对啊，他这就是贪小便宜的心态。现在你就需要引导他慢慢开始培养文化的氛围，而不是整天只和吃、穿、住有关。比如周末全家人一起去图书馆，每人挑选一本自己喜欢的书，这就很好啊！你现在追求的这种生活，他暂时不能给你，可能有两个原因：一个是工作忙碌，另一个可能是因为他不认为这些事是重要的。

**咨客**：对，他总觉得我的要求特别高，一旦我说身体不好，他又说我太娇气了；他从小确实苦惯了，特别皮实。我和他相差很远，所以，他觉得我事多、挑剔。

**咨询师**：不能两个人总在那打嘴架，知识分子容易犯的毛病不是打嘴架，就是冷战。

**咨客**：我们这两种情况都有，每次吵完架，我们俩都冷战，而且每次都是我先跟他说话，您说有这样的男人吗？真是让人受不了，只要我不跟他说话，他就能一直冷战下去，特别轴。

**咨询师**：是的，你说的这些现象都是冰冻三尺非一日之寒，也不可能通过冷战、吵架就能解决，而是要从现在开始培养他。在你的周围，有哪个家庭的生活模式是你比较欣赏的，那就可以和这样的家庭靠近。所谓近朱者赤，比如，他们出去野餐，你们也可以一起去，这样慢慢就会受到熏陶。你现在的想法是对的，但是太着急了，总是想通过说理的办法使他迅速发生改变，这就十分困难。就像咱们现在开 APEC 会议，也是想要向发达国家学习先进的东西，互相交流，国家的治理和家庭的经营是同样的道理，这样讲你清楚了吗？

**咨客**：我觉得太难了，而且这些所有的努力还需要我去做，对于他那么轴的人，我觉得太困难了，简直需要铁杵磨针的毅力。所以，我现在对生活没有信心了，因为我本身照顾两个孩子已经很辛苦，如果再让我引导他去改变，我觉得太累了。

**咨询师**：是这样的，如果你离开他，自己的身体不好，带着两个孩子，那你的未来会更好吗？答案可能是更难了。两个人如果选择在一起，就不能打着过，当你这样想问题的时候就会比较有动力。另外，你带领着家庭往好的方向走，将来两个孩子成才了，你也会感到愉快。你现在做的不是一件坏事，这种事最坏的结局可能是最终他也没有什么变化，但是在这个过程中，你变得充实了，你看到别人是如何经营家庭的，是如何教育孩子的，你也会变得愉快。

你如果认为做这件事本身是另外又增加了一份工作，感到自己又要上班，又要照顾孩子，还要额外做这些，这么想就变成抱怨了。也就是说，你并不是为了他去做什么，不是一味希望他变好，而是在给自己争取更美好的结局，在没有更美好结局的前提下，也不能让自己变得整天怨天尤人，成了怨妇。

**咨客**：咨询师，您说为什么一个三十几岁的男人一点都不懂得包容，没有一点大度呢？我觉得他整天走南闯北，还经常出国，见识也挺广的，为什么对自己的女人就没有一点大度和包容呢？不管我是因为身体不好还是什么原因对他发一点脾气，他总是点火就着。他为什么就不能想想我的处境呢？

**咨询师**：这些事基本上是在大学毕业以前就已经形成了的。

**咨客**：没有，他那时候和现在不一样，自从我们生完孩子，他妈妈来了以后，他就变了。生孩子以前，我们俩还行，关系没有现在这么僵，自从生完孩子，就感觉一天不如一天了。

我感觉他在处理婆媳关系方面就是一边倒，把婆媳关系也弄得一团糟，他妈妈那个人也没什么文化，不太会做人，总是挑事。现在他在我面前变得特别大男子主义，他以前不是这样的，我觉得就是被他们家人给调教的。他根本不会处理这些关系，都是向着他们家里人，我觉得他脑子真的有点笨，情商极低，顽固不化，呵呵。

**咨询师**：呵呵，你要是这么说能舒服点没关系，但我认为原因不是这样。我想问一下，你觉得这种变化，跟你生女孩有关系吗？

**咨客**：有关系，太有关系了。他们家三个儿子，总共生了六个孩子，全是女孩。我当时根本不想要第二个小孩，是他非想要，就是想要个儿子，结果生出来还是女孩。我觉得他和他们家的变化都跟这个有关系。

**咨询师**：对，你说突然变化，在我看来一直没有变，他和家里原先就相信生男生女由女人决定，男孩能传宗接代，这些想法都是在大学毕业前就形成的，只是过去没有机会表现出来，而你生了女孩就成了导火索。

**咨客**：他从来不承认，但是我知道他心里就是这么想的。他当然不承认了，那样的话意味着他多低俗、多没有修养啊。但是骨子里，他们家里就是这种思想，觉得在村子里没面子。我就跟他说，"如果老二是男孩的话，你肯定会对我包容。"他现在对我这么挑剔，根本也不听我说话，中国不是有句话嘛，"母凭子贵"，肯定是跟这个有关系的。

**咨询师**：对，所以你刚才说的变化听起来是和这个有关，否则不会是生了小孩之后才有。但是，60%左右的中国人都有这种想法，从科学上来讲，生男生女是由男人来决定，但是有相当一部分人并不是这么认为。

**咨客**：他们就不这么想。

**咨询师**：对，他原来就这样，你选择了他，现在怎么办呢？要做最后的努力，双方感到家庭挺好的，小孩挺好的，就有希望；但是如果找茬吵架，就会越弄越僵，感觉家里跟战场似的，这样下去会把四个人都拖垮。希望对方做出改变是非常困难的，你要改却是容易的，因为你是个很开明的人。

**咨客**：哎，我觉得很失望了。我为这个家庭已经付出了这么多，我还得去改，我就觉得自己太委屈了。作为一个女人，付出这么多都不能换来一点关心，跟他在一起生活一辈子，图个什么呀！

**咨询师**：这句话你应该在十几年前问你自己，而不是现在问。

**咨客**：他那时候没有出现这些情况，那时候就我们俩，什么事都没有。而且，当时确实是我的收入比较低，他在经济方面承担得比较多，心里也比较平衡。可是现在情况不一样了，我在经济上付出这么多，身体这么不好，下了班还得坚持照顾孩子，他在精力上不顾孩子也行，那你能对我有些关爱也可以啊。现在什么都没有，我这么跟他过下去有意思吗？这么过一辈子，我作为女人是不是太委屈了？

**咨询师**：这里面有两件事：第一，没有人强迫你一定要过一辈子；第二，假如把这个男人暂时抛开，假设这个人就是每个月贡献一个房贷，你自己觉得这样的生活可以接受吗？

**咨客**：这个问题我想过。我经常自己劝自己的时候就在想您说的这个，可能这样想想心里也能平衡一点。

**咨询师**：对，这样就能平衡一些。另外，你现在总是这么生气，一定会伤害身体，你把跟他生气的时间，纠结他为什么不改变的时间拿来改变自己的生活方式，不是让你去改变自己整个人，而是为什么不把这段时间拿出来听音乐、跟朋友聚会、读读书……最重要的是让自己不生活在怨恨、失望、悔恨中，在两人的问题暂时讨论不明白的时候，就可以采取搁置争议的策略。

你现在跟一个并没有认为自己有错的人去讨论怎么改的事，那怎么能取得效果呢？所以你应该把现在的时间和精力放在怎么让自己和小孩快乐上。你刚才一再说身体不好，那得抓紧时间健身呢！举个例子讲，你每天带小孩很辛苦，那可以跟他谈，"你每周带半天可以吗？"利用这个时间可以去练瑜伽，这样身体不就慢慢变好了嘛。

**咨客**：我觉得自己现在就处在一种恶性循环中，都没有心情去干别的了。

**咨询师**：对啊，你现在是因为心情不好，也不去锻炼身体了。你现在才三十几岁，不可能身体已经一塌糊涂了，即使不如原来好，但还是处在非常年轻的阶段啊！你在高校的环境里，有很多机会可以去健身，没事可以去看看那些年轻姑娘都在干什么，自己也去参与参与。你的心情不好，身体又不好，那能高兴吗？

你现在想一想，如果每周健身5个小时，一年下来就不一样了。一般人的25～45岁是身体最健康的时候，除非你把自己气老了，不打扮，不说话，不看电影，什么都不干，那当然就老气横秋了。你们俩的问题可以先放一放，在没有到水火不相容、要散伙的时候，就先把自己的身体搞得健康了，心情变好了。你的小孩才4岁，是最好玩的时候，你却都没有心情。

**咨客**：对，总觉得自己快得抑郁症了，有时候就想着要把所有的一切都放下，包括孩子、财产，我都不要了，自己换一个城市去生活，呵呵。

**咨询师**：呵呵，你看自己还能笑，只是有些无奈，真得了抑郁症的人就笑不出来了。你现在的状态是比较烦，还在跟对方较劲，说明你还想变好。我们讨论的方案就是两人先别互相烦了，先把该做的事情做了，把身体调养好，把心情调整好，暂时先把对方当成一个"ATM机"，每个月给你付贷款，缓缓劲儿，把自己调整好，再看看下一步该怎么办。

**咨客**：嗯，好。咨询师，还有一个事，我觉得在心里也是个阴影，感觉没法原谅他，就是他动手打我。每当我想起这个事情的时候，就感觉两人已经没有感情了，他跟我动手都有好几次了。

**咨询师**：我想问一下，他跟你动手都是在你们吵架的时候，对吗？并不是他一回到家，没有什么原因就对你动手，对吧？

**咨客**：那倒不是，就是因为他妈妈跟他告状，他觉得他妈妈受委屈了，就变得没有理智了。

**咨询师**：对的，这是反应性的，是因为别人惹到他，而他的修养不够，反应过度。这种情况就得靠策略去解决，总是处于"擦枪走火"的状态很麻烦，如果双方先把问题搁置，选择去做好自己的事情，不去纠结谁对谁错，而是先学会保护自己，争取时间，争取改变。当你觉得委屈的时候，肯定就缺乏动力；当你是为了自己在做，为了两个小孩在做，为了自己的余生在做，这样就会有动力。这样清楚吗？

**咨客**：嗯，老师，如果我跟他分开了，您觉得我的处境是不是还不如现在？

**咨询师**：从客观的角度去看看。你如果没有这方面的认知，也可以去一些婚恋网站去看一看，像你这样年龄的女人，还有两个小孩……

**咨客**：我离婚的话，肯定选择带着一个孩子。

**咨询师**：选择一个，你也是两个小孩的妈，即使两个都不选，你也是两个小孩的妈。在这种情况下，不需要首先选择下策，很多人的情况与你类似都愿意再做最后的努力。难是难，但是你们两个有一定的感情基础，还有两个孩子。对于两个人来说，开战是最容易的，问题是现在需不需要开战，是不是还有其他的策略。

所以，你现在需要先把你和孩子的利益维护好，争取让它最大化，最后如果出现不得已的结局，那也是不得已而为之。这样讲，你清楚了吗？

**咨客**：嗯，清楚，很清楚。

## ■ 化危为机，要用中上策，避免下策

首先，本案例中咨客的困扰明显是人到中年对自己在年轻时做出的选择感到后悔，这就是所谓的中年危机。有些后悔的事情是容易纠正的，但有些却不太容易，例如，一个人的价值观基本上是在成年以前就已经形成的，很难纠正。所以，年轻人在谈恋爱的时候要能区分开哪些是能变的，哪些是不能变的。当然咨询的目的不是要让咨客后悔，而是引导咨客客观、理性地看待问题。

其次，时至今日，咨客在咨询中不断地发出疑问，我可不可以

离婚呢？离婚当然可以是一种选择，但这是目前的上策吗？从咨客的情况来看，她本身来自普通的家庭，已经三十几岁，还是两个孩子的妈妈，身体状态也不好，对生活充满了抱怨，再重回婚恋市场中，接受第二次的竞争，结局会是怎样呢？很明显，一味抱怨，盲目选择离婚都是解决目前困境的下策。咨询中，咨询师从不同的角度激发咨客的动机，在时机还不成熟的时候，保护自己和孩子的利益，争取往中策走。

# STEP 3
# 如何与"孩子气"伴侣持久相处

每个人的成熟程度都有个体差异，"孩子气"在恋爱中显得可爱，在婚姻中却往往令人生厌。

## ■ 学习成绩好的他居然很幼稚

一位女咨客，36 岁，结婚七年，孩子两岁多，过去对老公一直采取包容的态度，但她担心这样下去，他会更加不懂得承担责任。

**相关咨询实录**

**咨询师**：你好，请讲讲你的困扰吧！

**咨客**：你好！我主要想聊聊在婚姻上的困扰。我今年 36 岁，结婚七年，我和爱人认识大概七年多，当初我们认识后很快就结婚了。我们现在遇到的问题是他很不喜欢沟通，和他讲话他就像没听见一样，除非是他愿意听到的事情，才会有些反应，否则就故意把话题岔开或根本不作声。

他是个特别孩子气的人，用他自己的话说，对于生活只能看两步远，并且对这点非常自豪。他毕业于名牌大学，但职业发展不是很顺，我怀疑和他的这点有关系。平时他对我也特别冷淡，和他讲话也没什么反应，我确定他没有外遇。

我俩有个两岁多的孩子，他除了对孩子比较耐心外，对其他人都很冷淡，包括他妈妈。在我印象中，他已经有两三年没有叫过我的名字或称呼我"老婆"了，和我讲话都是没有称呼的。他和他妈妈也一样，近两三年我很少听到他叫他妈妈，几乎没听见过。目前我们的关系就是这样，让我非常困扰，我不知道他怎么了，给我的感觉是他很缺乏深厚的情感。比如他吃饭觉得好吃就会很开心，不合口味就会很生气，皱着眉头不理人或发脾气。如果他的表层感觉舒服了，就会很高兴，从不会考虑其他人的感受或者什么事情应该怎么做，我不知道该怎样处理现在的状态。

**咨询师**：你们认识七年多，也就是你并不了解他20多岁以前是什么样，对吗？

**咨客**：对，他比我大两岁。

**咨询师**：你不知道他30岁以前什么样，有没有问过他妈妈？和原来相比，他是一直这样还是有了变化？

**咨客**：他初中就开始住校，直到大学，所以一直没怎么和父母生活在一起。他妈妈说他小时候非常懂事、非常谦虚，得了奖状和谁都不讲，有次是他妈妈拉开抽屉后发现里面有一箱子奖状。当年他的学习成绩一直是数一数二，而且不需要花很多时间去学习，所以他一直很顺，包括大学毕业时他们公司只在那所学校招聘两个人，就包括他。但工作后他就发展得不是很好了，因为他从来不看书，也不喜欢看书，只从一些随机事件里学东西。

**咨询师**：你刚才提到他得过很多奖状的事情，是说他得了奖状后不与任何人分享，还是他妈妈很多年后才发现孩子得了很多奖状？

**咨客**：是过了一段时间后他妈妈无意间拉开抽屉发现的，他从来不与别人讲。

**咨询师**：他在家里排第几？

**咨客**：他有个姐姐、有个妹妹，家是南方农村的，他们那里特别重男轻女。

**咨询师**：他姐姐和你讲过弟弟小时候是什么样吗？

**咨客**：她说他弟弟读初中、高中的时候还特别喜欢和七八岁的小朋友玩。还喜欢吃长粒米，喜欢挑长粒米吃。在她姐姐的心目中，他非常好，都是溢美之词。他姐姐当年学习成绩也很好，为了弟弟只读了中专。

**咨询师**：你提到的都是指他智力很好，他父亲还在吗？

**咨客**：在，他父亲虽然生活在农村，但有很好的技术，在当地有份不错的工作，所以从来不干农活，所有的农活和家务都是他妈妈做，也非常孩子气。他也非常喜欢吃好吃的，比如他觉得在我们这边饮食不如老家好，就自己回家了，和我爱人分开两三年都没见面。

**咨询师**：你发现他和家人的互动比较有问题，他与大学或研究生同学有互动吗？同学们有校友会或者组织什么聚会的时候，他会带头组织吗？

**咨客**：他从来不带头组织，而且非常不喜欢组织。

**咨询师**：你做的是人力资源方面的工作，是吗？

**咨客**：是的。

**咨询师**：你今天有什么问题要和我讨论吗？

**咨客**：我想知道是不是我自己也有问题。我不知道怎么能在这种情况下把婚姻引向更好的方向。他平时还有个缺点，就是特别容易发火，稍不小心就发火骂人，还喜欢说脏话，当着孩子的面也这样骂，控制不住自己的脾气。他总是在孩子的面前批评我、贬低我，让孩子说"妈妈是猪"。

**咨询师**：你的家庭背景是什么样的？

**咨客**：我家也是农村的，我的学校很一般，但工作还可以。我的家庭氛围非常好，父母很少吵架，父亲在外做生意，母亲管家，她的性格非常温和，我们有姐妹三个。

**咨询师**：你大学学的什么专业？

**咨客**：我学的财务专业。

**咨询师**：他学的什么专业？

**咨客**：他学的计算机，现在从事的也是计算机。

**咨询师**：除了刚才的问题，还有其他的问题要和我讨论吗？

**咨客**：没有了，就是这个问题。

**咨询师**：你的孩子现在两岁多，是吗？

**咨客**：是的。

**咨询师**：两岁多讲话应该都没什么问题了吧？

**咨客**：都很好，非常乖巧的孩子。

**咨询师**：孩子看上去是像你比较爱讲话，还是像爸爸不爱讲话？

**咨客**：现在还是比较开朗的，比较像我。但我觉得他的性格特别沉静，我是一惊一乍的那种性格，但他在这方面就像他爸爸，特别冷静，比如我把他放在邻居家一天，他几乎不找我们，而且走的时候还特别不愿意。

**咨询师**：你说的是放在熟人家，假如门口来个陌生人要带他走，他会跟着走吗？

**咨客**：这个没试过，我觉得他很容易和别人熟络起来。比如坐火车时他会主动和陌生人讲话。

**咨询师**：如果你把他带到单位去，他也可以几个小时和同事们玩儿不找你吗？

**咨客**：我还没这样试过，不知道他会怎样。

**咨询师**：他上幼儿园了吗？

**咨客**：还没有，但马上就要去了。

**咨询师**：好的。很多数学好、智力好，但情商低、与人交往有困难的人大都会选择学计算机，所以这个行业里集中了很多与人交往有问题的人，乔布斯就是其中一位。

你的先生从小学习成绩好，但他不愿意与人交往，不愿意和别人分享快乐，所以长大后不太可能选择主要和人打交道的专业和工作。这样的人在强调学习的应试教育下、在大学毕业前都会表现很好，就像你说的，他的妈妈觉得他好，他的姐姐也觉得他好，只要独立完成老师布置的学习任务就可以，看不出有什么问题。但读博士或进入工作岗位后就非常麻烦了，因为这时候需要团队合作了，一个项目需要协同作战，就像微信和微博都不是一个人设计完成的，这时一个不会与人打交道的人在团队里的问题就显现出来：他们不知道如何汇报，不知道怎么演讲，也不知道如何展现自己，很难升职，逐渐就做不下去了，还会有很强的挫折感。

你刚才提到他不仅和你交往有问题。如果只是不愿意和你交往，他可能去找外遇，他和他的妈妈交往与和你交往是同样的模式，这样的人脑子好使，但嘴笨说不出来，所以一急就容易发火。他的快乐也都是像孩子一样是比较低级的、感官上的快乐，吃到喜欢吃的东西就高兴，着急就发脾气，因为这样容易。不论一个人的大脑有多严重的问题，情商有多低，都不会缺失吃饱穿暖的满足感。

　　他们不能应对复杂的情感，不知道如何与同龄人相处，因为他们的发育是低于同龄人的。你的先生从小就和比自己小几岁的孩子玩儿，也就说明他的心智年龄比实际年龄小很多。而你和他同样生活在农村，但成长环境不同，从小你就爱讲爱说，后来又做了人力资源工作。女人本来就比同龄的男人要成熟得早，你的工作又是和人打交道的，加速了你的成熟。你家里是姐妹三个，从小就得靠竞争获取父母的欢心，你们会想办法让自己乖巧、能言善辩，得到父母的关注；而你的爱人恰好和你相反，心智年龄比实际年龄小，家里另外两个孩子都是女的，在重男轻女的家庭里，他不用竞争就胜利了，出生后家里所有人都宠着、让着，姐姐和妹妹都要为他的成功让路。工作后和同事竞争，没有人像他的父母、姐姐那样对他，所以他发展得不顺利。结婚后是你和他竞争，所以你也觉得他不成熟。因此，他的这些行为是从小就开始养成了。我刚才问你的孩子更像谁，尽管现在还不能完全看出来，但你说他非常沉静不是什么好现象，如果太沉静，长大恐怕就不知道怎么和别人交往了。考虑到你的孩子有父亲的这部分基因和成长环境，如果他更像你还好，要是更像爸爸的话，要尽早把他送进幼儿园，和其他的孩子参与竞争，尽早接受社会环境的挑战，尽量不要在家里培养孩子。

　　关于你们夫妻间应该怎么办呢？可能要试着和他讨论一下："当年我觉得你非常聪明，有才气，又是名校毕业，所以被你吸引了。而你愿意和我结婚，可能是因为我做着和人打交道的工作，比较能说会道，这种互补性使我们走到了一起。但现在我们如果总是这样交往下去，一定会影响感情，你的父母从小就把最好的东西给你，你的姐姐也为你的成长放弃自己的学业，我们应该好好报答他们才对，而你每天这样不理不睬，恐怕是不可以的。过去你的家庭以你为中心是因为愚昧，现在你已经结婚成家、参加工作了，你不能继续以自己为中心了。改变现状不仅有助于改善我们的夫妻关系，而且更重要的是得给孩子做个榜样。"

对你而言，你们的感情基础没问题，没有出现外遇或经济等问题，但他是在以他为中心的环境下长大的，你认识他的时候，他已经是这样了，一个人的优点和缺点在大学毕业后基本上都不太可能会变了，也就是人们常说的"江山易改，本性难移"。你们之间还有个孩子，目前的状态还不到放弃婚姻的程度，那是下策，如果你们什么都不做，下策可能自然就发生了。中策是在现在的条件下怎么能做得更好，朝着最好的方向努力，将损害降到最低，绝大部分人都会选择中策。上策是不太容易的，毕竟他已经快40岁了，彻底改变的可能性不大，当年你选择另一半的时候，如果能看明白这些事就会是上策，现在时间已经过了。我这样帮你分析能清楚吗？

**咨客**：非常清楚，谢谢！

## ■"动机面询"促进他成熟

上述案例中的咨客既然已经选择了这个男人，虽然问题不轻，但还没到离婚的程度，还有可能促使他变得成熟吗？

**咨询师**：他着急就发怒主要是因为嘴笨，以后可以多看一些和演讲有关的节目，练练嘴皮子，不一定像演说家那么能讲，至少可以有所改善，君子动口不动手嘛，如果嘴说不出来，就只能发火、动手了。

中国不是还有句话叫"秀才遇上兵，有理说不清"吗？在我看来，他自己想干吗就干吗，不考虑你和家庭，不是他故意要这样，而是他根本想不到，他为什么要考虑你呢？从小到大都是全家人为他考虑，都让着他，今天他怎么可能会想着你、让着你呢？

你要和他讨论的是，从现在开始这个家不可能以他为中心，即便有中心也应该是孩子或夫妻，就像当年他们家是以他为中心，而非他父亲。逐渐从这个角度和他谈，有一天他也许会明白。

这些说的都是他不好的地方。好的地方是他的智力很高，而且以后情况不会比现在更糟糕了，他表现最糟糕的时候你都已经容忍了，一般在45岁以后都会好转。当他不断经历打击和挫折后，就会反思，为什么当年上学时不如他的人却发展得都很好？他会琢磨这些道理。

**咨客**：这的确是好消息，但我觉得他从来不考虑这些问题，也从不关注别人发展得怎么样。他今天还说，这座城市的空气这么糟糕，还堵车，他决定离开这里。

而且他现在是辞职状态，正在找工作。辞职之前他的薪水也只是我的一半，我现在工作挺好的，公司的环境氛围很好，我的工作时间很自由，还可以很好地照顾家庭，但他就直接说我们搬走吧，去一个小点儿的城市，外地没有污染。我说我现在没什么钱，他肯定也没什么钱，他说你要这么前怕狼后怕虎的，那我们只能永远待在这里了。他就把这个错误推到我身上，其实我只想引导他思考一下，什么都不计划，突然决定换个城市，哪有那么容易？

一开始他想技术移民，倒也有可能，但他不怎么用心，也不怎么问，后来又三心二意地不办了。现在又开始抱怨这里，想换到小城市，我想让他好好考虑一下，他又是这个态度。

**咨询师**：他说的雾霾、堵车这些现象是没错，大城市的生活质量可能会低一些。但蓝天白云、金山银山是一回事，孩子的成长环境是另一回事。他想怎么样就怎么样的心态还是像小孩儿，以自我为中心。他只看到了环境不好，使他不舒服，至于换到空气好、有山有水的城市后，妻子能不能有好的工作，那里是否适合孩子的教育等问题他不会考虑，因为他自己还是个孩子。

这些都是需要他慢慢成长起来的，人都是随着年龄的增长逐渐成熟的，所以我说大概45岁以后应该会有点变化。你刚才提到的所有问题都是症状，但他的核心问题就是从小培养成的以自我为中心、不够成熟的行为模式。你不遇上也会被别人遇上，这样的人不止他一个，而是一类。

搬家这件事就得心平气和地与他商量，换到另一座城市后得全家都变好才可以，不能他享受了另一个城市的蓝天白云，孩子的教育怎么办？

**咨客**：如果我这样和他谈的话，他不会心平气和地和我对话的。

**咨询师**：对，这需要慢慢来。你做人力资源工作应该知道，你今天看到的他，18岁时就是这样的。

**咨客**：可是以前我们没有孩子的时候他不是这样的，当然我也能知道原因，那时候我俩就像两个小孩儿一样一起玩儿，现在不一样了。

**咨询师**：对啊，过家家没问题，现在过日子就不一样了，需要承担责任，有担当。

**咨客**：我有个朋友说我把所有的事情都自己揽下来了，所以培养出这样的老公。但我觉得这样讲也不公平，因为我每次让他做什么事情的时候，他就会吵架，然后说出很难听的话。我不愿意受那个刺激，所以就不断压迫自己的时间，比如我 7:30 就上班，16:30 就下班，早上 6:00 就要起床，回家后还要接孩子、照顾孩子，这肯定很累。之所以能受得了，是因为我身体一向还挺好的，而且比较乐观。但我不觉得是我把他培养成这样的。

**咨询师**：这不叫培养，培养是指两个大人把孩子培养出某种能力。夫妻之间不是培养，是你给他提供的便利，你做好了他就不用做了。本来他还有不做不行的压力，有了你他就不用做了，也不想承受这个压力了。

一个人如果谈恋爱的时候不做这些事，结婚后就更不会做了。一般聪明的男人都会夸自己的妻子做饭好吃，是他吃过最好吃的，让他做就做糊了，妻子慢慢就越做越好吃。

**咨客**：但我之前也试过这招，就是经常夸他，比如他偶尔煮个面条，我就说他非常有做饭的天赋，煮的面条非常好吃。他很聪明，能感觉得到我的目的，他就会说"可我还是愿意吃饭，不爱做饭"。不像我以前的男朋友，用这招非常管用，这些对他都不好使。

**咨询师**：我的意思不是针对做饭，你现在做这些已经太晚了，他已经了解你是谁了，也知道你会做，你那样做会显得很不真诚。

我的意思是规矩从一开始定的，夫妻在一起，一开始就应该知道彼此是怎么回事。他能识别你夸他做饭好吃是什么意图，那为什么不把心思用在怎么和同事搞好关系，怎么能得到领导的提拔上呢？每天在家里算计太太怎么能行呢？

他身上这些东西已经很多年了，当时你没能看出来，现在也不是后悔的时候，只能想办法让目前的损伤最小。你们已经相互了解，那些雕虫小技就不用再使了，但问题是，家里的收入你是他的两倍，你也可以去做饭，孩子也是你来照顾，但他省下的时间来做什么呢？你为什么需要他呢？一个家庭不可能绝对平等，但也不能完全不平等。

**咨客**：我现在用了一些办法，觉得还是有点效果。现在他父母不在我们身边，有些事情只要他能做，我就尽量让他自己做。他对孩子比较在意，这几天我基本都让他独立带孩子，当然是用他能信服的理由。

**咨询师**：挺好的办法，这在心理学上叫"动机面询"，想办法调动他的积极性。下一步孩子上幼儿园，涉及一些早期教育和家庭作业之类的事情，这些都是他的长处。因为他小时候学习很好，你就说你不如他学习好，孩子这些早期开发智力的事情多交给他来做。

**咨客**：他说他会替孩子写作业，因为他觉得孩子不应该写作业。这点我很担心，但他对这点很确定，也很坚决。这让我很崩溃，他决定的事情你很难说服他，而且他的很多决定让人觉得很郁闷。

**咨询师**：对的，在相对落后的环境长大的人就容易这样，不能理性地讨论问题。说来说去都是同一个人的同一个问题，只是在不同的事情上表现形式不一样。这种时候就需要你很理性，可以让他多陪孩子聊天、看电影、做运动等。关于作业可以慢慢和他讨论，他小时候的作业都是父母做的吗？为什么到你们的孩子就非得让父母来做作业呢？你现在大致的方向是对的，充分调动他的积极性，做他比较擅长的事情。

你要逐渐让他明白，夫妻之间不是相互附属的关系，父母对他可以不计任何回报，夫妻之间更像是交换的关系，家里要有分工，不能你什么都做，他什么都不做，这些理念的转变要慢慢梳理。

另外，他可能会有他所崇拜的家庭，如果他不能接受你的观点，你说什么都没用，那就可以找那种同样是做计算机的、事业发展比他好、业务也比他好的，家庭又是他比较崇拜的，你们可以经常去对方家里做客或邀请他们来你家，讲讲对方家里的孩子是如何教育的，他们家里的丈夫是怎么做的。这样的办法也许他能接受，就像做计算机的人都愿意听马化腾讲话，想赚钱的人都认为马云是上帝，每个人的偶像不一样，和他的偶像成为朋友也许会有效果。

我今天主要帮你分析他的问题在哪里，这些问题是怎么来的，你接下来该选择采用上、中、下哪种策略，确定这些问题大体要多长时间会有变化。

**咨客**：好的，这个建议非常好，谢谢！我想起一件事，我发现我儿子的确不太喜欢和小孩儿玩儿，这是家庭氛围造成的还是基因的问题？

**咨询师**：是遗传的作用。好在他只占一半父亲的基因，所以你们要尽快把孩子送到幼儿园，接受社会化训练，让他把智力这方面的优秀基因保留下来，社会性的基因尽早训练。

**咨客**：还有最后一个问题，我爱人的专业技术比较好，现在在创业，所以薪水很低，有人给他高出三倍的薪水他都不肯去，我不知道他在想什么，怎么问他都不肯告诉我为什么，就说不想去。

**咨询师**：答案只有他知道。如果让我猜的话，我觉得是与陌生人交往有问题，加入别人的团队，不知道怎么和别人交往；创业的话是自己做老板，不涉及人际交往。

**咨客**：但他这样的性格创业会有很多问题，对吗？

**咨询师**：对的。做事先做人，做人有问题的话，其他都是问题，在与人交往比较少的环境中相对会好一点。

**咨客**：但他对团队里的小孩儿会非常好，经常请他们吃饭。还把自己的奖项卖了，带这些小孩儿出去玩儿。

**咨询师**：与自己雇的、并且比自己小很多的人接触很容易，与自己同龄或比自己成熟的人交往费力。所以他喜欢创业，更多的是喜欢这种人文环境。

**咨客**：对，他喜欢他们，所以愿意为他们付出，我觉得他对他们比对我好。

**咨询师**：因为你比他成熟，和你相处比较难受，和比他小很多人的相处让他觉得舒服，他的行为模式一直都是这样。成熟的人是通过改变自己来适应环境，而他是通过改变环境来适应自己，相当于花钱买舒服，但这样做怎么能变得成熟呢？

**咨客**：明白了，谢谢你！

成熟的人会理性地讨论问题，尽量去适应环境；不成熟的人仅仅想着换个环境，回避令自己不舒服的问题。咨客丈夫的智商高而心智成熟度低。那么，就要挖掘他的动机，促使他愿意变得相对成熟一些。但是，也要保持合理的期待，毕竟在成年之前，他的主要个性特质都已形成，要把一个人全改了，几乎是不可能的。

## ■ 婚前睁大眼是上策，婚后能改变是中策

一个人在选择另一半的时候，清楚了解对方的优点、缺点以及成长环境，再决定是否组建家庭，这是上策。

两人同样在农村长大，但咨客家里有姐妹三个，从小就要通过竞争获取父母的关注，后来又从事与人打交道的工作，所以变得越来越成熟。而她的丈夫作为男性，本来就比女性成熟得晚，又生活在重男轻女的家庭，家里有两个女孩儿，只有他是男孩儿，从出生开始就已经备受重视，不需要任何竞争，全家都以他为中心，他失去了成熟的机会，所以养成了以自我为中心、不够成熟的行为模式。工作和结婚后，同事、妻子不再以他为中心，所以出现今天的状态，毕业于名牌大学，事业却发展得不如毕业于普通大学的妻子，还想退回小城市生活。

对于本案例中的咨客，这段婚姻的上策已经错过了，她把对方的智商和心智混为一谈，没有分清楚学习好和善于与人交往是两回事。

中策就是改变能改变的，接受不能改变的。咨客丈夫的基因已经不太可能改变了，只能让他明白自己是怎么回事，这些问题是怎么来的，进而试图改变他的应对机制。

他们的孩子才两岁多，小孩儿从两岁到小学毕业期间是最容易受影响的，孩子现在已经出现问题，很沉静，不愿与其他的孩子交往，这种现象如果是别的孩子还算随机，但这个孩子有一半他父亲的基因，那就值得注意了。为了避免出现和他父亲同样的问题，要尽早把他送到幼儿园，与其他的孩子参与竞争，训练他的社会性。现在是孩子可以被改变的最好时机。

# STEP 4
# 不用"挖苦"给爱"熄火"

许多夫妻之间喜欢相互冷嘲热讽、讥笑揭短，有些人把这个当作乐趣，就像谈恋爱时候的打情骂俏，更多人觉得这是一种对自己的伤害，是不尊重、不理解，更谈不上爱，很少能激发正能量，而用来给爱"熄火"却是轻而易举的事。

## ■ 讥讽、挖苦和贬低，是"爱"还是"自恋"?

这是一对中年夫妻，都是中专学历，妻子是护士，丈夫自营生意。两个人结婚近 20 年，有两个小孩；多年来婚姻生活不和谐，总是争吵，偶尔丈夫还会打妻子。

**相关咨询实录**

**咨询师**：你好，讲讲你的困扰吧！

**咨客**：非常感谢您能给我进行咨询、指导。这么多年来，我的婚姻并不和谐。第一，家里的大小事情都要以他为主，他认为他说的话、做的事都很正确、经典，那是圣旨不可违反。比如我切菜切多少他要管，我蒸饭的水放多少他也要管。这些虽然都是小事，但是这么多年下来，我觉得我也忍受不了了。

第二，他喜欢断然否定我的成绩，别人的价值观、办事的思路和成绩，他都予以否定。他认为自己很聪明，聪明得无与伦比，在他的眼里，好像没有佩服的人。在这种情况下，我们肯定是不和谐的，可以说是无法沟通。

第三，他总是喜欢炫耀他过去有多好，比如高二时成绩有多好，小学时成绩有多好，说其他同学不如自己，其实，他过去的同学、同事现在都过得挺好的；他觉得自己通晓国家政治、科研成果，质疑有些科学家都有问题；他喜欢标榜自己看过多少书，文章评论得有多好，微博写得多精彩；他开了个公司，总说自己做生意有多好，公司开了十多年了，刚开始还有一些员工，几个月后他就都给支走了，现在名义上有个公司，实际上就他一个人撑着，也没有多少生意。

第四，他对于我过去犯过错的小事不停地说，还骂我，在我受不了、反击了以后，他就动手打我。比如，家里要去卖废旧物品、废报纸的时候，我和孩子要去卖，他不放心，要先过目，担心我们把有用的东西给卖了；每当家里发生一些不愉快的事情，本来是他的过错造成的，他一定会想办法把责任推卸到我的头上、孩子的头上，或是别人的身上，然后再用尖酸的言辞辱骂我。他会随时找机会抓住别人的错误不放，挖苦、讽刺；而当别人忍无可忍、开始还击的时候，他就怒不可遏，开始对别人狂暴地呵斥、甚至打人。以后他还会提起这件事情，不会因为这件事闹得不愉快就不提了，还是照提。

第五，当我萌生了想要做什么事情的念头时，他就会打压我。如果失败了，他就会讽刺、挖苦；如果事情做成了，他又假装看不见，或是看不起。

这些年来，我一直相夫教子，很多事情都是让他来做主。我觉得家里的经济情况适合再买一套房子，而且家庭成员也多了，不适合再住在原来的房子里，他坚决不同意。从房价800元一平方米的时候，他就说高，等房价跌了再买。现在房价涨到7000元了，他还是说跌了再买。在这种情况下，我去年买了一套房子，这个过程特别艰辛。他不出钱，我借钱把房子买了。

他总是打击我，极少帮助我。他总是抱怨，天天抱怨，有好多烦恼，恶毒地责骂我，也找理由骂孩子，骂孩子少一些。这么多年来，他不懂得尊重我，不尊重我几次我能忍，但是不尊重我几千次、几万次的时候，我怎么能尊重他呢！孩子今年高考失利，他没有安慰过孩子，总是去挖苦、讥讽孩子。

另外，他开车时不停地骂人，骂马路上的人不会开车，实际上他开车的技术很不好，经常刮着车头。

**咨询师**：我听懂你说的这些困扰了。我想问两件事。第一，他跟你的关系明显没有处好，不尊重你、恶语相向，他跟同事、自己家人也是这样吗？

**咨客**：他跟家人不是这样的，他家人认为他很完美。

**咨询师**：他对家人也是恶语相向吗？

**咨客**：不是。

**咨询师**：跟同事呢？

**咨客**：用他同事的话讲，他爱抬杠，总认为自己的观点是正确的。

**咨询师**：他跟别人会吵架、打架吗？

**咨客**：跟别人比较少。

**咨询师**：你刚才说到，这么多年他都不尊重你、看不起你，这是因为什么原因呢？你学历比他低吗？

**咨客**：嗯，对，对。因为我没读高中，直接上的护士学校，拿的中专学历；他读过高中，也拿的是中专学历，和我是一模一样的，就因为这点。

**咨询师**：就是因为你差了三年，他看不上你。

**咨客**：对。

**咨询师**：在外人眼里，他是属于长得比较精神的吗，还是认为您很漂亮？他们认为你们很般配吗？

**咨客**：有的人说般配，有的人说我比他强一点。

**咨询师**：在家庭的总收入里，你们俩赚的钱各占多少比例？

**咨客**：我是工薪阶层，他多一点，他曾经有几年比较好，这几年没有什么生意，就是以炒股为主。

**咨询师**：过去 10 年下来他比你挣得多吗？

**咨客**：他比我是多一点。

**咨询师**：多一点是多少？10％？20％？

**咨客**：有50％吧。

**咨询师**：他的脾气是随着收入增多而渐长吗？还是年轻时，你们俩挣得差不多的时候，他就看不上你？

**咨客**：他是钱多了一点以后经常出差，对我就更加不尊重，之前几年还好一些。还有一点，在我们家庭里，他挣的钱不愿意让我知道，更不可能给我。

**咨询师**：家里都是你来支持运转，对吗？

**咨客**：对，我能支持的都是我来，像刚才买房子那种需要他来支持的事情，我跟他商量，他肯定是不同意的。

**咨询师**：你们现在都是中年人了，他有说过想要离婚，或者外面有其他的人了吗？你们讨论过未来婚姻的走向吗？

**咨客**：那几年我确实跟他讲过，"你既然觉得我一无是处，你过得这么痛苦……"但他也不说要和我分开，当我直接提出要和他分开的时候，他又说"门都没有"，他就是这么活活地折磨我、虐待我。

**咨询师**：那你问过他吗，他为什么这么虐待你，是因为自己工作不顺利吗？什么原因导致他这么大的火呢？

**咨客**：他也不说什么原因，他就认为我的一言一行都是不对的。

**咨询师**：你现在有两个孩子，对吧？

**咨客**：对。

**咨询师**：他们都多大了？

**咨客**：老二是8岁，老大11岁。

**咨询师**：他对这两个孩子满意吗？

**咨客**：嗯……他对两个孩子基本不太满意，但是他觉得自己教女儿的学习方法是最好的，他就叫女儿在家看他买的书，说"你把这些书读完，你就是博士了。"他就是这个思维，我认为不对。还有，我自己也比较上进，只要涉及学习要花钱的事，他就辱骂我，后来我受不了也骂了他，他就打我了，总让我在家看他买的书。

**咨询师**：他现在还有正式的工作吗，还是只炒股？

**咨客**：他就是炒股，名义上有个公司，但是没有生意。

**咨询师**：你是有正式工作的，对吗？

**咨客：** 我是有正式工作的。

**咨询师：** 现在我听明白你们之间的问题，因为我没有见到他本人，不能诊断他是什么问题。但是根据你刚才说的信息，如果情况属实的话，他的情况比较像是我们心理学上讲的自恋型人格特质或障碍。

那这是怎么回事呢？有这么一类人，他们总是认为自己是最正确的。刚才我反复问您，有什么依据证明他比您强，结果学历上最后的文凭是一样的，只是你比他少读了三年，这不能是证据；你刚才说在别人的眼里，你要么和他一样，要么比他强，这是反证据；他工作好的时候收入比较高，不好的时候收入还不稳定，那这也不是百分之百的证据。如果他的收入是你的五倍，那就是明显的证据了。作为女人还要持家，又生了两个小孩，这些贡献在他眼里看不到。

**咨客：** 他一点没看到，他认为这就是零。（哽咽）

**咨询师：** 对，他不是不知道，而是他看不到。不知道的意思，他以为男人也能生孩子……

**咨客：** 对不起，我打断您一下，我当时生儿子的时候也是为了缓和一下家庭当时的局势，结果他说"猪都能生，我请个狗，狗都能生。"他就是这样说的。（哭泣）

**咨询师：** 是，这肯定是很伤你的心，说这种话的人往往是没有同情心，但这是那个病的一个表现，你可以和主治医生讨论一下，我不能通过你来给他诊断。他特别像自恋型人格特质，自恋的意思就是除了爱自己、不爱别人，他就会看不到这些东西；他不是不懂女人生孩子会有危险，不是故意的，是自己控制不了这些东西。

我刚才问，他和别人是不是也这样啊，你说他总和别人抬杠，还是说明他只认为自己正确，其他人都不正确，不管是同事、太太，还是科学家，他没有这样的"自知之明"，是真的看不到别人正确的地方，他不是故意的。

**咨客：** 哦。

**咨询师：** 刚才你说的看书的事情也是这样。他认为你不该出去学习，你女儿也不需要出去找家教，为什么呢？他认为他给你们买的书就是最好的，你们有问题问他，他就都给解决了，但是他脑子里不知道他不是最聪明的。你想，他要是最聪明的为什么没考上大学呢，为什么只比妻子多挣50%，但他不是这个逻辑。

当你看到这样一个人，有这样一些问题，那该怎么做呢？第一，最好是能够说服他也来做咨询；第二，你遇到这样的一个先生，那得看看怎么和他相处。就像你如果遇到一个痴呆，你可能不会问他"这个事你怎么不明白呢"，那心理疾病也是一样的，他脑子里想不明白的事，你如果跟他生气、跟他一般见识，总去想他为什么不像你那样想问题，就会痛苦。他的问题是，他有这样的人格特质，不能像大多数人那样思考问题，而你的问题是总期待他能像大多数人那样思考问题。

自恋型人格特质的人有两个主要特征：第一，总认为自己正确；第二，严重缺少同情心。他这两条都有吧，那你现在反过来问"你为什么这么自恋，你为什么这么没有同情心"，这就相当于你问一个傻人"你为什么不聪明"，然后因为这个，你再总和他生气、吵架，把他激怒了，他还打你！我刚才问你他是不是想跟你离婚、外面有女人，你说没有。也就是说，他既不想和你离婚，还整天和你打着过，这种人就是有毛病了。如果他外面有女人，就是想把你气走，这听起来是合逻辑的。所以，我之后会和你的主治医生讨论，然后你继续做咨询，她会给一些更具体的建议，看看之后该怎么做。

**咨客：**我还有个情况，我现在终于和他说通，如果您时间允许的话，您能不能跟他也了解一下情况。

**咨询师：**如果他有想要改变的意愿，我跟他聊一下没问题。我先把你这边能做的事情说完。第一，理解他为什么会有这些"毛病"；第二，如果你决定要过下去的话，就得想想怎么控制自己的脾气，当他来刺激你的时候，你不跟他一般见识，原因在于他有"毛病"，你没有嘛。另外，你还要和主治医生讨论，自己有没有减压的方式，比如有的人通过体育运动、听音乐来减压。你们有没有哪一天不吵架、不生气的时候？

**咨客：**除非是自己哪天一个劲地克制，告诉自己"我今天千万别吱声"，现在吵架吵得我已经体力不支了。

**咨询师**：这样是伤身体的。如果你能做点运动，比如散散步，这样能对你的情绪有缓解吗？

**咨客**：我没有时间，我特别忙，每周都要工作五天半，再加上做家务、管孩子，实在没有时间。

**咨询师**：那你现在这种情绪有没影响到睡眠、食欲？

**咨客**：睡眠有点影响，食欲基本正常。原来是天天吵架，吵完架我就不想吃饭了。

**咨询师**：也就是说除了上班、做家务的时间，剩余都用来吵架了，是吗？

**咨客**：嗯，差不多，我每天一进家门，就在想，他今天会找我什么岔，今天又要骂我什么。

**咨询师**：如果一个星期拿出一天时间出去散散心，这个事能做到吗？

**咨客**：可以说做不到。

**咨询师**：那你实在是太忙了，看起来唯一的出路就是得把他改变了，别让他总这么刺激你才行。

**咨客**：对。

**咨询师**：那我听明白了，刚才我是先要看看能不能先从你的角度改变，这实际上是矛和盾的关系，盾厚到一定程度的时候，矛锋利一些也没有关系。现在看起来，你这个盾的厚度不能增加，就得靠矛不要太刺激你，是这个意思吧？

**咨客**：对，我希望他只要适当缓和，不刺激我就可以了。

**咨询师**：好了，那你可以让你先生来和我聊聊。

**咨客**：好的，谢谢老师。

## ■ 抓住大事，过好日子

基本能确定咨客的先生有自恋型人格，因此觉得什么都是别人不好。一方面他需要治疗，另一方面得找到他的动机——让孩子能学习好一点，跟太太也不至于离婚，然后稍微调整一下易被激惹的状态，别天天吵闹，给太太创造平静一些的家庭环境。

以下是咨询师对咨客的丈夫进行初步的干预：

**咨客丈夫**：您好！

**咨询师**：您好，我想有两件事先跟您核实一下，看看有没有出入。第一，你太太讲到，不知道是不是因为你在外面工作不顺利，你在家里经常乱发脾气、骂人、刺激她，有这个事吗？

**咨客丈夫**：这个事有。

**咨询师**：能达到每天都刺激对方的程度吗？

**咨客丈夫**：我觉得不是刺激，我只是告诉她哪对、哪错，告诉她该怎么做。

**咨询师**：你经常给她指导一下，是这个意思吗？

**咨客丈夫**：对。

**咨询师**：那指导了之后的效果如何？

**咨客丈夫**：没效果。这就变成您所说的刺激了。

**咨询师**：对啊，呵呵。男人和女人不太一样，你觉得自己是一家之主，经常指导她，有这种情况吗？太太和孩子都经常不买你的账？

**咨客丈夫**：孩子就是因为最近高考没考好，我对她态度不太好，她自己也没调节好，以前还可以；至于太太，我就是觉得出现不对的地方，我得搞明白为什么这样了，她就觉得很委屈或者被刺激，然后就恶语相向，之后就出现一些不该出现的场面。

**咨询师**：会经常拌嘴，是吧？

**咨客丈夫**：其实只要是讲道理我都不怕。这个女人吧，作为一个小地方出来的人，就会说出一些没道理的话。我就觉得有道理你可以讲，三天三夜都可以讲，但是你不能骂人。因为出身和性格的问题，我想她跟您说话的时候，可能也比较激动吧。她一激动，非理性的成分就会多一些，搞得我比较窝火。

**咨询师**：你认为她做得不对的事情，经常指导她的都是什么事？你能给我举一两个例子吗？

**咨客丈夫**：其实都不是什么大事。比如，煮方便面的时候，来电话了，她就去接电话，把面煮得又硬又焦，这个电话还没有讲完；再有就是，炒菜的时候，电话来了，她也不关火，把菜炒焦了。她就总是这样分不清主次，这个事情比较讨厌。

大的事情，就是上次买家具。我说我在家具厂有个朋友，咱们现在买房子借款借得很多，先把欠别人的钱还了以后再买点好家具。我喜欢实木家具，我的意思是哪怕先买一个桌子呢，这样咱们就一点一点地买，今天买一个家具，明天再买一个。她呢，就是不管好赖，先把家装满，看上去要床有床，要沙发有沙发，但在我眼里，她这就是给别人看的。我们现在这个年龄应该要买一些有价值的东西，而不是给别人看的东西。但是，她就是不管好赖，先有了再说，而且价格也买得很高。家具是个大件，她也不问问我的意见，款式对不对，价格对不对，质量有没有保证，就给拉回来了。

说到买房子也是。之前没有买，但她也没少和同事出去旅游，这两年要买的时候，我的生意又不景气，炒股赚得也不多。这个女人每次一吵架的时候，就说离婚，我们现在连结婚证都撕掉了。我说她这个毛病不好，要是真要离婚，我买那么多房子干吗，我最后再打官司，还要付钱给律师，这个事情我不干。虽说我们现在还没离婚，但是日子过成这样，就像车子一起步就踩刹车，踩上几十次，那汽车还能走吗？肯定报废掉了。现在经济不景气，生意难做，在我们那个地方，没有政府背景，生意基本没办法做了。我的行业又比较特殊，自己也是比较迷茫。

**咨询师**：那你觉得是跟你本身的性格有关，还是因为最近生意不好？你有一种无名火，容易到家里来宣泄，你觉得跟哪种情况有关啊？

**咨客丈夫**：我不是盲目宣泄的，有可能有时对她的错误指正得有些过分。我也不是无缘无故逮着就骂、逮着就打，那不成精神病了。因为有小孩，一般情况下就只是说说而已，比如我让她关门，说了三次也没见她关呀。有时候说她，其实也是为了给孩子做个榜样，希望将来孩子能做得好，但是她理解不了。

**咨询师**：我刚才听你举的例子都是跟家里这些琐碎的事情有关系，从你们家的分工来看，你好像是个在外面做事业的男人，怎么说的事都好像跟炒菜、买家具这些家里的事情有关系，你是特别喜欢在家里工作的人吗？

**咨客丈夫**：是这样的。其实我以前是一般不回家吃饭的，后来我发现她这方面做得不好。自从有了第二个孩子后，我因为比较喜欢这个孩子，就不想让他受委屈，就自己试着做菜、做家务，她说她工作忙，要我做家务、接孩子。当她把事情都放到我头上的时候，生意只能放掉了。我回家又要做饭、洗衣服、接孩子，又要赚钱，这可能吗？

**咨询师**：对，我听懂你的这个角度了，一会儿我们再来讨论该怎么做。另外，她还讲到，好像她做什么事在你眼里都是正确的少、错误的多，她没有说比例，但是让人感觉好像是90%都是不正确的，只有10%大概是马马虎虎的。你是这样一个挑剔的男人吗？

**咨客丈夫**：我感觉30%是马马虎虎，70%是没道理的，好多事情她都说不出道理来，结果已经出现错误了，问她为啥，她也搞不清楚，这点挺讨厌的。

**咨询师**：那我刚才通过跟你和太太分别沟通，有两件事是比较明确的。第一，你们俩确实存在性格上的问题和差异。你作为一个男人，可能是社会经验和接触的人比较多，你认为你做的事情比她做得正确的多很多。你更容易想的是事情本身做得对与不对，比较偏理性的东西、讲道理的部分；而女性更多的时候是从感性的角度出发，认为自己即使没有功劳也有苦劳。你刚才讲她70%做得没有道理，而她感受到你认为她90%都做得不对，虽然比例不完全一致，但是都指向她做得一大半的事情是错的。在这一点上，你们表达得比较一致。

第二，我现在明显感觉到你们家庭的分工存在点问题。你认为她做家务做得不好，而由你做家务又耽误挣钱。买房子的时候，家里经济又不好了。买家具的时候，如果有钱的话，就想着要是买不好过五年换就好了；但是没钱的时候就想着买的家具得20年不换，特别想把它买对了。所以，你看很多事情都和经济、钱有关，跟你做生意不顺利有关系。现在做生意都不太容易，钱也不好赚。

**咨客丈夫**：嗯。

**咨询师**：你知道，人在职场中不顺当的时候，就会产生一种无名火，这个无名火专找自己最亲近的人发。你进到家门看到她把面煮糊了，你就会很刺激她，因为你觉得是浪费。如果你现在是百万富翁了，面煮糊了，你可能立马就叫上她出去吃了，心情不会感觉那么糟糕。

所以，当一个人事业上不顺的时候，就容易有股无名火，把事情都放大，再加上她本来就做得不对，很容易就把你点着了。因此，你认为自己正确的比例特别高，很可能你是正确的，但是女人不看对与错，家庭中是没有对错的。中国家庭一般都是男主外、女主内，很可能她对你也有气，为什么没有挣到大钱，买个大房子，买个好车；你对她也有气，觉得她做的事情都不对。现在你们的家庭分工又严重不明确，她在做家庭主妇方面做得不顺心，你在做生意方面也不顺心，男主外没有主成，女主内又没有主好，两个人在这种情况下就容易打起来嘛。

**咨客丈夫：**嗯。

**咨询师：**那你们家庭中好的方面是什么呢？两个人说离婚是气话，看起来你们两个都不打算离婚，另外还有两个孩子。女儿正是困难的时候，高考失利，需要你帮助请请家教，或是亲自辅导，这时候需要你们团结一致，这时候忙着打架就没时间帮孩子了。孩子抓点紧，18岁没考好，争取19岁考好，如果20几岁还没考上，那就麻烦了。你刚才说，你也不尊重她、不同情她、不帮助她，她肯定觉得挺委屈的，因为她不是不想考好，肯定是哪有问题，要么是方法不当，要么是用功不够，那你都得帮她嘛，因为你是过来人。考不上大学，可以上大专、中专，但是不能在家里窝着。

所以在这期间，大家需要像个生命共同体一样去帮助她，而不能是在你们俩吵架的时候，迷迷糊糊地把孩子给耽误了。一旦孩子变成既没有考上学、又不快乐的孩子，那不是出大事了嘛。

你们现在需要团结一致去帮助小孩，把女儿帮助好再去帮助儿子。你看这样多好，夫妻都有工作，还有新的房子，管它家具是什么样的，我觉得你们千万不要在吵架的过程中把更重要的事耽误了。你刚才说的都是柴、米、油、盐、酱、醋、茶，家庭妇女该讨论的事，你们两个都是有职业的人，整天讨论这些，结果婚姻关系出现裂痕了，姑娘没考上大学，这是两件多大的事啊。

你刚才说的煮面的事、家具的事都是小事，没有房子的时候也能过，但是夫妻感情出现问题，姑娘考不上大学，这都是大的问题啊！你们好像把对方都吵迷糊了，她刚才说你们好像除了工作、干家务、睡觉，剩下都用来吵架了。你呢，一打开家门，看到的都是面煮糊了、门没锁好、家具不对，那咱们的姑娘学习是哪有问题，该怎么帮她，是不是要报补习班……这些东西也没有说出一、二、三来。你们的夫妻关系吵到来做咨询了，虽然有专业的人士来帮你，但"清官难断家务事"，最后肯定得你们俩协同把这些问题解决了。

一定不能做的就是互相指责，整个家庭就乱套了，把孩子也耽误了。一对不快乐的父母，就容易培养出不快乐的孩子。今后，咱们的姑娘得嫁给别人做媳妇，咱们的儿子得娶别人的姑娘，如果给孩子造成创伤，将来人家也不愿意要咱们姑娘，给儿子娶媳妇的时候，人家也说"你的父母怎么是那样呢"。不管你们俩受过什么样的教育，她是从什么地方出来的，这些事都是不能改变的了，即使是你天天指导她，她也不能改变出身和教育程度，唯有想想怎么在这种基础上把家庭经营好。

这些事情都需要和心理咨询师去定期讨论，我觉得你们两个今天都是比较理性的，说的事情也都比较合理，那这样，有个第三方尽量中立地帮助你们去分析一下。在我看来，女儿上大学的事情是个大事，咱们都是中产阶级，也没有那么多的钱留给孩子，孩子必须得通过教育，将来有生存能力、赚钱养家。另一个，不能把夫妻关系搞坏了。这两件事把握好了，剩下的才是柴、米、油、盐、酱、醋、茶的事。大家共同努力，想着挣钱的事情，挣多多花，挣少少花，但如果把刚才那两件事弄糟了，即使是有钱了，也还是不幸啊。

**咨客丈夫**：您说得很对，我跟您澄清一下，刚才我说那个煮方便面的事，实际上是她蒸饭的时候把锅蒸烂了，锅底给煮掉了，我刚才没说是因为觉得丢人。

**咨询师**：不丢人，你知道我怎么想吗？我觉得你应该把她煮坏的锅镶个框挂在那，不是羞辱对方，而是提醒她该怎么做，"下次注意啊，别再大意干这个事"，更主要的要跟她说，"我怕你把自己烧伤了，把新房子给点着了"，不只是这个锅的问题。锅才值多少钱呢，跟感情相比根本一文不值了。你跟她讲，"你这么弄，把自己烧伤了，或是把房子点着了，那不麻烦了。"这么说对方容易接受。

但是，你如果总是揪着这事不放，对方就会觉得你怎么总挑她的毛病。我想她一辈子在你家也不会烧坏 10 个锅，加起来也没多少钱。这件事说明她粗心，你换个方式与她沟通，对方容易接受，先体谅她的辛苦，"你这边煮饭，那边还接着电话，真够辛苦的。"你用指责的方式说，对方就不能接受，"我是烧坏了锅，那你投资还损失了一万块钱呢！"这不麻烦了嘛。所以，两个人都是从友善、关心对方的角度就事论事，而不是说对方出身不好、没有理性。这种事一说，就刺激对方了，转过来就是互揭伤疤。

现在生活中压力都很大，尤其是在事业、家庭都不太顺的情况下，要互相鼓励、互相幽默，这种情况下苦日子好过。人都是"三穷三富过到老"，不要穷的时候吵架、富的时候散架；而是穷的时候，大家抱团过冬，富的时候一起享受，这样多好。在我看来，你们俩都属于激惹状态，这个事要注意，要把心态放平和了。有钱没钱是第二位的，好好过日子是第一位的，我这么说，你能接受吗？

**咨客丈夫：**谢谢您，老师，其实这些我也能明白，就是有时在那种状态下，有种实在控制不住的感觉。

**咨询师：**对的，我教你一句话，把它记住了，用它去提醒自己、控制自己，东北有句话"好男不跟女斗"，听过这句话吗？

**咨客丈夫：**呵呵，听过。

**咨询师：**对啊，咱们是大老爷们，总跟女人计较那么多干吗，她能生孩子，咱还不能呢。你想想，她也不容易，又要上班，又要照顾小孩，每年就是烧坏几个锅，就只当是拿出她赚钱的 10% 当作宣泄的手段了。所以，在之后咨询的时候，咱们得想想怎么能做智慧的夫妻、智慧的父母，这样才会让小孩受益良多，不光是给小孩一个聪明的脑袋，买些书、挣些钱就行了。你的动机都是好的，想给家里挣些钱，帮助小孩更好，但咱们得想想怎么更加智慧地去做这些事，好吧？

**咨客丈夫：**谢谢您！

## ■ 别捡了芝麻丢了西瓜

通过咨询可以发现夫妻双方各有委屈、互相抱怨，咨询师在收集了有效信息后，对夫妻双方给予专业评估：丈夫具备自恋型人格特质，且防御机制不够健康；妻子则得理不饶人。更重要的是，在这个家庭中，夫妻双方分工严重混乱，且总是围绕着家庭中的琐事争吵不休，其结局是"丢了西瓜捡芝麻"，夫妻感情、抚育儿女的大事都被耽误了。他们家庭好的方面，就是两个人都没想离婚；孩子的问题也不是特别严重的事。那么，咨询师怎么帮助他们呢？

对于妻子，评估下来，她没有达到精神障碍的临床诊断标准，不需要用药，最多是用运动、听音乐来降低焦虑，缓解不愉快的心情。

对于丈夫，咨询师是这样干预的：

1. 调整认知。咨询师从"好男不跟女斗""对方不是故意的，是控制不住"等角度帮助夫妻双方调整认知、停止抱怨和指责。

2. 动机面询。咨询师通过经营好夫妻感情、教育子女、将来子女成家立业的角度调动夫妻双方"抓大放小"、共同经营家庭的动力。

3. 改善防御机制。咨询师通过举例子的方法，引导丈夫从不健康的防御机制转变为更加成熟的防御机制，如幽默、升华。

咨询师帮助夫妻双方看清楚矛盾冲突的原因，调整他们的认知，并从两个人想要维系婚姻、抚育子女的角度调动动机，促使他们停止抱怨、互相体谅，像生命共同体一样，共同经营好家庭。

# STEP 5
# 智慧面对公婆的添乱

有时夫妻关系已经出现问题了，两边的老人还来添乱，就更容易对这个家庭产生"摧枯拉朽"的作用。假如两人并不想离婚，就需要有更多的智慧来应对如此复杂的关系。

## ■ 躲开，还不如谈谈清楚

曾有两个 30 岁左右的年轻夫妇，一个文学专业，一个非要炒股，结婚四年多，先到国外又回国内，妻子感到人生错位无法稳定下来发展。经过第一次咨询，他们还在酝酿如何调整，不料一波未平一波又起，丈夫还想辞职炒股，公婆很快又将大驾光临，妻子很想躲得远远的，所以再次寻求咨询师帮助。公婆不喜欢这个儿媳妇，认为是网上认识的，不靠谱。由于儿子炒股赔了钱，儿媳妇又有很长时间没工作，他们还将结婚礼钱都要了回去；但是坚持支援儿子炒股，说亏了算他们的，赢了则给儿子佣金，但是债务目前还是由儿子、儿媳一起背。

**相关咨询实录**

**咨询师**：你好，讲讲你的困扰吧！

**咨客**：您好，就是上次跟您讲的那些事情，我老公还是说要去炒股，后来又吵了一架。另外，我公公婆婆最近要过来，我不是很想和他们过年，我想回自己娘家过年，我老公又不同意。我见到他们就会本能地逃避，总想躲。

**咨询师**：你想躲公公婆婆，还是连老公也想躲？

**咨客**：躲公公婆婆，老公还要好一点，呵呵。

**咨询师**：如果公公婆婆一来，你马上就走的话，你觉得他们会怎么想呢？

**咨客**：我就是觉得他们会不开心，只好留下来，但是我自己又不开心。我也不希望老公再跟我说工作不如意、想要炒股的事情，一听到我就会很烦。

**咨询师**：他说他现在就要炒股，还是还像以前说的几个月以后要炒股？

**咨客**：他就说几个月以后要辞职、去炒股。

**咨询师**：有没有可能利用他爸妈过来的机会，大家坐下来把这件事一起讨论一下？

**咨客**：我不知道该怎么说，当时我不让公公婆婆借给我老公钱，但是他们还是借了。现在我们家有孩子要养，有房贷，他们又要我们三年内还钱，每个月工资的三分之一都在还债。我老公又说要去炒股，没有本钱，又要找公公婆婆借，借过来再还，这样没完没了，我烦得很。我现在对他们有很大的意见，因为我老公一说跟他们借钱，他们就借。

**咨询师**：你每年都和他们一起过年吗？

**咨客**：我前年去他们家过年的时候，我婆婆就嫌我不会做家务。她是北方人，过年的时候做面食，我不太会做，她就嫌我笨手笨脚的，把我骂了一顿，那年过年也很不开心。去年我怀孕，坐不了飞机，就没有回去，今年他们要过来了。

**咨询师**：如果你们家里签一个内部协议："既然你们借给儿子钱去炒股，无论赔、赚都是你们之间的事情，我不承担责任。"把这些都白纸黑字写下来，有这种可能吗？

**咨客**：我这次就打算跟他们说，如果以后还借钱的话，我就准备跟他们签这个协议，但是之前的钱，我婆婆说必须要还。其实，当时她拿这钱是要给我们买房子的，不过后来买房子用的是我们自己的存款，我老公后来又跟他们借了一笔钱炒股，结果都亏掉了，我婆婆就想把给买房子的钱和后来的钱全部要回去，每个月三分之一的钱拿来还债，三分之一的钱还房贷，只有一点钱家用，我其实很不开心的。

**咨询师**：我觉得很多人在这种情况下肯定都不会很开心，炒股跟赌博比较接近了。

**咨客**：对，当初跟他们说了好多次不要借钱给他，他们又不听。我婆婆还跟我说"是我自己的儿子，我相信他。"你既然相信他，借给他钱，又要我们拿工资给他还钱。

**咨询师**：对，这是有点问题了，你能够这样去谈吗？"你看我是坚决反对炒股的，希望他有一份稳定的工作，看起来你们家人都喜欢炒股，他愿意炒股，你们愿意给他钱。能不能签个协议？你们借给他的钱，不论我们俩今后离不离婚，我都不承担这笔钱的责任，亏了不能算我们的债，赚了我也不要你们的。"

这样设置一个防火墙，有个内部协议会好一些。就像作家写小说发表了才算数，炒股也不能总是往里搭钱，否则就是赌博了。在大家心平气和的前提下，从这个角度去跟他们谈你的看法，而不是情绪化地去哭、去喊、去闹。我总觉得你们在一起都非常情绪化，不能理性谈判，都变成"一锅粥"。你刚才说三件事：第一，不想和公公婆婆一起过春节；第二，婆婆嫌弃你不会下厨房做北方菜；第三，儿子不断地赔钱，父母不断地给他钱。这些事都搅和在一起就乱套了，不能三件事一起谈，先挑个重要的去说。

**咨客**：那我还是一次一件事地跟他们说，我想先解决炒股的事情。

**咨询师**：太对了。这对你来说是最重要的，等他们走了，会不会做北方菜有什么关系呢！

人在理性的情况下比较容易分清轻重。在我看来，首先你们家婆媳关系、夫妻关系、丈母娘和女婿的关系都是围绕着经济、炒股的事情，这是头等大事。

其次就是跟你们的历史有关，当时为什么要嫁给他。你吵架的时候把这些都搅在一起，正常人的脑袋就会炸开。别人就会觉得怎么有这么多事，她到底想说什么。但是你如果挑一件事说，就彻底解决炒股的事情，就好办了，"我陪公公婆婆过节也行，学做菜也行，但是你得把炒股的事解决了。"学做菜能花费多少时间啊，做个地三鲜也行，做个肉包子也行，但不能结果是"肉包子打狗有去无回"。

**咨客**：呵呵，您说得对。

**咨询师**：这就是我想说的第一点，不要把问题搅在一起说。就像中国五千年的历史，说武则天的事就跟清政府没啥关系，否则就穿越了。

## ■ 获取工作中的成就感，需要好的支持系统

这对小夫妻明显是有才华的人。这位妻子 20 岁出头就有畅销作品发表，结婚前在之前的工作单位，每天下班回家还能安静地写作。最近咨询后，她的情绪好些了，作品也被录用了。

明显可以看到，如果处理不好家庭关系，她的才华就会被生生地磨灭，那是多么可惜！

必须理性地解决一个个问题，为自己创造更稳定的支持系统，有固定的经济来源，有不吵闹的家庭，这些都是必不可少的最低标准！

**咨询师**：第二，我感觉到你今天的心情比上次咨询的时候明显见好，我知道你最近创作的作品被采纳了，你很有成就感，我感到你今天心情好跟这件事有关，我说得对吗？

**咨客**：对！

**咨询师**：作家一般都需要有一定的天赋，你明显有天赋，20 岁出头就开始有作品发表，我上学的时候语文成绩都是刚及格，明显咱们俩在这块有很大的差距。另一方面，作家都是"自虐狂"，经常吃饭也吃不好，睡觉也睡不好，整天脑子里都在想着剧情、人物。

**咨客**：呵呵。

**咨询师**：人的创造性都和多巴胺有关，情绪又和五羟色胺、去甲肾上腺素这些神经递质有关。你在创作的时候，不仅需要批判性地思维，还要有丰富的情感，在这种前提下，你就需要周围的环境

能够相对稳定。金融、炒股这个行业永远不会稳定，你从事的文学创作工作也不会稳定，卖出去很好，卖不出去就被丢在纸篓里。

**咨客**：卖不出去就是废纸。

**咨询师**：对，所以你需要一个稳定的收入来保证你衣食无忧，好让你进入创作的高产期。你现在处于创作的不稳定期，一会儿好，一会儿差。

你得想办法有一个休养生息的机会。从现在开始到 30 岁之前，你的写作技巧会有提高，像张爱玲那样，文字都会越来越优美；在你 30 岁到 40 岁之间，你思想上变得更成熟，就像柏杨、李敖一样。

**咨客**：我自己也倾向在有一个稳定工作的前提下去进行创作，现在让我全身心地投入创作，收入又不稳定，我就觉得压力很大，情绪的波动就会很大。

## ■ 正向看问题，积极创造资源

咨询师非常爱惜咨客的才华，与咨客的探讨完全围绕着她真实的需求，分析得很贴心。

从生物角度看，一个好的作家，尤其是那些少年得志、大器早成的作家基本上都是脑内的多巴胺水平和创造性比较高的人。作为心理咨询师，要知道怎么去保护她的这些天赋和资源。

从心理的角度看，咨客讲到公公婆婆要来，她不想和他们相处，认知上讨厌他们，行为上就想溜走。咨询师就问她，以前过年你们是不是在一起？如果每年过年都不在一起，那倒无所谓；如果每年都在一起，今年他们一来，你就走，那不是更加恶化关系了吗？怎么保护她呢？我们用了重构的办法，告诉她，换个角度考虑问题，把这次相处当成一个谈判的机会，但是要理性沟通，不要情绪化。这样一来，咨客就不会感到特别难过，反正这些事早晚要谈，那不如利用这次机会去谈。所以，通过认知调整，让她把这次会面当成谈判的机会，前提是大家都有理性的态度，不能又哭又闹的，先把自己调整好，对对方的反应也要有心理准备。

从社会资源角度看，当年她在国内的 S 电视台取得了那么大的成功，原因主要是：咨客的家在当地，没有结婚、生小孩，没有人给她"捣乱"，当然是她最好的状态。那我们能不能复制她在国内 S 电视台的模式呢？这不就是社会资源上的干预吗？

## ■"婚姻"这双鞋，为何比"恋爱"更难穿？

首先，婚姻跟恋爱的确不同。恋爱，只要有相互的吸引和激情，就能维持一段时间了，若不天天见，维持的时间也许更长。而婚姻则不同，会挑战原有的差异性，并将原本"风马牛不相及"的家庭凑一块儿，发生各种利益的、情绪的、琐事的、人际的、文化的……冲突，极大地考验两人的智慧。而年轻人在这方面往往并不在行。

这就是为什么许许多多的夫妻都来寻求心理咨询师的帮助，而更多夫妻还在自己的婚姻中盲目地煎熬、混日子，并没积极寻找解决方案，时间一长，"习得性无助"就出现了，这个婚姻已经成为破败的堡垒，一有风吹草动，马上被外界攻破、沦陷。

导致这样的结果有很大一部分原因在于"选错了人"，最初只找最"不同"、最"有意思"的那个人，而忽略了婚后是否真的能兼容，尤其是价值观方面。只有一开始就准备好接受世界上生物的多样性，才可能准备好弹性的心态，应对一切变化。

那既然已经穿上了"婚姻"这双鞋，怎么让它变得更合脚呢？

如今的年轻人，一进入婚姻，甜蜜爱情立马遭遇复杂的"军情"，让两个只适应简单关系的年轻人情何以堪！复杂局势摆在面前，该如何修补，如何改善？

第一，可以把所有的问题分层分类。当下家庭的核心关系是夫妻关系；其次是亲子关系；这两层之外，可有可无的是家庭关系。说它可有可无，是因为有很多"隔离"的办法可以让这种关系暂时不构成可见的尖锐冲突。当然，要"隔离"，夫妻必须达成统一意见，确定解决之道。

第二，观察夫妻关系。为什么说夫妻要"磨合"？要让两个齿轮严丝合缝，而且还是两个"血肉齿轮"，不可能谁都不调整，谁都不让步。观察夫妻的沟通方式，往往有很多问题，短短的时间，还没磨合好，互相就没法好好对话，不是争吵就是冷战，不是指责就是讲大道理。当然，即使结婚时间很长了，也不一定就磨合好了，有的夫妻非常懒于交流，他们保持平静的方式就是"沉默""相互不理睬"，虽看似是一种妥协，其实是一种冷暴力，一旦遇到外界来的大冲击，所谓的平静就会烟消云散。沉闷的夫妻中，一方有外遇出轨的例子层出不穷。

第三，寻找夫妻关系中的"温暖点"和"亮点"。结婚不久，对恋爱记忆犹新。把美好记忆找出来分享，双方都会萌发"好好过"的意愿；再把过去沟通顺畅的例子找出来，发现原来改善的方法来自于自身。

第四，若是发现还是缺乏沟通技巧，咨询师可以现场传授和演练。年轻人从自己的原生家庭里会学到一些好的沟通技巧，也可能父母的相处方式并没有太多可以借鉴的，那么，咨询师可以有针对性地干预，若发现夫妻俩都不听对方说完话，那就建议抢话头的人能倾听完毕；若发现夫妻间喜欢相互指责攻击，那就把他们的模式概括出来，让他们自己看到，恍然大悟；若是夫妻间不爱说自己的烦恼，那就让一方听听另一方的想法……

第五，在夫妻关系这一重要层次得到讨论之后，再涉及亲子教育、婆媳关系、翁婿关系等。亲子教育，主要是要学习，对于新手父母，这是陌生领域，不要害怕，不要固执己见，可以求助于专家。家庭关系，夫妻要首先达成共识，然后对老人尽量做到宽容，因为父母那一辈，年龄大了，教育程度可能也不如晚辈，能调整认知就略做调整，调整不了，就尽量保持一定的物理距离。

婚姻这双鞋，好在可以修补、调整，不舒服可以变得舒服，不到万不得已，不要换鞋。必要时，还可以向专业的心理咨询师求助。

# 第六章

## 对方有外遇了，我可以变得更智慧

婚姻中的人，最痛苦的莫过于发现伴侣"出轨"的蛛丝马迹，而对方打死也不承认，却也不屑于给予解释。在信任的破裂、怀疑的升级、猜测的纷乱中，充满了煎熬。

　　但这样的痛苦，也可能为当事人提供"凤凰涅槃"的机会，令自己变得更有智慧，走出生命的低谷。

---

# STEP 1
# 最"安全"的老公也可能不安全

---

很少有人在结婚的时候就预测到配偶今后会有外遇。因此，许多人在得知配偶出轨时，总是特别震惊。

## ■ 他找上洗浴中心的女人

一位女性咨客，30多岁，国外某知名大学硕士学历，曾遇到过很多优秀男士，最终选择和本科时的同班同学结婚，两人结婚不到七年，孩子不到两岁，咨客对丈夫一直非常信任。令她没有想到的是，大概一年多以前发现丈夫有外遇，并且已持续三年。

**相关咨询实录**

**咨询师**：你好，请讲讲你的困扰吧。

**咨客**：你好，在我生完孩子半年左右时，发现丈夫有外遇，简单说就是这个情况。这件事让我特别难受，因为我们是大学同学，我对他的信任度非常高，之前很多事情我都达不到很高的要求，包括对自己的约束，我不如他做得好，我也一直认为他在很多方面对自己的要求都比我高很多，所以对他很信任。

或者说，我选择这段婚姻，很大程度上是因为看到他身上安全和稳定的东西。当然这也导致了我结婚之后对他的关注比较少，更多关注自己的工作或关注自己该如何抵抗外界的诱惑，从来没想过他会陷入这样的诱惑中。我觉得就算全世界的人会出这个事，他都不会。我想过他出任何事，从没想过他能出这种事，这也反映出了我对他和这段婚姻的认识。

发生这件事后，我们通过咨询师的帮助，非常深入地交流过，发现这件事不仅是婚姻的问题，还涉及一些我们从小到大的成长经历和双方父母的问题，这些问题导致我们在沟通前是非常肤浅和不真实的。他习惯性地表达出一个理性的自我，比如父母认为他从小到大应该怎么去做，他就按照这个"应该"去做，但这是满足别人的要求，而不是按照自己的意愿。另外，在他的成长经历中，特别害怕周围的人有任何冲突，所以他压抑了自己的很多需求，来维持一个表面的稳定和和谐，那么他就会有很多的不满和需要，不敢提出来，最终就发生了这些事情，而且到了自己没法控制的地步。

这和他的性格有关，也和国内的环境有关，好像身边的很多男人都这样，再加上他觉得自己可以控制那个人，不会给他带来什么麻烦，也不会带来什么损失，还可以把对方当作垃圾桶来宣泄自己的情绪，最终一步步陷入不可挽回的局面。

当然这里也有我的问题。我有个哥哥，从小在潜意识里就总是和哥哥竞争，力图自己在各方面都很优秀，和父母相处时总有一种不自信。我和先生在一起时能在他身上找到一种自信，觉得他是一个永远都不会离开的人。很奇怪的是，我对他的依赖要多于父母。可以说我们交往的前些年里，他对我的任何要求都是不遗余力地去满足，这样就满足了我内心里小孩儿的愿望，希望能有个永远爱我的父母，这是我在父母那里没能得到的感觉，在他身上得到了。

这种感觉刚开始是非常好的，结婚之后我也一直在追求这种感觉，忽略了他心里的需求。其实他的内心也是个小孩儿，从小父母对他要求非常严格，在爷爷奶奶家和一个堂弟一起生活，而且他要像个哥哥一样表现出大度和宽容，什么都让着弟弟，才能得到大家的认可和表扬。实际上他也是因为害怕失去爱才表现出让着弟弟，去满足所有人的要求才能获得爱。也就是说，他的内心是个充满恐惧的小孩儿；而我的内心是充满不安全感的小孩儿。我俩在一起，表面上非常契合，他能满足我所有的要求，而且他在满足我的要求时也得到一种安全感，但这些东西是不能长久维持下去的。

结婚之后，他的需求一直得不到满足，而我对他的要求却越来越高，最终他就没办法坚持下去了，发生了这样的事情。这件事之后，我也发生了天翻地覆的变化，包括对他的认识，他其实就是个普通人，内心也有各种脆弱，抵抗不了诱惑，很多东西都是故意表现出来的，说白了就是"装"出来的，去维持自己完美的形象。

我以为他比我做得更好，实际上他很多方面都不如我，这对我来说是个颠覆性的认识，也是个深刻的认识，但我的情绪总是反复，脑子里总是出现这些事情。经过和咨询师的讨论，发现我把他投射成我理想中的那个人的影子，实际上那个人并不存在；他也一样，把我投射成一个影子，也就是说两个人的认识都不是最真实的。我倒不是不能接受他是个普通人，但我不能接受他欺骗我，对这种欺骗始终耿耿于怀。

**咨询师**：这种耿耿于怀影响你吃饭、睡觉了吗？

**咨客**：那倒不至于，我是一阵一阵的，平时上班、看孩子和他开玩笑都还挺开心的。

**咨询师**：也没有影响你的工作吧？

**咨客**：没有太大影响，有时候可能什么事情突然就勾起了我被欺骗和被伤害的感觉，每个月大概能有那么两三次。

**咨询师**：你是学什么专业的？

**咨客**：国际经济与贸易。

**咨询师**：你丈夫是学什么专业的？

**咨客**：我俩一样，我们是大学同学，现在从事的行业也差不多。

**咨询师**：你刚才分析得头头是道，我以为你是学心理学的呢。你俩的经济收入有差别吗？

**咨客**：差别很大，我的收入一直比他高一些。

**咨询师**：高出一倍以上吗？

**咨客**：一倍以上。

**咨询师**：你什么时候发现他有外遇的？

**咨客**：去年。

**咨询师**：你发现时知道他们在一起有多长时间了吗？

**咨客**：有三年左右的时间吧。

**咨询师**：你们结婚多久了？

**咨客**：我们结婚快七年了，但我们从大学就开始谈恋爱，在一起有十几年了。

**咨询师**：也就是说从恋爱开始算在一起有十几年了，他有外遇是三年的时间。

**咨客**：对，之前那个女人给我打过电话，就在我丈夫和她断了之后，她有点气急败坏，就给我打了一个电话。他俩和我说的东西是可以对上的。

**咨询师**：他们从三年前持续到什么时候？

**咨客**：持续到去年。他们认识三年多的时间，我丈夫真正陷进去也就半年的时间，那时他开始骗我加班或出差，其实是住到那个女人家里了，也就是我生孩子的那半年是他深陷其中的时候。

**咨询师**：但你怀孕之前他们就在一起了，对吗？

**咨客**：对的，只是我没发现。

**咨询师**：那个女人是做什么的？

**咨客**：就是一个洗浴中心的工作人员，而且是那种不正当的洗浴中心。

**咨询师**：年龄和你相比呢？

**咨客**：比我小七八岁吧。

**咨询师**：你丈夫和你是同龄吗？

**咨客**：是的。

**咨询师**：在你看来，是什么原因让他发生了这样的事情呢？你们是大学同学，有十几年的感情基础，而且你的收入还比他高一倍多，学历也比他高，还生了孩子，在你们才结婚那么短的时间里他就陷入了另一段感情，你想过什么原因吗？或者你问过他吗？

**咨客**：问过，也进行过很深刻的分析。我觉得一是大环境的问题，他在这个行业圈子里接触这类人比较多，以前他是个特别乖的小孩儿，对这种事一直比较好奇。原来他还害怕像歌厅、夜总会、洗浴中心这类场所，上班后开始接触这类场合，他每次和同事带着客户去这类地方，那些人都找一个姑娘又搂又抱的，刚开始他还特别看不过去；后来时间久了就觉得也没什么，而且那些人都是有家、有孩子的。他这个人从小到大很多事情都不是自主选择，而是为了满足父母的要求，按照父母的标准去做。后来父母离得远了，他们的标准不起作用了，那时我在国外读书，也离他很远，没人管他，他也就放开了。

## ■ 他为释放压力，她感到饱受欺骗

**咨询师**：我再了解一下，你具体是做什么工作的？

**咨客**：行业分析和投资。

**咨询师**：你丈夫呢？

**咨客**：他做审计。

**咨询师**：他有没有和你讲过自己的工作压力大？

**咨客**：这件事之后，我才知道他的压力有那么大，因为在我看来是很简单的工作，可能对他来讲很复杂。他以前也试图告诉过我，但我觉得这些东西很简单，没有什么好有压力的。

**咨询师**：在家里他和你相处的时候会觉得压力很大吗？

**咨客**：对，这也是我想说的第二个原因。第一个是大环境的原因；第二个就是在我俩相处的过程中，我一直比他强，学习比他好，工作比他好，挣钱比他多，学历比他高，他面对我的时候有很多压力。另一方面我和他在一起时非常任性，就像我刚才和你讲的，我把他投射成一个非常完美的形象，像我理想中的父母一样，所以和他在一起时，我会把平时在外面不会表现出来的任性、无理取闹、乱发脾气的那一面表现出来，可以说我在别人面前都很成熟，唯独在他面前像个小孩儿一样。他一方面觉得我比他强，让他有压力；另一方面他还要像个大人一样哄着我、呵护着我，我还经常向他发脾气，他自己的压力没办法释放出来，所以他一直有压力，而我却不停往前走，和他的距离拉得越来越大。

**咨询师**：你说自己是小孩儿的意思是老顽童吗？老顽童的意思是非常智慧的人装成小孩儿。

**咨客**：没错，我是装小孩儿，而且很享受，因为从小我爸妈对我要求很严，没让我有被呵护的感觉。在他面前就是故意要装成小孩儿，让他呵护，从中找到一种很温暖的感觉。另一方面我很爱发脾气，好像也是因为小时候不能在父母面前乱发脾气，所有在父母身上没能得到的满足都想在他身上找回来。

**咨询师：**今天你想让我帮你解决什么问题？或者你有什么问题急需今天讨论？

**咨客：**有些事情我想得还是挺透的，但对于欺骗这件事很难接受。我知道这里面有很多问题是他不得已，也知道他不是个坏人，顶多是个糊涂人。但他在我眼皮底下瞒着我、欺骗我，当时我已经回国了，而且是为了他放弃很多东西回来的，他在我工作那么辛苦还怀孕生孩子的情况下，欺骗我那么久。

我最辛苦的时候是晚上一个人带孩子要醒很多次，特别累，他说出差了，其实就是跑去那个女人家里住了，大概隔一周就有那么一回，每隔一周就说要出差。我还完全为他的工作着想，不能因为生孩子耽误他的工作，影响他升职什么的，对他的工作非常支持，从来都没有怀疑过他，一点点都没有。结果却是他在骗我，这让我非常难过，每当想起来就有种万箭穿心的感觉，甚至会怀疑他的人品，为自己很不值，这种情绪持续了几天后，最后终于爆发了，和他大吵一架。

他这段时间在咨询师的帮助下，好像处理得还挺好的，不管我怎么闹，他就是不离婚，我可以骂他，也可以打他，他知道自己对我的感情是最真的，坚决不离婚，愿意用一辈子来补偿。而他每次这样坚持，我心里的痛就会化解一些，折腾两三天之后我就能恢复正常，近一年差不多都是这样，好一段时间就要爆发两三天，一直都是这样持续的过程。

**咨询师：**我听懂了，让你很痛苦的原因，用投资人的眼光来看就是做得多，收获得少。

**咨客：**对，就是被欺骗的感觉。比如我投了一家公司，给我的报酬全是假的，而且我应该完全有能力发现，但因为太相信那家公司或者太过于相信自己。如果是因为我没有能力发现，也就没什么好说的，可有能力发现却没发现，让我心里很难接受。

**咨询师：**相当于国外知名大学毕业的人跑到中国投资了一个概

念股。你工作中需要帮别人分析市场回报率、分析风险等，把这个思路用在了分析丈夫身上了，什么他小时候的成长经历了，你的投射了，还有大环境的影响了，听上去你要为他开脱，更像是你要找的这个老公是别人甩掉的，你要拿回来，所以得找些理由安慰自己，而实际上这是你自己的丈夫，说明你还是没想明白怎么回事，这是其一。

其二，你想不明白他为什么欺骗你，你是名校毕业的高才生，职场上比他收入高出那么多，在他看来非常难的事对你来说非常简单，可他却偏偏把你骗了。这是你存在的两个误区。

**咨客**：哦。

**咨询师**：男人压力高到一定程度的时候，必须得有个减压途径，有人是打篮球，有人去听音乐会，有人去谈情说爱，有人选择和不该在一起的人在一起。不论什么事，压力大了就涉及减压，那么减压的方式有合理的也有不合理的，有合法的也有不合法的。

现在问题是他压力为什么那么大，和你说的小时候的经历关系不大，有这么两个方面注定他压力大。一是你在大学时就对他知根知底，假如一个男人大学没读好，也许研究生读得好，研究生没读好，可能出国回来了，这样就能"忽悠"那些比他年轻的女孩子。而你大学时就知道他的情况，后来也没比大学时聪明到哪儿去，而你是一步一步越来越好，还去国外留学，工作也比他好。

他的感觉是你从头到尾都了解他，像发小一样，哪里不行你都知道，后面再怎么表现也没用了，也就是在你面前永远都抬不起头来。如果你大学时虽然比他学习好，但他跑到国外的名校拿个学历回来就不一样了，说明原来你小看他了，终于可以在你面前"翻身"了，那他就可以有一种自豪的心理。现在你感到万箭穿心，是因为被欺骗了；他也万箭穿心，是因为被你看透了，自己不具备你所拥有的能力，过去没有，未来也不会超过你，无形中的压力会让他在你面前感到低人一等。这种压力是你和他的不一样带来的，这个不一样不是你们的专业不一样，也不是你们的过去不一样。假如他是个硕士，读的是心脑血管的专业，这个领域你不了解啊，那感觉就会好一些。

**咨客**：对对，他特别希望说出一些我不懂的东西。

**咨询师**：是啊，就算你能看病，他当一个跟你不同科的妇产科医生也可以啊。现在他和你几乎是一个领域，从大学开始往后，这种压力是一辈子都去不掉的，这对男人的冲击是非常大的，这是我说的刚开始你们遇到的时候，同一行业你比他优秀带来的问题。如果你比他差就没这个问题了，但并不是让你故意比他差。

另一方面，有人读书好不代表工作就好，有些人虽说拿到博士学位了，但读成书呆子了，什么事情都不明白，以后工作就会受到影响；而你不论是读书还是工作，都比他做得好，这就是在持续给他施压。但你不是故意的，做得好也是为了家，为了孩子。作为男人在这种情况下，也并非不知道你用什么方式在对他好，而是这个压力让他没有出头之日了。

这时他就特别需要找个地方去释放。刚才我也问了那个女人，她和你有什么区别。我大胆预测，对方一定比你的智商低很多，这样他才能得到释放。

**咨客**：是的，他说在那个女人那儿能得到特别多的满足，那个女人对他非常好，极其崇拜他，认为他什么都好。

**咨询师**：这个男人在你这里得到了非常大的压力，去别人那里却得到非常自豪的心理。男人是碰到弱的人才会雄起，碰到强的人就变弱了。

**咨客**：哈哈，太对了。他就是找那种头脑非常简单、非常底层的人，这样才能找到一个女人对他的崇拜和膜拜的感觉。

**咨询师**：对的，这样他才能平衡，一面给压力，另一面减压。这就是为什么很多和他情况类似的男人会有这样的选择。

**咨客**：是啊，而且我见过那个女人的照片，长得也不怎么样，各方面都不如我。我心想你找个比我条件好的我也就认了，这样的选择让我没法理解，现在我理解了。

**咨询师**：假如别人问起你怎么了，你说我丈夫有外遇了，找个哈佛大学毕业的女人，听上去也能有点面子；可他找了个在非法经营的洗浴中心里工作的人，而且还是个头脑简单的人，这让你怎么和别人解释？

**咨客**：哈哈，对啊。

**咨询师**：这一定是有原因的，就是我们刚才所分析的。当一个男人变得足够优秀时，找的外遇都会优秀；当他不够优秀时，只能这样去做，因为能减压，容易释放，他也没有能力去找个哈佛大学的，而且找她们压力岂不是更大吗？我们在这里不是要讲谁好谁坏，而是帮助你想明白。

这件事发生的原因其实不是你刚才所说的，而是一个男人有压力需要释放，一个女人优秀，永远不要责备自己由于优秀而带来了什么不好。这是你们这样的匹配必然带来的问题，这个压力不是你故意要给他的，是他自己感受到的，你没要求他一定要收入非常多啊。

**咨客**：对，我感到特别委屈，就是因为当他发现某个男同事挣钱比他多时，我经常安慰他说没关系，我们是两个人挣钱，我挣得还比那个人多呢，我还觉得这样是给他减压呢。

**咨询师**：所以我觉得你是个智商高、情商低的人，刚才你还是在用智商来讨论这个问题，你那样讲他的压力更大了，让他感觉自己在"吃软饭"。你怎么知道他身边那个同事没说过这样的话，"你有什么好得意的，你花的都是你老婆挣的钱，你有什么本事啊，还乐滋滋的。"

**咨客**：对哦，有可能真是这个样子。

**咨询师**：是啊，别人这样的一句话，他回去就没办法和你说了啊。所以这种压力不是你的宽容和爱心能缓解的，因为绝大多数人都认为男主外女主内，男人养女人很正常，倒过来被女人养总会让人不舒服。

我同样认为你的智商特别高，但这方面的问题能不能看透靠的是情商，是街头智慧，不是智商，智商都是书本智慧。你刚才责备自己，这件事在眼皮底下怎么都没发现呢？怎么没看明白呢？不是这样的，这件事不是因为在眼皮底下你没看到，就算放在你眼睛里也同样看不到，你可能以为是沙子迷眼了呢，因为你很少这样想问题。

**咨客**：其实在公司这方面的问题我处理得还是可以的，不论是待人接物还是和客户打交道，我还是挺能想清楚的，大家也觉得我在这方面做得挺好的，不知道为什么在感情这方面变得这么弱智？其实男人会有压力、七年之痒、女人有了孩子之后避免忽略老公等这些道理我都知道，可为什么在我都知道的情况下，眼睁睁就犯了这么一个错误呢？

**咨询师：** 在我看来，你是认知上的知道，智力上的知道，你看你刚才又是一大堆的理论，可一个男人为什么会喜欢另一个女人？你没看明白啊。你刚才说客户都觉得你挺好，如果你让每个客户都赔钱，他们还会觉得你好吗？还会对你笑脸相迎吗？他们都是以结果为导向的。因为你名校毕业，你能给他们讲得头头是道，假如今天我作为你的客户，我会非常喜欢你的理论，我能明显感觉到你的反应很快，逻辑思维清楚，但分析爱情和婚姻我觉得你基本上都是野蛮分析了。

**咨客：** 明白，用这套东西来分析感情是分析不出来的。

**咨询师：** 太对了。人往往都是这样的，越是在某一方面有天才的时候，另一方面的缺陷就比较大。比如一个著名的小提琴家从五岁就开始练琴，成为世界上最著名的小提琴家之一，说明他在这方面的投入非常多，在其他方面可能就很弱，整个大脑都朝着那个方向发展了，抑制了其他能力的发展，所以人往往是不平衡的。这样分析能让你看清自己的优势并尽量去发挥，弱点补上就可以了，学会理解对方。现在需要和他讨论的是，把我们今天的分析讲给他听，如果他同意我们的分析，就得讨论以后怎么减压，这样的减压方式是你不能接受的，两个人再一起讨论哪种减压方式是两个人都可以接受的。让你回家做家庭妇女听上去不太现实。如果他觉得这对他来说永远都是压力，只好采取其他的办法，如果愿意商量一个共同接受、合理合法，并且也尊重你的减压方式就更好了。如果只采取他能接受而你不能接受的方式，这样不公平。

还得和他讨论还真的爱你吗？如果还爱的话，就要证明给你看。不论爱不爱你，压力都是客观存在的，需要两个人设计共同的减压方案。这样下去，你们的婚姻才能走向稳定。

**咨客：** 你这样讲，我心里就释然了。最近这段时间我一方面觉得被骗这件事过不去，另一方面就是找不到解决方案，这样搞不好，再过十年又来一回这样的事。

**咨询师：**对，通过我们刚才的分析来看，如果今年解决不了，就不用等十年后了；如果现在就想解决，十年后也就变好了。但我们关键得知道压力源在哪儿，该用什么方案解决这些压力源，虽然不能百分之百地阻止未来发生这样的事，但至少可以把它降到最低的概率。就像你投资一样，永远不会百分之百赚钱；但尽量可以做到 60%，不能随机。

你们得一起进行风险控制，计算风险，不能再像现在这样承担随机的风险，之前的方式对他来说挺好，是百分之百收益，但对你是百分之百受损，这种方式你是完全不能接受的，这样做十年后你的投资回报率才会增高。今天我只能帮你分析到这里，接下来有什么问题我们可以再约，好吗？

**咨客：**好的，非常感谢你。

## ■ 如何控制家庭风险

第一，咨询咨询师主要是做评估，看看这个家庭的家庭动力学是什么，之后才能知道该怎么干预。中国自古以来就有这样的社会定势，叫男尊女卑，男主外女主内，郎才女貌等。如果你和这些社会定势是一样的，就不会有什么心理冲突，就像一个漂亮的姑娘没有压力，但一个长得丑的姑娘和漂亮姑娘在一起就会有压力。本案例中咨客的家庭就是反社会定势。咨客不论是在家庭中还是外面，都让她的丈夫有很大压力，这很难不出问题。

第二，找到这个男人的压力源。这个家庭中女人挣钱比男人多，什么都比男人强，两人大学还是同样的专业，这不仅是社会定势的问题，是根本没有翻身的机会。同样的专业，有这么大的基础差异，几乎没有超越她的可能性。

面对这样的压力，男人很多话不敢和妻子讲，但有压力就得减压，不能是妻子挣钱比他多，学历比他高，他的道德就应该更高尚。当然，也不能破罐子破摔，因为妻子优秀，就拿妻子的钱去找其他女朋友，这样做妻子肯定不会同意，也显然是不对的。

分清楚这个压力是哪来的容易，但改变家庭动力却不是一朝一夕的事，得把它当作治疗目标。

第三，计算风险，调整减压方式。丈夫不能把妻子挣钱多、学历高，当成自己出去找女朋友的借口，妻子也不能因为自己优秀，就频繁和丈夫任性、发脾气，这两种减压方式都会对家庭关系产生破坏，虽说在道德层面上有差异，但效果是一样的。咨询师借用咨客的专业术语和思路，帮助咨客生动地分析了婚姻关系中的投资与回报，该如何计算风险，令她恍然大悟。

# STEP 2
# 老公的错，老婆不用吃药

当婚姻一方有外遇时，原因一定是多方面的，但凡完全说对方不对，又吵又闹，或是一味自责、以泪洗面，都不利于情况的厘清和问题的改善。

## ■ 他有了私生子，我还想他回来

丈夫不仅有外遇，而且有私生子。丈夫想回归家庭，"小三"不答应，还以死相逼。这样的一团乱麻、一地鸡毛，该怎么解决？

**相关咨询实录**

**咨询师**：你好！请讲讲你的困扰吧。

**咨客**：你好！我的困扰主要是婚姻问题，我和丈夫在一起二十多年了，他五年前出轨，这让我很难受，很难接受他的变化，但我总是欺骗自己，觉得他能回来。这么长时间过去了，他迟迟做不出决定，三方一直处于这种状态，所以我想把自己拔出来，和丈夫离婚，可又做不到。

我不明白自己为什么不能面对他已经变成这样的事实，我已经把他劈成两个人了，以前的他和现在的他，心里没法接受。关于第三者，我没有正面接触过，经常想她是个什么样的人。其实这样想完全是在和自己较劲，对自己越来越没有信心。一年前我开始接受心理咨询，心理老师觉得我近一年来变化非常大，我希望我的变化能再大些，能挽救我的婚姻和家庭。

**咨询师：**经营了20多年的婚姻发生了这样的事情，的确让人难过。我想了解一下你家里现在的经济条件怎么样？

**咨客：**经济没问题。这点我非常感谢他，我俩是大学同学，毕业后他在经济上从来没让我担心过，我俩的家庭背景相似，基本上都靠我俩的奋斗慢慢走过来的，当然我对这方面的要求也不高。

**咨询师：**假如把家里的收入算为100的话，你的收入占家里的多少？

**咨客：**我大学毕业后工作了10年，为了生第二个孩子就没有再出去工作，也就说自此之后就没有收入了。

**咨询师：**也就是说现在家里百分之百的收入都是他在贡献，对吗？

**咨客：**对的。

**咨询师：**你们是大学同学，在一起生活那么多年，他原来一定对你有很多满意的地方，最近几年他有没有说过对你哪些方面不满意？

**咨客：**他有外遇那年家里发生两件事：一件是他父亲查出绝症，并且很快去世了；另一件是我们很近的一个亲戚家里孩子出现意外死亡，这两件事对我们家里有一定的影响。

他也和我说过对我的不满，因为我们经常沟通到深夜，他一是觉得我在家务方面不是很能干，二是因为我曾经和婆婆有过争执，让他很伤心，但他没有表现出来。这件事我一直不知道，前几天他才告诉我的，在我生第二个孩子不到一个月时，我和婆婆大吵了一架，当时他躲在外面哭了，说当时很恨我，但我没有察觉。其他的不满没什么了，后来他说不是我的问题，是他的问题。越是这样，我才越加无力，不知道该做什么。

**咨询师：**另一个女孩子是单身还是已婚？

**咨客：**是已经结婚的，是他的一个职员。

**咨询师：**也就是说她也是有家庭的？

**咨客：**原来是有家庭的，还有个孩子。后来因为和我老公生了一个孩子，和前夫离婚了。

**咨询师**：他们现在还在一起工作吗？

**咨客**：没有了，她生了孩子之后就没去上班。那个孩子都一岁多了我才知道，是那个女人打电话到家里来我才知道的。而且这件事别人都知道，只有我不知道。

**咨询师**：那个女人是生孩子之后就没去上班了是吗？

**咨客**：应该是刚刚怀孕就不再去上班了。

**咨询师**：我的意思是她现在没有工作，是吗？

**咨客**：是的。

**咨询师**：她是带着两个孩子生活还是一个孩子？

**咨客**：和前夫的孩子给前夫了，她只带着和我丈夫的孩子。

**咨询师**：听上去她愿意和你丈夫过日子，对吗？

**咨客**：她为了和我丈夫在一起，曾经多次有过撞车、吃安眠药、拿孩子威胁等行为。

**咨询师**：很明显她是想嫁给你丈夫，才会做这些事。现在你和那个女人的想法我都清楚了，你丈夫是什么想法呢？

**咨客**：我现在是不想让这样的状态再维持下去，那个女人是哪怕不要名分也没问题，可我不愿意。我想和我老公摊牌，要么安安心心回来，要么就离婚，但一提到离婚，我俩就发抖。他几次提出和那边断绝关系，和我回家，但是那边总是闹，要跳楼、喝药之类的，所以他也做不到。

**咨询师**：他现在是两边过的状态吗？

**咨客**：不是，他每天晚上都回来。

**咨询师**：每晚都回家，偶尔去那边看孩子，对吗？

**咨客**：对的。

**咨询师**：他和你说想回家，但是那边总是闹，不知道该怎么处理。关于怎么解决这件事，他是不是也没有什么具体的想法？

**咨客**：对，没有。他曾经做过多次努力，但看到那个女人的一些行为，他狠不下心来。对我这边也让我很难受，本来我们非常好，现在总是和我隔得很远，靠得近一点都不行，很拒绝。

**咨询师**：你说很拒绝是指拒绝什么？

**咨客**：比如我想靠近他一点，让他抱一抱都不行。最近他表态可以抱我，但我感觉得到他抱我的时候身体非常僵硬。

**咨询师**：你们近一年之内有夫妻生活吗？

**咨客**：没有，很长时间没有了。

**咨询师**：你今天还有什么问题要问我吗？

**咨客**：自从这件事发生后，我感觉天塌了一样，开始迷失了自己，不知道该要什么，非常非常的软弱。我特别想挽回这段婚姻，可又不知道能不能接受他回来，他肯定也有这个担心。那个女人十几岁的时候妈妈自杀了，所以她非常缺乏安全感。而我老公的母亲也有个外遇，有个私生子，感觉这就像个轮回。我很想把控这一切，但非常无力。我不明白他为什么要这样。如果他回家，就一切问题都能解决，可他为什么回不来？

**咨询师**：还有其他什么问题吗？

**咨客**：我一直有一种表演的感觉，包括和他谈恋爱，感觉有很多人在看着我。现在就觉得自己在演戏，脚本就是琼瑶的三角关系的小说，现在这个戏越走越远，比琼瑶的小说更加现实和残酷。

有时候我觉得自己很伟大，就是想要爱。不管怎么样，我也不愿意看他那么痛苦和为难，他也多次和我表态说即便和我离婚，也不会和那个女人在一起，因为她太过极端了，不适合过日子。我也能感觉得到，如果这件事处理不当，他的后半辈子会走下坡路，会越陷越深，所以我也想帮他拔出来，可我现在自己还比较乱。我的哥哥姐姐也都离婚了，我不想这个模式在我孩子身上上演，特别想做点什么，可又有很强的无力感。

## ■ 抓紧自救最重要

**咨询师**：假如你和丈夫离婚了，以你目前的经济状况，一个人带两个孩子能生活下去吗？

**咨客**：能，这点我俩商量得非常清楚，就是孩子都跟着我，他净身出户。但我们是口头协议，我相信他会这么做的。虽然他近几年已经欺骗我很多次了，但真要离婚的话，我还是选择相信他会净身出户。所以经济上我是没问题的，只是我的生活能力比较弱，一直很依赖他，我不是个能干的女人。我的家里很团结，我妈妈和我讲过，如果我真的到了离婚那一步，她会帮我的。

**咨询师**：好的，现在我来帮你分析一下，你的情况在婚外恋里属于非常严重的，因为你丈夫不仅有婚外恋，还和对方生了孩子。更麻烦的是，对方还经常寻死觅活，所以你的困扰已经不是简单的婚外恋了。我们讨论一下其他人遇到你这种情况都怎么处理，看看能否帮你把问题看清楚。

**咨客**：好的。

**咨询师**：这种情况下，不管要做什么，都得先保自己。即便你想帮助丈夫，原谅丈夫，或者帮助其他人，都得先自救。把自己调整好了，才能决定下一步做什么。

你和丈夫是大学同学，还有20多年的婚姻，感情基础非常好，这也是丈夫没和你离婚的原因，他不想离。现在问题不是丈夫想不想离，因为问题是他引起的，而是你要不要和他离的问题。如果你接受丈夫，就必须要接受丈夫的孩子，以及由孩子衍生出的那个女人。因为那个孩子是你丈夫的孩子，涉及财产的继承，涉及你丈夫的感情，如果你的孩子是你和他爱情的结晶，那么那个孩子也是爱情的结晶，至少当时他是那么想的。

假如你和丈夫都决定不了是否离婚，如果另一个女人愿意回归家庭，和自己的丈夫好好过日子也可以。但我问过你之后发现，答案是另一个女人除了你丈夫几乎没有什么其他出路了，婚离了，孩子不要了，工作也不要了，这就非常麻烦，说明她不愿意帮你丈夫解决问题了。如果她愿意离开，哪怕要一笔钱或提出其他条件都是解决问题的方案，但她的选择是即使没有名分，也愿意和你丈夫在一起。她现在什么都没有了，就是强烈依赖你丈夫，所以你想让她离开，简直就是不可能的事情。把她逼急了，就有可能鱼死网破，可能是她自己死，也有可能和你丈夫同归于尽，还有可能去单位告他重婚、经济犯罪等。那个女人和你丈夫那么亲近的关系，什么事情都知道，也就是说她想毁掉你的家庭是非常容易的，因为她毫无出路了。

更麻烦的是，她家里还有自杀的家族史，有这样的影响，很容易用极端办法解决问题，这些都是不利于让她独立的因素。也就是说你丈夫和她做切割是不可能的，即使成人之间能切割，孩子怎么切割呢？

**咨客**：我和他讨论过那个孩子的事情，如果他愿意的话，我也愿意接受那个孩子，如果他不愿意把孩子带回来，我也愿意支付抚养费，只要他回归家庭，他该承担的我都可以接受。

**咨询师**：你接受对方的孩子，不一定能接受孩子的妈妈啊，我们刚才讨论了那个女人没有其他出路了，这才是麻烦的地方。

**咨客**：那个女人其实是个非常独立的人，20岁就开始独自出来闯荡江湖。

**咨询师**：我们说的不是她的能力，现在问题是她选择不独立，和丈夫离婚了，之前的孩子也不要了，工作也辞掉了，只想让你丈夫养着她。如果她选择独立，可能会向你丈夫要一笔钱，自己带着孩子去生活了；可她不是这样的人，你丈夫要和她分开，她还选择走极端，而且即使没有名分也要和你丈夫在一起。所以你得看清楚她的处境，才能决定自己接下来该怎么做。这与她有没有独立的能力没关系，与她的选择有关系。

**咨客**：对的。

**咨询师**：好的，这是我们对那个女人的评估，帮你看清楚。接下来再看看你的问题：我觉得你这边有个非常正向的地方，就是你自己可以独立地带孩子生活下去；负性的地方是你的生活能力比较弱，没有工作，没有稳定的经济来源，好在你丈夫答应给你留下一笔钱来保证你们未来的生活。

对你来说，假如真的谈到离婚了，你一定要把那些经济保障过户到你的名下，或者在你的控制范围之内，不论是房子还是银行存款。如果是两个人的名字，不代表是你的；如果在你的名下，就是你的。作为一个40多岁的成年人，还生过两个孩子，肯定知道什么是你的，什么不是你的，把这些事情搞清楚才能做决定，不能是口头协议，更不能是猜测。如果这些事情没把握，最后倒霉的就是你。把该给你的或属于你的东西都有把握地拿到手了，再做下一步决定。

**咨客**：嗯。

**咨询师**：现在你表现得非常好的地方就是很坚强，还有两个不错的孩子，丈夫也愿意给你一定的保障，说明这么多年的辛苦没白付出。如果没有工作再没有钱，那就是大麻烦了，所以你现在是不幸中的万幸。

我听明白，你对这件事最大的限度是接受丈夫回家，接受那个孩子，但不接受那个女人。但看上去那个女人不能和孩子、你丈夫分开，如果分开就寻死觅活，也就是说你设想的结局是她不能接受的，至少到现在为止，是她不愿意接受的。

而她最大的限度是给你丈夫做没有名分的太太，这样的结局是你不能接受的。你俩彼此给对方的条件都是不能接受的，你也就知道彼此所处的位置了。

我们说，谈判是在双方都有所退步之后才能达成一致，谈判才能成功。可如果谈判双方对彼此提出的底线都不能接受，就不涉及谈判了。

对你丈夫来说，原来不论是对你失望还是不满，结果却是在外面找了一个"避风港"。但很多人不会像他一样走到这个地步，让对方生出孩子，导致对方离婚，还允许对方辞掉工作、在家养孩子；当对方毫无出路时，他说他不喜欢这样的结局，看到对方有极端行为时，他说对方不适合过日子，对她的感情基础不深，不喜欢和她在一起。你丈夫现在开始感到害怕，不知道该怎么办了，但太晚了，生米已经煮成熟饭了。现在想往回退，实在太难了。很明显，如果让他自由选择的话，他肯定会选择你而不是另一边，即便两边都不选，也不会选择对方，他知道那不是最好的归宿，否则他早就和你离婚，和对方在一起了。现在他一直不和你离婚，也不想离婚，还希望能回家，但问题是他回不来。

所以对他来说，两边都不想得罪，但又处理不了，只能拖着。再这样纠结地拖下去，他最终就可能两边都不想面对了，对两边都没有兴趣了。

现在你就可以知道，三个人分别有什么难处，难在哪里。但明显你是这里面最大的受害者，这件事不是你造成的，尽管你丈夫觉得你有不完美的地方，但也不该面临这样的结局。

事情发展到今天的地步，你们三个都是受害者，没有既得利益者。你想靠他俩来解决问题，看上去是不太可能的，你们三个的意愿都很清楚了，但没办法达成一致。

所以你现在最重要的是要先自救，而不是先急着救你丈夫、救那个女人，你也救不了他们。你能做的是最大程度地保护自己、保护你们的孩子，知道什么才是对你、对你的家庭最有利的事情，看清自己最需要什么，就知道接下来该怎么尽快按照步骤去做了。

当然不是让你今天、明天就做个决定，需要你仔细考虑清楚。只是做决定之前要明白你已经输不起了，你的年龄在增长，还没有工作，两个孩子也在长大，他们上大学、结婚等都需要钱，所以需要保护好你们的利益，然后再决定婚姻方面该怎么解决你们三个的问题。现在先不急着管他们两个，更重要的是你该怎么做。我这样帮你分析能清楚吗？

**咨客：** 我觉得你分析得非常清楚，但我觉得我最想要的就是让他回来，可他偏偏回不来，这是我最难受的。

**咨询师：** 对，你们三个的意愿我们都非常清楚了，现在不是他回不回来的问题，而是你的自保问题还没有解决。你没有经济来源，生活能力弱，还有两个孩子，他只是和你口头协议。你觉得口头协议可靠吗？

**咨客：** 我到现在为止都很相信他，我挺固执的。

**咨询师：** 固执是要有根据的，在他没出去做这些事之前，你也信任他对吗？结果呢？

**咨客：** 对，出了这件事我还相信他，所以他一直瞒着我。

**咨询师：** 有没有外遇是一回事，他不但有外遇，还相当于组建家庭过日子了。

**咨客：** 他一直觉得不会有孩子，当他知道的时候，对方已经怀孕六七个月了，那个女人说不用他管，她自己养孩子。他就以为可以那样，其实他也很幼稚。

**咨询师：** 你还相信这句话是真的吗？

**咨客：** 我相信。

**咨询师：** 这就是问题，所以我说你不是固执，你的问题远远比固执严重。

**咨客**：傻。

**咨询师**：是啊，其实是善良、诚实、信任别人。假如一个男人听一个女人说，我怀了你的孩子，不用你管，也不用你养，你可以当我们不存在，等孩子二十几岁的时候我让他叫你爸爸，等他有孩子的时候我让他叫你爷爷。这个男人还是公司的老总，他说他选择相信。这件事除了你还有别人选择相信吗？

**咨客**：我觉得我丈夫也挺傻的。

**咨询师**：你觉得他傻，但他比你做的事可多得多。有的人说自己傻，但他可以做很多事；有的人说自己傻，是真的傻。

你刚才说的那些事都很可怕，没有一件是有根据的，你相信丈夫，丈夫却做出很多你不相信的事；你相信那个女人说的话，你丈夫当她孩子的爸爸了；再相信他们，就不知道再发生什么了。

你刚才说还是希望他回来，我也没说他回来不好，这完全取决于你们两个，更大程度上取决于你。现在问题不是要不要他回来，而是他得带一个女人和孩子回来，你怎么办？

**咨客**：是的，其实我也知道选择和他离婚，我会很轻松。

**咨询师**：我的意思不是劝你离婚，不论婚姻是否继续，你都得把刚才我们讨论的那些事分析清楚，你才能决定该怎么做。咨询师不能告诉你答案。

我想说，更重要的是在决定婚姻是否继续之前，你得先采取一些措施或步骤，保护你和孩子的利益。因为你已经到了输不起的年龄了，一个四十几岁的女人，没有工作，还带着两个孩子，再嫁人容易吗？

**咨客**：不一定要嫁人，所以我在学着成长啊，现在我进步很大，我开始自己开车接送孩子。

**咨询师**：这很好，但这是生活能力，我说的是经济能力，需要有足够的经济储备供你和孩子生活，有房子和车子等这些具体的东西。

**咨客**：也就是说能确定和保证这些都是我的，能维持我和孩子下半生的正常生活。

**咨询师**：这是你原来的付出应该享受的权利，不是咨询师告诉你该怎么办。然后才涉及下一步要不要原谅丈夫，要不要让他回来，再考虑如何帮助丈夫处理另外一个人的问题；而你现在是生活在自己的意愿里。

**咨客**：对，我也发现自己有这样的问题。

**咨询师**：如果你的意愿能实现是最好的，那是所谓的理想状况。但如果最坏的状况出现了，你怎么办呢？

**咨客**：那也没关系，我觉得我也能过。

**咨询师**：没关系是什么意思，一个人奋斗了四十多年后失去一切，怎么可能没关系呢？你现在处在一个非常危险的状态，可你没感觉到这个危险。你考虑的事情是很重要，但还有比这更重要的事情被你忽略了。琼瑶剧里的故事情节都是她编出来的，没有真实的。你按照她的剧情在现实中上演，结局一定是悲惨的，现实生活不会发生小说里的美好结局。

**咨客**：我希望自己很纯情，不用去管钱。

**咨询师**：丈夫在哪儿工作、和什么样的人接触她都知道，他们之间有共同的同事，也就是说她对你丈夫的经济状况了解得清清楚楚。

**咨客**：哦，现在明白了，确实是。

**咨询师**：我再给你举个极端的例子。假如你丈夫明天进监狱了，你家的财产都被没收了，你该怎么办？最近上海出现个"房妹"，有11套房产，你听说了吗？

**咨客**：我知道。

**咨询师**：现在"房妹"财产全部被冻结了，她爸爸也已经被拘留，一个拥有11套房产的人瞬间变成阶下囚，这不是很常见吗？你辛辛苦苦奋斗了这么多年的心血，合理合法应该得到的回报，就这样在空气中飘荡着，要怎么讲你才能意识到问题的严重性呢？

这种情况下，你至少要做到，当意识到对方要鱼死网破时，你要学会保护自己。一个女人连自己的命都不要了，还有什么事情不能做？当然我没有说她一定会这样做，她随时会改变主意的。刚开始可能是不要自己的命，慢慢有可能哪天想明白了，就去要别人的命了。

作为心理医生，我经常会看到这些用极端方式解决问题的人。比如当一个人拿着枪指着自己的头要自杀，你千万不要急于去劝他，第一件事应该是报警，原因就是这个人很有可能下一秒就先给你一枪，这完全是有可能的。现在你能听懂我要表达的意思了吗？

**咨客**：能听懂。

**咨询师**：你是个非常善良的女人，也不是会走极端的女人，所以你不会往这个方向去想。我是心理医生，看到走极端的人非常多，他们会做很多我们常人不会做的事情。

**咨客**：是的。

**咨询师**：你想保护你的家庭，保护你的婚姻，希望丈夫回心转意、回归家庭，都是非常好的意愿，也是像你这样善良的、有感情的女人所要求的，甚至要拯救丈夫也是对的。我的意思是在做这些事之前，要先拯救自己，这是更加重要的。

希望今天这样的咨询能对你有所帮助，这样你应该知道该按什么样的顺序去做，先帮完自己，再考虑帮助丈夫和另一个女人都没问题，但顺序不能打乱。

**咨客**：我明白。我一直觉得我老公和我一样善良，他以前的确非常善良，但我不知道他现在为什么变得那么不善良。

**咨询师**：现在有句话叫"男人有钱就变坏，女人变坏就有钱"，我不是说你老公，也不是说你，你也不用往心里去，更不用对号入座，这句话来自网上，仔细琢磨，很多人生道理都能在网上找到，但不能视而不见。

**咨客**：但我不接受这句话，我不想把我老公当坏人看。

**咨询师**：对的，我没说他是坏人，也没想让你把他想成坏人，我觉得他可以是想象中的任何人，只是有些人在我们想象中和现实中是有差距的，我们现在不用评论他是好人还是坏人。

当你开着车朝一个目的地走的时候，只要没有阻碍，你就会到达目的地，对吗？你现在选择的终点没有问题，但行不通的时候，是不是该停下来想一想这些事并不是偶然的。你刚才讲的时候好像觉得这些事都是偶然的，仍然是你自己想象的版本更多一些，你还没有走出琼瑶剧的版本，我想说的是现实的版本，叫真人秀。这两者的区别你现在看到了吗？

**咨客**：我看到了，我现在也发现自己的问题就是很难平静地面对现实。他都这个样子了，我还能接受，我知道这是我的问题。

**咨询师**：接受他没有问题，善良的女人容易原谅别人，更何况你们是大学同学，有这么多年的感情和婚姻基础，还有两个孩子。这些都没有问题，今天主要也不是要解决这个问题，因为这是第二步要解决的，现在主要还是先解决第一步的问题。第一步没解决好，第二步就太遥远了。

**咨客**：是的，我的确很想保护自己，但我发现自己的关注点完全在他身上，有意无意就会伤害自己，好像是在用自虐的方式唤醒他。琼瑶小说里就有这种模式，只要伤害自己，就可以引起他人的关注，所以我现在身体也不太好，有时还躲着他哭。

其实我非常想让自己拔出来，我想离婚也是要保护自己，再这样下去我的身体撑不住，而且对孩子的影响也很不好。现在家里的事情孩子也都知道，再不解决问题，孩子就会觉得妈妈太脆弱，不够坚强，爸爸没有担当。但我们一谈到离婚就谈不下去，有时谈到深夜一两点钟，也谈不出结果。

**咨询师**：你们遇到的问题的确是非常难处理的，而且很多问题不是谈就能解决的。重要的是你得知道哪些事情是你能解决的，哪些是不能解决的，然后按照步骤一步一步解决，你现在说的还是第二步的问题。

通过今天的谈话，我发现在你身上有两件事比较好：第一，你奋斗了这么多年有一定的经济基础，哪怕婚姻有问题也不用重新去奋斗了；第二，你开始有变化了，自己主动去开车接送孩子，锻炼自己的生活能力。现在主要是把自己的利益保护好，先把应该得到的东西切切实实地保护好，避免出现自己难以控制的结局；然后再去讨论下一步，看看能否得到的更多。不能两件事齐头并进地谈，最终可能是"鸡飞蛋打"。这样分析对你有帮助吗？

**咨客**：有帮助，非常感谢！

**咨询师**：不客气，你需要逐渐从琼瑶剧走出来，过渡到现实版的真人秀。琼瑶剧会出现戏剧性的变化，但现实往往让你面临痛苦的选择，虽然难，但也会有解决之道，所以下次有需要我们再约好吗？

**咨客：**好的，谢谢您！

## ■ 从琼瑶剧走出来，避免更多伤害

遇到家庭和婚姻咨询的时候，首先要评估这个家庭为什么会出现问题，目的不是要看家庭中谁有责任，谁没有责任，而是要看清问题的来龙去脉。这个咨客把她的问题讲得非常清楚，丈夫对她和婆婆有争执非常不满，和另一个女人有婚外情，还生出一个孩子，这的确是非常复杂的问题。

咨询师问询后发现咨客的想法是希望丈夫回归家庭，回到原来的生活状态，所有的事情都像没有发生一样；另一个女人已经破釜沉舟，和原来的丈夫离婚了，孩子不要了，工作也辞掉了，哪怕不结婚，也要和这个男人在一起，甚至还不想活了，听上去像要鱼死网破。说明这个女人不但有决心，还容易走极端，而且也没有什么其他出路了，听上去很危险。

咨客的丈夫在两个女人中比较之后，觉得还是原配更好一些，但没想到另一个女人那么极端，不知道这件事该怎么解决。但丈夫并没来做咨询，咨询师也不能给他做评判。然而不管什么原因，这件事已经发展到了他没法解决的程度。

这三个人里，看上去我们的咨客是最输不起的，因为她年龄比另一个女人大，生了两个孩子，生活能力还弱，没有工作。同时，她能得到的东西还不知道保护起来，一旦出现最坏的情况，不知道怎么应对。此外，第三方曾经和她丈夫是同事，对他家的经济来源了如指掌，而且我们国家不允许重婚，这些都是明摆着的问题。这么多的"把柄"掌握在人家手里，如果处理不当，对方就可能选择鱼死网破。

作为咨询师，需要帮助咨客把这件事评估完，但最终决定权还是在咨客手里。在她做决定之前，让她清楚：救人前要先自救，有良好的意愿，更得有实力去做，否则只是空有良好意愿，最终会受到更深的伤害。这件事情里没有赢家，三个人都很痛苦，而琼瑶小说的结局都是皆大欢喜，不行还能重新改写剧本；现实中很多问题是改变不了的，也是倒不回去的，只能往前走。

　　总之，咨询师做家庭治疗时，需要评估每个人的问题，不会有立即的答案，更不能简单评判孰是孰非。

# STEP 3
# 老公想回头，结发妻权衡利弊再定夺

婚姻中的一方可能一时出轨，但还想回归家庭。另一方是应接受还是反对？做这样的决定并不容易。

## ■ 他已回头，我还纠结

一位女咨客，35 岁，小学教师。丈夫事业单位，两人育有一子。去年年初，意外发现丈夫外遇，经调解后夫妻危机基本处理完善。由此开始，咨客失眠加重，经常控制不住情绪，没有心思做任何事。

**相关咨询实录**

**咨客**：事情发生一年多了，我情绪没有之前那么激烈，好像逐渐淡下来。可有时候会控制不住、不由自主地要提起这些事，好像就是放不下，不断提醒这件事的存在，然后两个人就会闹得很不愉快，总觉得中间有隔阂，感觉心里没办法接受这件事，感到很委屈。想让自己要么不想这件事，当作没发生一样，但做不到；要么就干脆分开，不要再这么下去了，也做不到。感觉老公就像个鸡肋一样，留着没啥用，丢掉又可惜。

**咨询师**：陷入很纠结的状态了。

**咨客**：对，很纠结。

**咨询师**：现在这就是主要困扰你的事情，是吗？

**咨客**：有时我在办公室和大家聊天，也经常聊到这方面的事情，大家在说笑中我就觉得没啥聊了。

**咨询师**：不介意的话，我就直接问了。在你看来，老公为什么会有外遇呢？外遇的对象是谁？

**咨客**：我不是非常清楚，对方应该是一个20多岁的、在歌厅里做事的外地女孩儿，也不知道结没结婚。他们经常去歌厅里跳舞，就认识了吧。

**咨询师**：这个女孩子没有要和他结婚，只是去跳舞时认识的，是吗？

**咨客**：他们同事、朋友特别喜欢去唱歌、跳舞，过生日、聚会都去这些地方。

**咨询师**：这个人还在这个歌厅，你老公不和她在一起了，是吗？

**咨客**：不可能在一起，那个人是外地的。

**咨询师**：这个人是回老家了，还是还在你们那里？

**咨客**：他说已经回去了，我就不太清楚了。

**咨询师**：你先生是事业单位的，对吗？

**咨客**：是的。

**咨询师**：他平时闲着的时间比较多，是吗？

**咨客**：也不多，我们家在县城，他工作在乡下，离我们县城还有点儿距离，开车需要50分钟左右吧。

**咨询师**：他是每周回家一次，还是很长时间才回来一次。

**咨客**：他除了双休日，平时有事也可以开车回来。

**咨询师**：平时周一到周五大部分时间都不回家，是吗？

**咨客**：是的，周一到周五基本都在乡下。

**咨询师**：你俩年龄相差得多吗？还是同龄？

**咨客**：他大我几岁，今年整40岁。

**咨询师**：孩子多大了？

**咨客**：12岁了。

**咨询师**：男孩、女孩？

**咨客**：儿子。

**咨询师**：该上初中了吧。

**咨客**：是的。

咨询师：孩子和父亲的关系好吗？

咨客：好，我儿子就喜欢和爸爸在一起。因为我的脾气比较急躁，他性格比较好。

咨询师：家里经济方面呢？他会把挣的钱都交给家里过日子吗？

咨客：是的，他的工资卡一直在我身上。

咨询师：好的。客观形容你自己的话，你是那种能歌善舞、爱玩儿的人，还是比较严肃、认真，像老师一样的人？

咨客：我比较贪玩儿，教书不是那种特别严肃认真的人。

咨询师：你是喜欢唱歌、跳舞吗？

咨客：我不太喜欢唱歌、跳舞，我主要是和同事一起出去打麻将。

咨询师：你说自己一直都有失眠的问题，发生这件事前，甚至结婚之前就有，后来运动比较有效果，为什么不坚持运动呢？

咨客：我觉得还是自己坚持不下来，稍好一点就会放松，好像不能坚持到底。

咨询师：运动对失眠的人效果很好，不能坚持的确是个问题。你和同事出去玩，是指体力上的那种需要走很多路或爬山之类的吗？还是其他爱好？

咨客：比如这个时候哪里的风景特别好，我们就开车去哪里，然后吃吃饭，打打牌就回来了。

咨询师：玩的时候是拍照、赏花这类活动多吗？还是体力活动多？

咨客：就是看哪里有好吃的，或者拍拍照就回来了，体力活动很少。

咨询师：你性格急躁、爱发脾气、爱焦虑的问题有多长时间了？是老公有外遇之后变得这样了，还是在此之前就有这个毛病？

咨客：性格一直都很急，做事喜欢一下子做完，很快。

咨询师：爱焦虑吗？比如担心孩子上学的事情，家里房子之类的事情。

咨客：这方面焦虑得比较少。

咨询师：不一定是琢磨这些事，除了丈夫外遇的事情，其他事会经常担心、担忧吗?

**咨客:** 有段时间很焦虑,我总是想,如果我俩散伙该怎么办?

**咨询师:** 除了这件事,其他事情会担心吗?

**咨客:** 如果我的情况比较稳定,就不担心这些。

**咨询师:** 我不是指这件事,比如学校里涉及职称晋级,家里涉及孩子的成绩等平常的这些事,会让你担心、焦虑吗?

**咨客:** 这些事我不太焦虑。我们学校属于重点学校,考试即便是倒数第一也没关系,反正平均分相差不大,每个班也就差一两分、两三分,校长也不会说什么,主要看及格率。我儿子学习还可以,我也不担心。

**咨询师:** 你在学校教什么?当班主任吗?

**咨客:** 教语文的,以前做班主任,去年开始生病,校长就没让我做了。参加工作以来只有这一年没做班主任,之前一直都是。

**咨询师:** 也就是说这些工作是可以承担的,是吗?

**咨客:** 是的,我教的是小学生,工作不是很有挑战性,也不是很困难。

**咨询师:** 你很久以前就有失眠的问题,是吗?

**咨客:** 这个可能和遗传有关,我爸爸就这样,躺在床上很想睡,但是睡不着。脑子里像在放电影一样的,不停想一些事情,以前的事、当天刚刚发生的事等,而且特别清晰,就像这件事在眼前重新发生一遍一样。

**咨询师:** 你和父亲一样,妈妈并没有,是吗?

**咨客:** 是的,妈妈没有,我爸爸年轻时就这样。

**咨询师:** 好的,还有其他事情要讨论吗?

**咨客:** 以前我做事情注意力高度集中,反应特别快。自从有了失眠和神经衰弱的问题后,注意力特别容易分散,好像眼神容易放空,周围人都能引起我的注意,没办法集中精力做自己的事情,和以前没办法比。以前我学习成绩好,就是因为上课的时候听课、看书注意力特别集中,记性好,现在不行了。让学生背诵的课文,以前我都能背出来,现在我也背不出来。

**咨询师:** 好在学生们不知道,你作为老师考他们,他们并不考你，不能发现你的问题。如果你作为学生就麻烦了。关于药物，你现在用的是舍曲林和劳拉西泮吗？

**咨客**：对的。

**咨询师**：你觉得药物能让你降低焦虑、改善睡眠吗？

**咨客**：我觉得好像睡眠有改善，但我睡得晚，每天晚上大概12点以后才能睡得着。

**咨询师**：舍曲林是早上吃的吗？

**咨客**：是的，早饭之后吃。

**咨询师**：劳拉西泮呢？

**咨客**：晚上睡觉前吃。

**咨询师**：睡觉前是几点？

**咨客**：一般九点多就吃药了，然后我会躺在床上看书，有时候看着看着就到十一二点多了。

**咨询师**：看什么书呢？

**咨客**：最近在看毕淑敏的书。

**咨询师**：你说自己背不下来教孩子的那些课文，如果晚上看这些课文会是什么样呢？

**咨客**：备课啊，我都教了十多年的书了，那些教材都很熟悉，不用备课就可以走进教室去上课。

**咨询师**：我的意思是学生们能背下来的课文，你背不下来，如果晚上睡觉前试着念这些东西会怎么样？会烦躁或厌倦吗？

**咨客**：没有。

**咨询师**：有没有什么东西是让你比较厌倦的？我知道大学有评副教授、教授的职称问题，中小学也分中、高级教师吗？

**咨客**：是的，我们也评职称。

**咨询师**：你现在是最高级别吗？

**咨客**：上面还有个特级教师，那个是非常难评的。

**咨询师**：也就是说你不是最高级别的，对吗？

**咨客**：不是，我是高级教师。

**咨询师**：评特级教师需要外语吗？

**咨客**：不需要。

**咨询师**：有没有什么东西是让你读的时候感到烦的？你教孩子语文，肯定要认特别多的字，《新华字典》你能背下来吗？

**咨客**：那不可能的。

**咨询师**：那从现在开始，每天晚上可以背《新华字典》。现在我们讨论一下你今天要解决的问题，刚才你提到失眠、焦虑和老公外遇的事情让你纠结，是你今天要解决的问题，对吗？

**咨客**：对。

**咨询师**：我们主要从生物、心理、社会三个方面来治疗。生物学的治疗上，你有焦虑、失眠症状，又加上老公外遇的事情，使症状加重了。在药物上，舍曲林和劳拉西泮的使用是正确的，你坚持用一段时间，等症状减轻后再和医生商量减量或停药的问题，舍曲林是抗焦虑和抑郁的，劳拉西泮可以帮助睡眠，9点钟吃没问题，这个药一般是45～60分钟起作用。清楚了吗？

**咨客**：嗯，清楚。

**咨询师**：你经常失眠、睡觉前胡思乱想，但对你来说好消息是你不用再去考试，不用再努力学习了，已经评上高级职称了。现在睡前不能看小说家写的这类书，这类有情节的、有故事性的小说都不适合你睡前看；而失眠的人得看那些十分钟、半小时就厌倦的东西，再看就睡着了。

刚才我想让你看一下能对评职称有用的东西，但你已经几乎是最高级别了，特级教师又觉得没什么希望。一般情况下我会建议中国人看英语，外国人看中文，肯定一会儿就睡着了，但听上去英语对你没什么用，你教语文的，《新华字典》肯定是有用的，那就背字典，这个一时半会儿是背不完的，但能治好你失眠的问题。《新华字典》背完了，可以背《辞海》《四库全书》等，总之永远都背不完，能背下来的话，对你的教学、评职称都有好处，你想能背《新华字典》的老师能有几个？所以背不背得下来都有好处。

生物学治疗还包括运动，必须尽快恢复，因为运动是降低焦虑和促进睡眠最好的生物学手段，而且你过去试过，非常有效，现在必须恢复，得把运动当作治疗手段，相当于用药，一辈子依赖真的药物不是好的选择，只要是你喜欢的运动，哪种都行，要坚持做。

这是生物学的治疗，清楚了吗？

**咨客**：好的。

**咨询师**：关于社会方面的治疗，你现在治疗、养病期间，不能特别操心，也不能每天负责很多事，所以不做班主任是正确的。充分利用你的资源，只负责你很熟悉的教学任务，不加班、不熬夜，这样你的精神压力会小一些。可以吗？

**咨客**：好的。

**咨询师**：关于心理方面的治疗，你本身就是个爱胡思乱想、爱纠结的人，丈夫有没有外遇，你都会睡不着觉，爱急躁，因为你家里有这方面的遗传基因。当然，外遇的事情起到了火上浇油的效果，所以你肯定受不了。

我刚才首先询问你们的年龄和他有外遇的原因，如果是因为他们想在一起结婚过日子，已经有了孩子，开始转移财产，这类问题是非常可怕的，说明他打定主意了。但你们并不是这种情况，而且他处于 40 岁的年龄，不知你是否听说过"三十如狼，四十如虎"，这个年龄段的人有很强的生理需求，他上班离家有一定距离，平时还不经常回家，这类需求得找个地方来解决。关键是我们不能制造机会，比如他不能每天回家，你可以去找他，在不影响工作、有居住条件的前提下。你跑个来回也无非就两个小时，不管谁去找谁，但能解决对方生理上的需求。

其次，你丈夫在这件事上肯定是犯错误了，好在他们没有长久的打算，更像是宣泄性的，而且你们的感情基础很好，对孩子也很满意，家里的财政大权也都交给你，所有的信息都指向他不是要解散这个家庭，更像是要满足自己的某些需要，不论是社交的需要，还是生理的需要。他不认为这件事是正确的，这是好事，并且后面也一直在弥补家庭。你得这样看待这件事，才能知道如何干预，多让他回到家里来满足，而不是去外面。

最后，关于你的纠结，在这件事上你的确是无过错方，但你这样每天下去，后果可想而知。刚才你提到了，并不想离婚，毕竟两人的感情基础很好，孩子也很好，那怎么才能不纠结呢？你换个角度看，你老公不可能是完美的人，在这件事上他犯了错误，但他可能有99个好处，只犯了这一次错误，或者大多数都是好的，只有少数缺点。刚才听上去他只有这一个错误，我们每个人都是完美的吗？或者这世上有百分百完美的男人吗？刚才你提到自己有睡眠不好的问题，还脾气急躁，你也不是完美的。不是拿你的问题和他外遇作对比，我的意思是每个人都有自己的问题。

从这个角度想，这不是不能解决的问题，端正对这件事的认识。甚至让他去找咨询师或医生，让他意识到这件事对太太，对孩子的未来，对整个家庭都有严重的损失，对他的工作也有风险，这次做了就做了，但未来要考虑清楚后果。很少有男人做了这种事，不认为自己错了。这样想能帮助你放下纠结，不是天天想着他错了，自己没错。

除了这件事之外，我们每个人都是有瑕疵的，每个家庭都是有问题的，只是各不相同。你这样想问题，才容易放得下。事情已经发生，接下来如何过好以后的生活，如何吸取之前的教训，才是现在要考虑的，而不是把关注点放在过去。

你提到自己喜欢和同事打牌，他喜欢和同事唱歌跳舞，他喜欢的东西是不是你有一些也感兴趣？以后是否可以创造机会，大家一起出去玩儿，打牌、唱歌跳舞、旅游等？家里的活动多了，他去外面宣泄的机会就少了。否则，所有需求在家里都难以得到满足，他就容易去外面寻找机会。毫无疑问，我在这里不是评判你俩谁对谁不对，我的意思是，这样去想问题，你才能走出来，而不是纠结在这件事上，长期像现在这样下去，可能自然就走向离婚了，孩子也会受到影响，这不是你想要的结果吧。我这样分析你能接受吗？

**咨客**：可以的，换个角度看问题，是吗？

**咨询师**：对，不仅要换个角度想，还得去做，刚才提到是不是对方有这方面的需求得不到满足。如果他喜欢性生活，却得不到，这不就容易出问题吗？是否他的欲望强一点，你弱一点？人经常焦虑、失眠就容易欲望低一些，如何解决他的生理需求问题？

不从对与错的角度看问题，而是出了问题该怎么解决，怎么让以后的生活更好。更何况你们之间还有个可爱的孩子，两个人工作都很稳定，端着人人都美慕的"铁饭碗"，这样的家庭离成功已近在咫尺，怎么这一件事就过不去了呢？别人的家庭可能没有外遇的问题，但也会存在很多其他问题。更何况你们的距离只在1小时之内，如果经济状况没有问题，两人在中间的宾馆见面还能更新鲜，当作度假、度蜜月了。这样分析清楚吗？

**咨客**：嗯，很清楚。

## ■ 调整认知，缓解焦虑

关于咨客的困扰，咨询师分别从生物、心理、社会三个方面提出了解决方案。

第一，生物方面。关于药物治疗，咨客正在服用舍曲林和劳拉西泮，前者治疗焦虑和抑郁，后者有助于睡眠，需要坚持服用一段时间，直到症状减轻且稳定后，再和主诊医生讨论减量或停药的问题。咨客有失眠的家族史，父亲和自己都试过运动的办法，而且效果非常明显，所以运动要马上恢复当作治疗手段。睡前看有情节的小说，不利于睡眠，反而会刺激大脑，所以不适合失眠的人看。作为小学语文老师，睡前背《新华字典》，一方面有助于睡眠，另一方面对工作和未来评职称有一定的帮助。

第二，心理方面。用认知行为疗法帮助咨客分析丈夫是怎么回事，为什么会有外遇。建议咨客换个角度看待这个问题，把关注点放在接下来该如何生活得更好，而不是继续纠结于过去，纠结丈夫的错误。挖掘咨客的正向资源，调动她改变的积极性，两人都有稳定工作，十几年的感情基础也很好，孩子也非常好，丈夫出了这件事后做的都是弥补家庭的事情，并没有要解散家庭，只要两人愿意，这个家庭正在走向成功，不必每天抓住这个错误不放。

第三，社会方面。咨客目前正是治疗和养病期间，不适合做班主任，不适合做非常操心、负责的工作，更不能加班、熬夜，利用自己的资源只负责非常熟练的教学工作即可。

# STEP 4
# 婚外情曝光，不想离婚怎么做

一时的出轨，带来长远的麻烦。婚姻中的出轨方并不想离婚，该如何修复婚姻呢？

## ■ 说是不想离婚，显然还在摇摆

这位男性咨客将近40岁，一年前，咨客认识了一个女孩，并发生了婚外情，女孩曾经怀孕，前不久流产。咨客妻子因此提出离婚，咨客不知道该如何解决这些问题。

**相关咨询实录**

**咨询师：**你好，请讲讲你的困扰吧！

**咨客：**我有一些家庭方面的困扰。我和老婆、孩子两地分居，她们长期在国外，我是国内、国外两边跑。一年前，我认识了一个女孩，后来女孩怀孕了，两个月前被我老婆发现了。从那个时候到现在，我老婆的情绪非常不平静，那个女孩后来也堕胎了。我搞不清楚对这女孩的情感，目前还在纠缠，我老婆也跟我提出了离婚，但我知道她心里不想和我离婚。想听听你的意见，这事该怎么处理。

**咨询师：**你后来认识的这个女孩是在国内，对吧？

**咨客：**对。

**咨询师：**你一年的大部分时间是在国内还是在国外？

**咨客：**在国内。

**咨询师**：你现在和这个女孩的关系怎么样呢？

**咨客**：还在联系，这个女孩比我小很多，我也不知道自己是不是真的喜欢她。我跟她在一起特别舒服，同时心里又特别不踏实，因为我比她大很多，差距很大。另外，我又特别想要一个孩子，我已经有一个女儿，也很大了，但我还想再有个儿子，我老婆不同意和我生，再加上她现在也已经 40 岁出头了。

**咨询师**：那个女孩现在怎么想？是想跟你过日子吗？或者只是想给你生孩子，还是有其他目的？

**咨客**：我认为她还是想跟我结婚、过日子，但我也明确告诉她我不想放弃我的家庭。我没有谈过恋爱，20 岁的时候就和我老婆结婚了，以前也有过婚外情，但没这次这么严重。不知道为什么，这次走了这么远，也许我内心深处也在等这样一个女孩吧。

**咨询师**：我还需要再了解些信息，再来帮助你分析。你是什么教育程度？

**咨客**：大学。

**咨询师**：那个女孩呢？

**咨客**：研究生。

**咨询师**：她已经毕业、工作了，是吧？

**咨客**：刚毕业。

**咨询师**：跟你在同一家公司吗？

**咨客**：没有。

**咨询师**：你太太是什么教育程度？

**咨客**：专科。

**咨询师**：你太太已经移民了吗？

**咨客**：对，我们都移民了。

**咨询师**：她在国外有工作吗？还是靠你来养家？

**咨客**：她没工作，我来养。

**咨询师**：你现在的身份是国外公民，还是有国外绿卡，但还是中国公民？

**咨客**：有国外绿卡。

**咨询师**：你太太跟你提出离婚，她准备怎么过呢？

**咨客**：她想分了财产后留在国外或回国。但是我认为她现在根本走不出来，天天生活在痛苦中，唉！

**咨询师**：她现在痛苦到什么程度？有没有影响照顾女儿？

**咨客**：没有。

**咨询师**：也就是没有影响日常生活，对吧？

**咨客**：对，对。

**咨询师**：如果太太坚决要离婚，你觉得她日后生活能有保障吗？

**咨客**：这些我可以提供。

**咨询师**：你是准备提供这些的？

**咨客**：那肯定的。

**咨询师**：你的工作得长期留在国内，你本身不能到国外，对吗？

**咨客**：对，暂时是不行的。

**咨询师**：后来这个女孩，你跟她说清楚了吗？"我跟你在一起是想要个儿子，但并不想离婚。"

**咨客**：嗯……说清楚了，但不是那么坚定。

**咨询师**：也就是说她认为生完小孩后，你们两个还有机会在一起，对吗？

**咨客**：对。

**咨询师**：这女孩的父母知道你们俩的关系吗？

**咨客**：不知道。

**咨询师**：你女儿知道你和太太及这个女孩之间的事吗？

**咨客**：她清楚。

**咨询师**：女儿现在是读高中，对吧？

**咨客**：对，刚上高中。

**咨询师**：你今天主要想跟我讨论什么问题？

**咨客**：一方面，是怎么帮助我太太走出这个阴影；另一方面，我自己现在该怎么做？因为我心里知道应该跟那个女孩断掉，现在却断不掉。

**咨询师**：首先，关于你太太怎么走出痛苦的问题，她的痛苦肯定会长时间存在，什么时候才能有所缓解呢？一定是在做出决定的时候。这个决定包括两个方面：一方面是你太太自己的决定，到底要不要跟你离婚；另一方面是你的决定。要么就是她感觉到你们不能在一起，但是原先感情基础很好，还有共同的孩子，你也不是因为讨厌这个家才要离开，离婚后还会在经济上给予她们保障，她逐渐就会走出来；要么就是她得到了肯定的答复，你们还是要在一起，这样在不远的将来就能够走出来。现在她为什么走不出来呢？一方面是心里感到你还在和那个女孩藕断丝连；另一方面，你因为事业暂时不能到国外。这样看来，对任何一个女人来说，你都是最"不可靠"的人了。

所以，直到你们两个做出决定的那一天，她都会是"闹心"加"痛心"的状态。从她自身情况看，她没有工作，也没接受过很好的教育，还带着孩子，确实属于资源非常少的人群，这样的情况在国外生活，属于弱者。弱势的人因为自己不能独立，面临这样的情况肯定会更加难受。

我为什么要问你女儿的事呢？因为她现在刚读高中，到高中最后一年就涉及高考等重要的事，需要你们在一定期限内处理好这些事，否则孩子就变得没办法学习，对她的未来会有重要的影响。另外，女儿长期和妈妈在一起，一定会同情妈妈，你们两个的婚姻问题没有解决的话，势必会影响孩子将来的婚恋观。只有你们两个有解了，孩子才会有解。你太太不属于很有资源的情况，但也不是最惨的，因为她的身体状况比较好，未来也有经济的保障，这都是好的方面，对于她来讲是"不幸中的万幸"。

**咨客：**嗯。

**咨询师：**其次，再来说说你这边的情况。很多男人到了中年会出现危机，事业不成功的男人会因为遗憾、感到自己怀才不遇而变得不安分；事业成功的男人会开始回想当年的遗憾，并且想去弥补。你刚才虽然没有直接说，但有三件事对你来说是遗憾的：第一，没有谈恋爱就结婚了；第二，太太在教育程度和事业上都不如你；第三，还想要有个儿子。很多人会有类似的想法，但是能够付出行动的只有一半，你显然走到这一半里了。

你现在之所以纠结，是因为这些事本来就不是你打心眼里不想做的，而是一旦条件、时机成熟，就可能会出现的，而这种补偿心理也是一直存在的。你现在需要思考清楚是要暂时的补偿还是永久的补偿，如果你一直想不清楚，那等于把两个女人都毁掉了，好在那个女孩没有稀里糊涂地把孩子生出来，否则就全乱套了，这肯定也不是你想看到的结局。类似处境下就得想想怎么能够做得更好，"解铃还须系铃人"，要在一段时间内，也许是半年到一年之内，给双方一个时间表，"现在这个事已经做了，而且后果也有了，咱们想想怎么把这个事解决。"如果你想要永久的补偿，那现在的婚姻可能就没法存在了，等于要重新去选择，但是生儿子的事不是重新选择就能决定的，这件事只有一半的概率，而且生男生女和女方没有关系，是和你有关系。

其他事情都可以由你去决定的，比如和什么人结婚，什么时候结婚。你只有按照这个思路自己先想明白，其他人才能想明白。当然这需要一定的时间，可以和妻子、女儿去谈，"这个事肯定是不对的，但我还是做了，现在依然有些纠结，我需要些时间，但不管怎么样，你们生活的保障不会改变，这个你们不用担心。"先给她们一个"定心丸"，让她们缓解一些痛苦。对于那个女孩也是一样，她闹心和痛心的地方在于她想跟你生小孩、想嫁给你。

**咨客**：可她把孩子打了，而且是个男孩。

**咨询师**：这还不是男孩、女孩的问题，你还停留在这个层面上，问题就大了，而是这件事给女孩带来的身心损失该怎么妥善解决。类似情况下，你可以和她沟通，"现在这个孩子打掉是对你负责的，因为我还没有想好这个事要怎么办，如果孩子生下来还真就麻烦了。"所以，现在这些事情都还在可控范围内，没有出现不可逆的损伤。你跟这个女孩也要把这些事情讨论完，不能先稀里糊涂把孩子生下来。

**咨客**：对的。

**咨询师**：所以你要先把自己的思路理清楚，在一定时间内做出决定，而不是把大家都推向一种混乱状态。这个思路，你听明白了吗？

**咨客**：明白了。你的意思是我现在必须要冷静一段时间，把这件事想清楚，是吗？

**咨询师**：对。

**咨客**：我现在采取的策略是逐渐和那个女孩减少联系，也到国外和老婆做一些修复工作，其实我们俩在一起时，感情还是在逐渐修复的。但就像您说的，她能感觉到我还在和那个女孩联系，但是她没有证据。

**咨询师**：不是等别人抓到证据，因为你还没有做决定，口头上说不联系，但是回去又死灰复燃，或是承诺不离婚，但又和别人生儿子去了，这是很麻烦的。如果引起创伤的事情没有被解决，那修复相当于贴创可贴，里面还在溃烂，是没有用的。

你跟太太之间有感情，和那女孩之间也有激情，当这两者出现不可调和的矛盾时该怎么解决，这是问题。现在不能采用"缓兵之计"，也不是要跟那女孩讲"你别联系我了"，那是什么意思？是永远不联系，还是现在不方便联系？这都是模棱两可的答案。纠结的人容易讲话含糊不清，因为你是"心猿意马"。在跟你沟通中看出你是诚实的，也是负责任的，并没有因为老婆不生儿子就把她们赶出去，也同情那女孩的状况，否则就是人品的问题了，正所谓"人非草木孰能无情"。

**咨客**：对。

**咨询师**：听起来你还处于一种纠结的状态，这个问题一定不是数天、数月就能解决的，而是需要数月，甚至数年来解决。

**咨客**：对。我现在该怎么跟老婆交代呢？她问我还有没有联系，我都说没有联系了。

**咨询师**：现在还不是技术上该怎么和对方交代的问题，而是首先自己想明白。在你没有想明白的时候，也要实事求是地跟对方讲明你的心理状态，"我之前欺骗过一次，我现在不能再骗你，虽然在形式上我可以不联系对方，但我心里还没有完全回归家庭，这个月我也很难做决定，你能再给我一些时间，让我看清楚自己的心在哪儿吗？"如果你期待6个月的时间，太太只能给你1个月，那也没办法，必须在1个月内做决定，因为不是你想多长时间就能多长时间。这是一个重大的决定，还牵扯到女儿、另一个女孩，双方都得理性地做出决定。这样清楚了吗？

**咨客**：清楚了，谢谢您！

## ■ 即使婚姻有遗憾，也要理性避免大灾难

本案例中，咨询师从专业角度做了以下几件事。

首先，咨询师衡量咨客的婚姻之所以走到今天，这段婚姻本身存在哪些问题。案例中咨客谈到当年没有恋爱就结婚，没有儿子，太太不如他成功，这些都是他婚姻中的遗憾。咨客的做法也正反映了他的补偿心理。

其次，咨询师评估咨客对于现在的婚姻所持的态度。评估之后发现，咨客对太太还有基本的感情，对女儿也没有任何想要放弃的想法。

再次，咨客存在一个观念，埋怨太太不给他生儿子，咨询师帮助咨客看到，生男生女与女人无关，而是与男人有关。当咨客因为被人工流产的孩子是个男孩而感到遗憾的时候，咨询师制止了这样的讨论，因为当一个女人因为你流产后，你首先考虑的不是对方所受的身心伤害，而是被流产孩子的性别时，咨询师需要表明自己的态度，但不是指责咨客。

最后，对于正处在焦头烂额状态的咨客，咨询师还给予了正向的鼓励，肯定他是诚实和负责任的人。与此同时，给咨客敲响警钟，提醒咨客三思而后行，理性处理这些问题。虽然类似的事情不一定都是皆大欢喜的结局，但至少不要给自己和他人带来灾难。

## STEP 5
# 年轻"小三"抢老公，一定不只是"小三"的错

男人婚姻中出轨，女人总会仇恨"小三"，原谅老公。实际上，"一个巴掌拍不响"，出了问题，老公当然难辞其咎。

### ■ 解不开仇恨的疙瘩

咨客是位 40 岁出头的女士，与丈夫共同奋斗白手起家，创造了很好的物质经济基础，两人还有个十几岁的孩子。但这个家庭并不幸福，丈夫已搬出属于自己的家庭，与另一位大学毕业不久的女孩生活在一起，并且要与咨客离婚，和那个女孩结婚。

咨客觉得不甘心，坚决不同意离婚。但咨客也知道总这么拖下去也不是办法，只是无法解开这个心结，甚至想要控告丈夫和那个女人重婚罪，前来寻求咨询师的帮助。

**相关咨询实录**

**咨询师**：您好，请讲讲你的困扰吧。

**咨客**：您好！我的困扰就是要不要离婚。我丈夫对我已经没有感情了，我对他应该还有感情，但只要见到他，就会想起对他的很多不满，觉得不能再和这样的人生活了。

他已经和一个女孩在一起了，打算和我离婚后就和那个女孩结婚。但当初他说这个女孩从小没有父亲，很渴望父爱，他们只会保持现在的状态，永远不会和我离婚的。

所以，每当他提出离婚时，我就说他当初承诺不和我离婚的，我也从来没有要离婚的心理准备。其实，我知道要让他回心转意，几乎是不可能的，但我就是不甘心，这么容易让那个女孩儿占有他的一切，让我的孩子这么长时间没有父爱，岂不是太便宜她了？

**咨询师**：为什么说是便宜她了呢？

**咨客**：因为那个女孩大学毕业后连住的地方都没有，而我丈夫经济条件好，在事业上能帮助她，她就靠着我丈夫，拥有现在的一切。认识的人都说他们不能长久，我也不知道他们能否长久，但她跟着我丈夫会更有好处，因为即便以后她翅膀硬了，自己出去闯也依然会有困难。

**咨询师**：现在我听明白的是，你丈夫事业比较成功，经济条件好，与一个年轻女孩是同居关系，并准备谈婚论嫁。而你自己带着孩子生活，坚持不离婚或不愿意离婚。我想了解，不离婚对你有什么好处呢？

**咨客**：刚开始的时候是因为孩子太小了，觉得她很可怜，没有心情与其他人交往，也舍不得孩子。后来孩子慢慢长大了，也有机会接触一些人，但发现他们都没有我丈夫优秀，而且有这样或那样的缺点。其实所有的男人都一样，如果我能容忍这些人，为什么不能容忍我丈夫？

**咨询师**：现在的情况并非哪个男人更能让你容忍，而是你丈夫已经决定与别人谈婚论嫁了，你现在的做法等于把自己的感情也束缚了。同样是有缺点的两个男人，其中一个男人能与你谈情说爱、谈婚论嫁，而你的丈夫却不能，即便有婚姻，也是有名无实，所以他们并不具有可比性。现在不是你丈夫和这些男人相比，谁的优点多还是缺点多，这完全是两回事。你有权利选择未来是否再婚，但如果选择再婚的话，你得具备与别人谈婚论嫁的条件，有婚姻的情况下，别人怎么和你结婚呢？你丈夫就是因为没有离婚才不能与那个女孩子结婚，这是在法律上对他的束缚；反过来也同样束缚了你，对吗？

**咨客**：对，但是我不一定非要结婚。

**咨询师**：你与别人谈恋爱也会有障碍，因为大多数男士不愿意与有丈夫、有孩子的女士恋爱。听上去你已经超过 40 岁了，对吗？

**咨客**：对的。

**咨询师**：一般情况下，男士如果想找个女人结婚生孩子，大多会选择 35 岁以内的，因为女人在生育方面的生理原因。对于一个超过 35 岁的女人来说，年龄每增长 5 岁，择偶的难度也会随之增加，在婚姻或感情中所能享受的东西也会越来越少，到最后就是为了找个伴儿，也就是我们所说的夕阳红。

反过来看，女人年龄越小机会越多，可以享受的东西也会越多。而你在坚持等待的过程中，的确暂时为你丈夫再婚设置了障碍，但同时也逐渐将自己推到下一个年龄阶段，让自己未来恋爱结婚的机会变得越来越小。

另外，对于孩子来说，这样的家庭模式是正常的吗？如果这是单亲家庭的话，在法律上你们还是夫妻；如果是双亲家庭的话，父母不在一起生活，并且父亲已经与别人考虑谈婚论嫁。让孩子夹在这样的父母中间，会给孩子带来很大的困扰和负面影响，会使她以后无法相信婚姻。

最后，你刚才提到丈夫经济条件不错，你们婚姻这么久了，还有个孩子，在法律上你毫无疑问可以拥有一定经济上的保障，但同居关系就不一定了，不受法律保护。可你有没有想过，到了一定年龄段，钱多钱少的差别都不会很大了？

所以，在这过程中，我看到了你为自己和丈夫的再婚设置了障碍，损失了一些青春和快乐，给孩子的身心发展带来一些阴影。除此之外，我没看明白你这样做的最终目的是什么，难道就是为了达到永远不离婚的目标吗？按理说这是不能实现的，只能暂时设置离婚的障碍。

如果对方打定主意要离婚，你是无法控制的，单方面也可以离婚，因为在法律上一个公民不能控制另一个公民的婚姻。目前你之所以能够暂时实现不离婚，可能你丈夫比较犹豫，感觉对不起你和孩子等，但你的出路在哪里呢？是你再这样坚持，等几年他会重新回归家庭，忘掉过去，与你和好如初吗？否则这样拖下去，从长远来看对你有什么好处吗？

**咨客**：没有。

**咨询师**：我能看出来，你是在和丈夫较劲，但实际上你的做法是更多地和自己、和孩子较劲。我们做任何事情时，从理性角度看，总是要达到一个目的，除非是被什么事情气昏头脑了，完全被情感控制。听上去你现在是个不快乐的人，总是觉得不甘心，认为让那个女孩占了便宜。

咨询师站在中立的角度看，那个女孩也不是什么都没付出，对吗？她付出了青春，付出了名誉，找个比自己年龄大很多的人，被大家指桑骂槐等，你的丈夫在这里也有付出，每个人在互动的过程中都在付出代价，包括你的孩子，只是代价不一样。

的确，在这个关系里面，你是无过错方，但这只能在法庭上给你更多补偿。我们常常讲身教重于言教，你的孩子在这样的家庭环境下，以后很有可能会不再信任婚姻，还有可能被你的想法所影响，认为这个世界上没有好男人，所以这样解决问题的方式并不是很理智。

目前你仍然带着怨恨沉浸在这件事的阴影中，有这些想法，我能理解，问题是你打算这样到什么时候呢？只要你愿意，这件事一定有更好的解决办法，在你自己还有机会做更多的选择之前。

如果你非要在55岁之后再解决，就相当于失去了自己的全部青春，相当于用自己一辈子的青春去惩罚别人的过错，为什么呢？不这样做，所有人也都知道他有错，你没有错，对吗？

**咨客**：对。

**咨询师**：现在你已经失去很多了，再这样拖下去只能失去更多。这件事无非就是这么几个解决方案，要么破镜重圆，要么一刀两断，或者是像你这样拖着。

无论选择哪一种解决方式，都要尽量保护好自己的利益。在我看来，这几个选择中，"拖"是最不好的结局，因为会给每个人都带来很大的伤害，生活中的很多事都是由怨生恨，时间长了你会变得充满仇恨。但拖到什么时候，要依据每个人的承受能力来定了，什么时候想明白了就会知道怎么办了。你自己有没有个大概的时间表，想要拖到什么时候？

**咨客**：没有，您说我起诉他们重婚罪，怎么样？

**咨询师**：我们先不讲在法律上你起诉他们重婚罪能否成功，这样做你要达到什么目的呢？把他俩都送进监狱，让他们身败名裂？有一天孩子发现是妈妈把爸爸送进了监狱，她会什么感受？这么做除了能让你得到情绪上的宣泄之外，还能得到什么好处吗？

**咨客**：还有就是我们的全部财产都归我女儿。因为那个女孩子不就是想要我丈夫的财产吗？如果我离婚的话，肯定要划分财产的，划分出去的财产不就等于给她了吗？

**咨询师**：怎么是给她了呢？为什么不是她通过自己的努力挣来的呢？只是你俩的努力方式不一样，但她的这些也不是白来的；另外，你和丈夫离婚并不代表孩子要和他父亲断绝关系，如果他们以后经济状况更好的话，未来你的孩子也可以继承更多的财产。

**咨客**：现在的财产是我俩一起创造的，应该属于我们的孩子。他们要在一起的话，应该他们自己去挣。

**咨询师**：这些在法律上应该会有相应的办法。据我了解，假如你们之间有 100 万共同财产，你至少可以得到 50 万以上，因为孩子在你这边，即便他现在和另一个女孩在一起，你们仍然是法律上的夫妻关系，他的财产也属于你们夫妻之间的共同财产。

这样做还没有毁掉你的丈夫。按照你刚才的说法，如果他俩都进了监狱，身败名裂，工作也都失去了，那以后还有男人敢与你恋爱、结婚吗？

作为你的孩子，发现自己的父亲从监狱出来后生活得很糟糕，她不一定会埋怨你，但她会快乐吗？如果你的生活一直充斥着嫉妒和仇恨，你自己会快乐吗？

所以，在这件事里，你是为了自己和孩子的利益去争，而不是为了让另一个女人得不到而去争。一个女人拥有了宽容、理解和大度，是她美丽和魅力的一部分，拥有越多魅力，越容易吸引他人。

**咨客**：可是我现在就是解不开这个疙瘩。其实我自己挣的钱和我丈夫留在我名下的财产，已经足够我孩子的生活了，但我觉得那个女孩子就是为了贪图钱和安逸才做出这样的事情。

**咨询师**：我们刚才一直讨论如何解开这个疙瘩，但你听不进去，我能理解，这不是马上就能接受的，但未来如果你愿意按照这个思路去考虑这个问题，总会想明白。

你现在总把所有责任都放在那个女孩身上，认为那个女孩是如何的坏，但实际上是这样吗？你的丈夫事业成功，年龄应该至少比那个女孩大十几岁，一个既成熟又成功的男人和一个年轻小女孩在一起时，你觉得是成熟的人对了，年轻的人错了，这样的逻辑说得通吗？

**咨客：** 如果我把钱给我丈夫的话，不就是纵容了那个女人吗？

**咨询师：** 你现在依然纠结这个问题。我知道你很难过，站在你的角度，对这件事的确很难接受，但是这样想问题，你就会变得充满抱怨和仇恨，你也没办法解开这个疙瘩。

在这个过程中，你只需要争取你应该得到的东西，属于你丈夫的财产应该由他自己支配，他愿意给谁就给谁，给他父母、兄弟姐妹或者那个女孩，都和你没有关系。你现在总是纠结于那个女孩的过错，听说过有句话叫"苍蝇不叮无缝的蛋"吗？他俩的问题更多地在于成熟的人的错，而你执着地认为是年轻人的错，已经没有公平可言了。

实际上一个女人才刚刚40岁出头，经济状况很好，还有个女儿，如果把女儿培养好，你还有至少二十几年的好日子要享受。但如果你选择以现在的状态生活，总是充满仇恨和嫉妒，那么有再多的钱也没有意义，因为你不会享受当年辛苦付出所换来的美好生活。

**咨客：** 还有个问题我解不开，如果我丈夫和那个女人结婚的话，他们肯定会再生孩子的，那个孩子和我的孩子就是同父异母的关系，就意味着我的孩子也要和那个女人有关系。

**咨询师：** 你的孩子和他们的孩子的确是同父异母的关系，在法律上具备同等的继承权。但你的孩子与同父异母的兄弟姐妹关系是远还是近，应该由你的孩子18岁以后来决定，不应该由你来决定。

刚才你提到不希望那个女人得到钱，后来希望把他们告上法庭送进监狱，现在又不希望和那个女人的孩子有关系。

你有没有发现，这三件事的处理方式都说明你内心充满仇恨。如果你不能把自己内心仇恨的火焰熄灭，它会把你身上全部的优良品质都吞噬掉，无论你多么漂亮、聪明、能干，只要你的心里充斥着仇恨，你就永远是不可爱的女人。

相反，如果你的这些优势，再加上宽容和理解，这些经历会让你变得成熟，更有魅力。在我看来，表面上你是在和丈夫、和那个女人过不去，实际上却是在和自己、和孩子过不去。如果有男士知道你是这样的心态，怎么会愿意和你在一起呢？

我能理解，这件事放在任何人身上都会有这样很愤怒的阶段，但是经过一段时间，一般都会变好，很少有人能持续5年以上。这样的问题你也许自己不能想明白，希望通过咨询，能帮你换个方式和角度看待问题，慢慢做出恰当的选择，为了自己和孩子。

**咨客**：实际上我之前也与其他男士交往过，但我能感觉到我孩子对他们的排斥，她反而很喜欢那些与我没有明确关系的男士。

## ■ 理性看待欺骗，不必鱼死网破

咨询师发现咨客对自己的婚姻问题存在明显的认知偏差，并且已经陷入难以解开的心结，对丈夫，尤其是另一个女人充满仇恨，总想着与对方鱼死网破。

咨询师从对孩子和咨客自己未来生活的负面影响方面，挖掘咨客改变认知的动力，调整咨客的不合理认知，促进咨客改变思考问题的角度。通过咨询，咨客从刚开始的内心充满仇恨慢慢转变为愿意咨询具体的择偶问题，心态上发生明显变化。

**咨询师**：你刚才是充满仇恨地看待问题，现在能想到解决自己的具体问题，这点非常好。

首先，你的孩子已经很大了，马上要参加高考，离开家里了。她可能一时不能接受你谈恋爱，但你不一定马上要谈婚论嫁，对吗？你为什么不能边等她参加完高考走出家门，边谈恋爱呢？另外，你谈恋爱不一定非要把男士领回家里，孩子忙自己的高考，你忙你的恋爱，大家各忙各的不是很好吗？

**咨客**：我以前交往的都是文化层次比较高的人，现在新接触的男朋友都是商人，他们在自己领域也比较成功，但我觉得在趣味等方面与我丈夫比，他们要差一些。

**咨询师：**那你就找能满足你要求的人。你的物质条件很好，已经先解决了很多博士、教授、学者等不能解决的问题，他们能满足你的要求，这类人就是你的资源。但你再谈恋爱不可能找到与你丈夫一样的人，即便克隆出来的人也不会一样，只要找到一个人身上有吸引你的品质就可以了。

**咨客：**但有时与我交往的一些人，我觉得他明显就是图我的钱；而有的人比我有钱，我又觉得不安全，不明白他为什么选择我？

**咨询师：**女人有防范心理是正确的，再加上你的这些经济基础是用青春、爱情、汗水、劳动、机遇等很多东西挣来的，很不容易，当然要保护好。

但不能总是担心别人一心想要图你什么；我倒是觉得一个女人有东西被别人所图并不是坏事，如果一个女人身上没有任何被人所图的东西，才是最悲哀的。

很多时候需要一些方法来设置保护。比如你担心的是财产问题，可以保护起一部分，本来这就是婚前财产，你存起来或者存到孩子名下等都可以。但在心态上不能总是绷着阶级斗争一样的弦儿，更不能什么人都只看缺点，而不会欣赏他们的优点。

**咨客：**我还担心别人说我从一个文化人突然看上一个大款。

**咨询师：**首先你得先动起来，看看能不能找到大款，再来考虑这个问题，假设是没有意义的。其次，你是为自己活，为自己找今后的生活伴侣，又不是为那些素不相识的人活着，为什么被他们的看法所左右呢？

**咨客：**我现在有个朋友就是个大款。当初我们认识的那个环境里所有朋友都认为我们不可能在一起，发现我们有恋爱的苗头后，所有人都和我讲，他是个只会赚钱不懂生活、毫无文化素养的人。

**咨询师：**但问题的关键不是这个大款能不能赚钱，而是他赚来的钱愿不愿意与你分享。朋友的意见可以作为参考，最终还是要自己做决定。

**咨客：**我总觉得特别丢脸，不敢把这件事与别人讲。

**咨询师：**一样情况下，发生这样的事情后，第一年是最难熬的，你都已经熬过来了，现在你可以重新选择自己的幸福，并且这么有钱的人都能喜欢你，怎么会是丢脸的事情呢？

**咨客**：也许今天喜欢我，明天就不喜欢了呢？

**咨询师**：这就需要你普遍培养，重点选拔了，有了几个参考资源之后，就可以选择两情相悦并且比较安全的对象。如果只有一个对象觉得不安全，那就需要备选；再觉得不安全，就多找专业人士共同讨论，好吗？希望今天的讨论对你有所帮助。

**咨客**：好的，谢谢您！

## ■ 换个视角，不跟自己作对

咨询师对咨客的干预使用了以下几种方法。

1. 重构

第一，咨客在与丈夫分居期间，也试图与其他男士交往，发现他们都没有丈夫优秀，并且具有各种缺点。咨客认为男人都一样，既然能容忍他们，为什么不能容忍丈夫呢？咨询师用重构的办法，让咨客认识到，这与哪个男人更优秀完全是两回事，丈夫已经与别人谈婚论嫁，与和丈夫有同样缺点的另一个人相比，丈夫给的婚姻已经有名无实；而另一个人能够与她谈情说爱、谈婚论嫁。

第二，咨客认为自己坚持不离婚，就是为了不纵容那个女孩子贪图属于她和丈夫的金钱，为丈夫和她结婚设置障碍。咨询师帮助咨客认识到，表面上是在与他俩较劲，实际上是在与自己和孩子较劲，这期间对咨客和孩子的负面影响很大。

第三，咨客认为，如果自己同意和丈夫离婚，划分给丈夫的那部分财产就等于给了那个女孩，她不甘心。咨询师用重构的办法，让咨客认识到，这些财产是那个女孩子通过自己的努力挣来的，只是和咨客努力的方式不一样而已；另外，离婚后那部分财产已经属于丈夫，咨客无权干涉丈夫如何处置它们，咨客只有权力争取自己的利益。

2. 动机面询

咨客认为，只要自己不同意离婚，丈夫就无法和出轨的那个女孩子结婚，也就不能满足她贪图金钱的想法。咨询师从三个方面树立咨客的危机意识，挖掘咨客换个角度考虑问题的动机。

第一，从咨客生理年龄的角度，让咨客认识到一个女人年龄超过 35 岁以后，每过 5 年，在婚姻中可以享受的东西就会少很多；等到一定的年龄程度后，即便有再多的钱，也没有什么意义了。

第二，从咨客择偶机会的角度，让咨客发现，随着年龄的增长，择偶机会会随之减少，年龄越小，机会越多，可选择范围越广。

第三，从对孩子负面影响的角度，提醒咨客目前的家庭模式会让孩子夹在父母中间很困扰，以后很有可能受母亲影响，不再相信爱情和婚姻。

3. 改变认知

第一，咨客认为如果同意离婚，就是让那个女孩占了便宜。咨询师发现咨客的不合理认知，让咨客认识到，其实整个过程中，牵涉的四个人都有所付出。她和丈夫明显损失了婚姻，那个女孩也付出了青春和名誉。

第二，咨客因无法解开心结，内心里充斥着怨恨，甚至想到要起诉丈夫和那个女孩重婚罪。咨客帮助咨客理性地分析，这么做除了情绪宣泄恐怕什么都得不到，首先孩子发现妈妈将爸爸送进监狱，会变得不快乐，以后也难以相信婚姻。如果不能把自己内心仇恨的火焰熄灭，它会把整个人身上全部的优良品质都吞噬掉，无论她多么漂亮、聪明、能干，只要心里充斥着仇恨，就永远是不可爱的女人。相反，以咨客的这些优势，再加上宽容和理解，会让她变得成熟、更有魅力。

第三，咨客认为那个女人为了金钱和安逸破坏了自己的婚姻，一切都是她的错，所以对其充满仇恨。咨询师让咨客看清，与一个刚出校门、毫无社会经验的年轻女孩相比，咨客的丈夫久经商场、事业有成、比女孩大出十几岁，他们在一起，如果错在年轻女孩，对在成熟的丈夫，这是不合逻辑的想法。

## ■ 同情式的介入，解决式的离开

咨询师怎样听懂咨客的痛苦，并讨论合情合理的解决方案呢？

可以参考以下几种方法和技术。

第一，共情。咨询师必须听懂咨客的难处或困扰到底是什么，不能着急"掺和"进去。

比如这个咨客的难处在什么地方呢？一个中年女性，家庭经济上的成功至少有一半是她的功劳，还为这个男人生了孩子，与他同床共枕这么多年，到头来落得这样的结局，她能不愤怒吗？这个时候作为咨询师必须要客观理解她说的事情是不是个大事，是否值得愤怒，这就是专业的同情，不需要再继续询问诸如"那小姑娘多大？漂亮吗？比你高吗？和你有什么不一样？"等类似的问题，这是假同情；更不能和咨客一起痛斥那个女孩，煽动她的仇恨。

当咨客说："凭什么这个小女孩什么都没做，大学一毕业就可以拿走我老公的一大笔财产……"这种想法是合理的。但咨询师应该制止她继续往下说，防止煽动仇恨。

在心理咨询中，共情一定是以解决问题和同情为基础，能帮助咨客解决问题，应该是"同情式的介入，解决式的离开"，一定不能将同情和共情混为一谈，它需要非常强的抽象思维和理性思维。

第二，顺势。案例中的咨客完全不可能让自己回到结婚前，回到没生孩子的状态，让自己当年选择嫁给另一个人。事情已经发展到如今这个地步，怎么做才能不让它变得更坏，把损失降到最低，不让自己在妒火中烧的时候毁掉自己、毁掉对方、毁掉全家，才是咨询师眼前最需要帮助咨客解决的，但这并不是要求咨客逆来顺受。这需要咨询师成为咨客的"现实感"，如果咨询师本人的现实感都不好，怎么可能帮得到咨客呢？

第三，调整认知。既然现实是不可改变的，认知上再不改变，那就只能痛苦了。调整咨客的认知，其目的同样是在帮她分析该如何面对这些现实。

第四，动机面询。人生在世，没有谁是挖不出动机的。对于这个咨客来说，除了丈夫，她这辈子就没有活下去的必要了吗？除了和那个女孩作对，她这辈子就没有其他什么事情可考虑了吗？在现实无法改变的情况下，咨询师得想办法找出点动机，让她继续生活下去，能让她尽快走出阴影，变得相对快乐一些。比如，咨客能否为孩子着想，能否为自己下半生的幸福着想等。不管是什么原因，总能找出点动机让事情不会变得更糟。动机面询不是表面看看咨客有没有阻抗那么简单，实际上它有真正的艺术性和科学性。但是，动机面询不是个公式，咨询师的解决方案都得有具体的针对性和说服力。

任何人在生活中都可能会遇到这样或那样的挫折甚至伤害，事情刚刚发生时，绝大多数的人都会非常愤怒、抱怨，但随着时间推移，或根据每个人不同的解决办法，所谓挫折和伤害就会在他们的生活中渐渐消逝。但仍不乏一些人总是沉浸在痛苦之中，无法打开心结，慢慢将怨恨演化为仇恨，甚至用仇恨毁掉自己及亲人的一生。很多经历过挫折和磨难的人，反过头来会感恩那些曾经伤害他们的人或事，正是因为那些挫折使他们变得更加成熟、智慧，所以他们会用宽容和理解的心态看待那些人和事，也因此使他们变得更加具有人格魅力。所以，当我们遇到挫折和磨难时，试着用宽容、理解的心态来看待问题，远比仇恨和抱怨幸福得多。

---

## STEP 6
## 报复不是办法

---

在受到婚姻伤害后，该如何看待和走出低谷？有人选择离开，有人却会留下，还有人想着报复。而报复，会不会是一把双刃剑？

### ■ "卧薪尝胆" 式的报复，她快乐吗？

一位女性咨客，近 35 岁，三年前丈夫出轨，并提出离婚。当时意识到自己作为家庭主妇完全处于弱势，因此在极其隐忍状态下拒绝离婚，然后马上外出学习，并找到工作。当时想做好准备后马上离婚，到那时孩子也长大一些了，适合一个人带。然而现在事业成功，丈夫对她的态度也发生改变，咨客却一直纠结于和丈夫的婚姻状态。

**相关咨询实录**

**咨询师**：你好，请讲讲你的困扰吧！

**咨客**：你好！大概三年前我丈夫公出轨，并提出离婚。但我那时没工作，离婚对我自己和争取孩子都不利，我只能忍着不离婚，甚至提到让他把那个女孩带回家，做出了超出常人的隐忍，不让自己有任何情绪的流露，一直压抑着，同时赶紧出去找工作。

后来他慢慢地和那个女孩断了。但我丈夫从我们结婚起，就一直在外面有各种暧昧，他是那种情感细腻、很招女孩喜欢的类型，后来又有一个。

那时的我顾不上管这些事情，只有一个目标就是做好自己的事业，挣足够的钱，争取孩子的抚养权。我给自己设定的目标是最多五年，一定要实现离婚，并争夺抚养权。首先我去学习，然后找到工作，一边学习一边工作，后来我和朋友一起做加盟店。近两年我的变化是翻天覆地的，他对我的态度也发生了变化。

现在家里我占有主导权。他所在的行业近两年大趋势不好，没赚什么钱，就干脆在家带孩子了。我每天在外面奔波、工作，包括学习心理学的课程。他现在非常不愿意离婚，而且我之前设定的目标基本上已经达到了。也就是说，我现在和他提离婚，是有绝对主动权的，孩子归我也没什么大问题，经济和对孩子的教育都没什么问题了。

当初我设定五年完成目标，是因为那时孩子六七岁的样子，我看过一本书，上面提到如果父母决定离婚，尽量在孩子青春期之前，眼看着这日期已经到了，而我却陷入了纠结。一方面我的内心很明白也很明确，不要和他一起生活了，和他在一起我很难受。可是理性又让我拼命压抑自己，总想再看看，再努力一下，多一些沟通，毕竟他这两年有一些改变，这种状态使我非常痛苦，已经影响到了我的正常工作。

前两年我目标明确，就是要离开他，那时我做事有很强的动力，这两年一直陷在纠结、犹豫中，再加上这么多年的感情很难放下，想到这些就非常痛苦，做事情没有任何动力，甚至还会抑郁，前年下半年我有过一次自杀行为。其实我当时心里也明白，好像在别人看来我没什么值得自杀的事情，生活也属于中上等，有房有车，收入也不错。可我就是觉得生无可恋，压抑、煎熬、焦虑，没有缘由地焦虑，做什么都焦虑。自杀没能成功后，我给自己做了一些心理疏导，逐渐好了一些。

只要他和我吵闹时，就会影响我的心情，整个人会虚脱到快要死的感觉，浑身没有力气，感觉特别累。之前他和我吵架时，我都不理，只顾着做自己的事情，最近一年可能是因为我内心想和他好好沟通，无法承受他和我吵架。

**咨询师**：他出轨要和你离婚之前，你有抑郁、焦虑这些问题吗？

**咨客**：之前没有，但我好像从小晚上感到孤独的时候，就会感觉活着没意思。初中我站在楼上就有跳下去的冲动，但我白天又是非常活泼开朗的人，我身边有很多朋友。

**咨询师**：比如考试压力的时候想跳楼，还是每天晚上都想跳？

**咨客**：不是考试的时候。

**咨询师**：和某些有压力的事情有关系吗？

**咨客**：我觉得没什么关系，当时就是觉得人活着不过如此，没什么意思，没有什么特别大的动力。

**咨询师**：没有什么追求和动力的时候，就觉得不如死了好，是吗？

**咨客**：也只是想想而已。

**咨询师**：我知道你没做，如果做了咱俩今天就对不上话了。

**咨客**：呵呵，对。

**咨询师**：后来结婚生孩子就没有这样的想法了，是吗？

**咨客**：以前觉得心灵和身体是统一的，没有这种焦虑，什么都不做，每天只是玩儿、上网也不焦虑，现在就不一样了，经常焦虑。

**咨询师**：我明白你小时候偶尔想跳楼但没跳，结婚生孩子之后，丈夫要和你离婚之前你想跳楼吗？

**咨客**：不想。

**咨询师**：那段时间也没有感觉焦虑，是吗？

**咨客**：是的。

**咨询师**：丈夫和你提出离婚后，你觉得自己还没有准备好，在这之后就开始变得焦虑，因为你要找工作，做生意，赚足够的钱，争取抚养权，是这样吗？

**咨客**：是的。

**咨询师**：现在你又觉得没意思了，因为目标实现了，实现目标之前生活很充实，每天很努力，不论对方怎么吵闹都不往心里去，因为没时间想这些，抓紧一切时间实现自己的计划。所以这个时期内心是平静的，对吗？

**咨客**：也会抑郁，但我会强打精神。

**咨询师**：至少没有抑郁到需要看病，需要咨询，把主要的精神都集中在实现目标和赚钱上了，这个时期相对是充实的，对吗？

**咨客**：对。

**咨询师**：现在你的目标终于实现了，孩子到了你在书本上看到的父母可以离婚的年龄，自己强大了，经济上也没问题了。这个时候你又突然变得六神无主了，纠结了，是吗？因为按原来计划是马上可以实现的事情，现在又有些犹豫，不知道实现好还是不实现好，是吗？

**咨客**：是的。我下不了决心是离还是不离，不离我的身心是痛苦的。

**咨询师**：也就是离也痛苦，不离也痛苦。离婚可以实现计划，但结果不一定好；不离和他在一起又很难受，放弃计划也很可惜，是吗？

**咨客**：计划放弃没关系，就是觉得没有共同语言，对孩子的教育和未来的规划以及日常生活的追求和向往，都聊不到一起。

**咨询师**：原来能聊到一起，还要"巴结"对方不想离婚，要把别的姑娘赶走。现在聊不到一起，是因为你自己进步了，对吗？

**咨客**：对。

**咨询师**：好的，我听懂了，你今天还有别的问题要讨论吗？

**咨客**：还有一个问题。我总觉得自己不能活在当下，要么在回忆过去，要么就在畅想未来，总感觉特别不踏实。

**咨询师**：还有其他问题吗？

**咨客**：没有了。

**咨询师**：好的。以前的你很明显是抑郁状态，满足于现状，出了校门就回家做家庭妇女，相夫教子，没想到人生会有变化，像暴风雨一样。你的家庭由你的丈夫掀起了暴风雨，相当于外因强迫你发生变化，并不是你主动想改变。

现在对你来说，不幸的是丈夫发生了变化，但幸运的是你现在变得非常干练。因为你学了心理学，我可以讲，你的做法在心理学的专业术语叫"升华式的报复"。类似于一个人想杀人不能杀人，去做外科医生；想放火不行，就去做消防员。当丈夫出轨还要离婚时，一般的女人都是一哭二闹三上吊，而你有点像勾践，听过勾践的故事吗？

**咨客**：听过。

**咨询师**：第一，你就相当于勾践，"君子报仇，十年不晚"，当发现自己处于不利地位时，赶紧制定一个目标，让自己强大起来，即便离婚也不能让自己难以生存。你没有为此置气赶紧离婚，让自己无法生活，也得不到孩子的抚养权，而是查书了解何时离婚对孩子损害小一点，说明你非常理性。

第二，创业的时候你没有找什么骗子，而是和朋友联合创业。

第三，你创业的时候没有想起什么做什么，而是选择加盟连锁的形式，两家的事情是一样的，这样的方式相当于把成功的模式复制，吸取失败教训。

在你想跳楼的感性背后，可以看出遇到事情时你是个非常理性、要强的人。实际上，你有婚姻、有孩子，经济条件不错，身体健康，这些都是好事，只不过婚姻不太完满，学历不是最高，但这就是生活，有喜有忧，绝大多数人都和你一样，很少有人生活全部都是喜，或者全部都是忧。无论如何，你现在算是站起来了。

但目前的状态，在医学术语里叫作焦虑，生活中叫作纠结状态。这种焦虑是因为你突然失去了两方面的目标。一方面是商业上的目标，另一方面是生活上的目标。

之前制定的目标实现了，可以自立自强了，讲话也有底气了，所以要开始捍卫自己的权利。中国的离婚率不高，有一部分原因是很多女性的经济不独立，经济地位的提高就会导致平权的要求，你现在吵架就是平权了，"你为什么要那样和我讲话，为什么这样做？"相当于妇女从"小脚"解放出来了。因为你升华了、进步了，眼界更开阔了，就会发现他不是你原来想的那个比你强很多、可以养活你、值得依赖的人，反而需要你养活，所以有事儿你就想理论。你不是有意识地要这样做，而是潜意识里觉得你知道得更多，了解得更多，因为见识得多，所以看他的时候，就觉得他教育孩子有问题，生活有问题，什么都有问题。这些都源于你的角色逆转了。

**咨客**：是的。

**咨询师**：那么下一个问题就是，当你角色逆转的时候，是否就是婚姻结束的时候？是否就像教科书上说的那样，孩子到了青春期，就可以选择离婚？当然，人不能都按照教科书的指导来生活，得根据现实情况。

现在你们终于可以独立、平等地思考了，你需要回答自己的问题是：接下来是否还有一个更大的经济目标？如果没什么目标，对现在的经济状态是否满意？满意的话就朝着满意的方向过。不能没什么经济目标了，对现在挣的钱也不满意，每天就后悔过去的某些做法和决定，或者光顾畅想未来。

要把更多精力放在目前的生活，已经有房有车，经济条件很满足，如果还有精力，就把店面扩大或多开一家，有了新的目标，人就会变得充实。

如果商业上没有目标，就把精力放在家里。我不是告诉你要怎么做，只是告诉你人怎么才能满足，事业上有个奔头，或者家庭有个目标，可以都想，也可以只想一面。关于家庭的目标，就是想一下当年为什么觉得生活美好？后来为什么出现问题？有没有自己做得不够好需要改进的地方，还是都是对方的错误？当时是不是太巴结对方了？我说的不是他出轨的事情。这样想是为了让自己变得更好，而不是让对方改变。

如果终于想明白了，婚也不一定离，离了也不一定能找到更好的，答案要是找不到更好的，而且两人还有感情基础，那就"凑合"过。但要总结经验，两人分别哪里做得不好，或做错了什么。即便改变不了别人，也可以改变自己。

这个家庭还有共同合作的基础，还有感情基础，选择复仇式的"当年你对我不好，现在我反过来对你不好"，还是选择"当年你对我不好，我现在可以对你好，但以后你不可以再那样对我"。

可以和他探讨自己的不足之处，可以改进；他也有不足的地方需要改进，这就是和平、理性地讨论家庭的问题，而不再是吵架。如果两个人解决不了，就找个家庭治疗师帮你们一起讨论。

最后，如果你事业上没有什么目标，家庭也想这样"凑合"了，但情绪上还有问题。之前是抑郁，现在生活好了又变得焦虑，总是想过去和未来，就是不想现在，每天优柔寡断，离婚不快乐，不离婚也不快乐，人生的目标实现了，幸福感却没有增加，这是怎么回事呢？这点需要下一次咨询时和医生讨论一下，怎么能把幸福感增加，改善情绪。

在此之前，你需要理清：要做事业、家庭和个人情绪上这三件事的哪一件？还是三件事都要解决？你从刚开始处于抑郁状态，选择做家庭主妇，可是别人一破坏你的家庭，你就转身做事业去了，而且事业还做得不错，看样子你是既能做事业又能照顾家庭的人。做家庭主妇时是你"巴结"对方，只要不离婚什么都可以；但现在是反过来，对方"巴结"你了，遇到问题可以与他理论了，经济独立，未来没有家庭也可以生活得好。

假如这两件事都解决了，幸福感还是不能提高，就是件麻烦的事情，那就相当于有钱痛苦，没钱也痛苦；小时候痛苦，未来也痛苦；离婚痛苦，不离婚也痛苦。这就要求我们想清楚，一切都在变好，幸福感却没有提高，是哪里出问题了呢？这就不一定是对方的问题了。

想想为什么情绪会这么焦虑，如何改善焦虑？这个需要下一次咨询详细讨论。我想知道你的工作体力消耗得多吗？

**咨客：**有一点儿，不是特别多。

**咨询师：**一周七天之内，有没有什么时候焦虑多一点，什么时候焦虑少一点？

**咨客：**我感觉我的焦虑状态，好与不好，真的与我老公有关。如果我远离他，出来工作或与朋友在一起，我就是轻松的；一回家看到他唉声叹气又非常内向的状态，我就觉得整个空气都是凝重的，压得我喘不过气来。

**咨询师：**你是说你很外向，你老公很内向，是吗？

**咨客：**对，我觉得很压抑，很难受。

**咨询师：**是他不说话的时候让你生气吗？

**咨客：**不是，这几年我从来不主动找他吵架，都是他找我发脾气。

**咨询师：**你回去看到他不吱声、压抑的状态很难受，你和朋友在一起可以很畅谈，是这意思吗？

**咨客**：对。

**咨询师**：你一周之内的情绪变化与你们的关系有关，主要是他不吱声让你压抑，他吱声的时候你们就吵架，是这意思吗？

**咨客**：是的。

**咨询师**：好，今天我们不仔细讨论你的情绪问题，我只给你一个大致的方向。你每天在外面工作，和朋友在一起聊天，很多内心的想法都和朋友宣泄了，相当于在外面散心了。回家后他若不吱声不是更好吗？否则你的很多想法和他讲，他又不吱声，或说不到一起，你们不是还生气吵架吗？现在这样你正好可以不用讲话了。

**咨客**：他不讲话但总是唉声叹气。

**咨询师**：他的唉声叹气，你为什么不理解成是你的"扬眉吐气"呢？你终于让他唉声叹气了呀。

**咨客**：我不希望他这样，还是希望他快乐。我发生这么大的变化，还想和他和好，毕竟我们还有个孩子，哪怕是离婚，我也希望他好，希望能和他做朋友，现在看来是不可能的。

**咨询师**：如果你能理解我们刚才讨论的内容，你就明白该怎么做了。第一，你回到家看到唉声叹气的他，你却不能享受自己扬眉吐气的状态；曾经他兴高采烈地在外面找其他女朋友时，你不是在家唉声叹气吗？你不是在压抑自己吗？

**咨客**：是的。

**咨询师**：现在这件事逆转了，你为什么高兴不起来呢？应该说这场"战争"你打赢了，而且不是破坏性的，而是升华式地赢了；你这样想问题，心情应该好一些才对，他唉声叹气总比你唉声叹气要好吧。

因为你学了心理学，我可以告诉你，这叫认知行为疗法，通过调整你的认知来改善情绪。当对方输了的时候，应该是他不高兴。如果你不高兴，那就不是他的问题，而是你自己的问题。你怎么能输了难受，赢了也难受呢？

**咨客**：是的。

**咨询师**：第二，我的意思不是让他永远唉声叹气难受下去，你却一直兴高采烈，那样的结局肯定是吵架。你还可以和他探讨，比如"老公，任何人一生都会遇到一些不顺的事情，咱俩之前是你想离婚，后来是我想离婚，离婚可以是我们之间的一种选择，但为了孩子和我们之间的很多因素，在离婚之前，我们应该再为婚姻尽最后一次努力。

这场"战争"我并没有认为我挣钱了、有地位了，或者说我赢了，就比你高兴。当年你赚钱养家的时候可以对我不好，现在尽管我可以养活自己和孩子，但我想对你好，毕竟一日夫妻百日恩嘛，过去的怨恨我可以不计较了。我还想帮助你，看到你最近有些压抑，唉声叹气，我想了解的是，你是因为自己有些不求上进、破罐子破摔，还是因为我变得好了，让你不高兴？

我们是夫妻，如果我变好了，家庭不是更好吗？如果你感觉懊悔、内疚，说明你还有内省力，还有自知之明，我们可以讨论以后怎么做可以更好？你完全不必感觉气急败坏，因为那是不正常的。

我不想听到你一直唉声叹气，或者长时间压抑后爆发出来的争吵，这样做的结局一定是家庭解体。如果我们不想让家族解体，我希望你经过一段时间的调适期，慢慢变好。之前的几年我都是在眼泪和沉默中度过的，因此你的好日子也不会马上到来，但我希望陪你一起度过这段时间，和你交流我是怎么一步步转变过来的。我也希望你一点点调整自己。我们夫妻之间不是比谁高谁矮，也不是比谁挣钱多少，也不是比谁的学历高低，那不是夫妻关系，夫妻得是基于感情，有共同的家庭、共同赡养孩子、共同孝顺父母。如果我们之间说不通，你愿意的话也可以找咨询师或医生帮你改善现状。

如果你们想改变这种情况，你得先在认知上调整过来。如果他不能与你沟通，可能是自尊心和面子上的问题，这就是为什么需要第三方的帮助。一个聪明、智慧的男人希望太太成功，不成功的男人才希望太太失败，因为你们是同一个系统，而不是竞争对手。这时候需要你给他一个台阶下，叫做得饶人处且饶人，但这不代表你要施舍，而是通过专业机构和专业人士的帮助，期间需要鼓励、关怀，让他把内心的想法讲出来。当有一天他若能把这些想法当你的面讲出来，就是巨大的进步，甚至治愈了。我这样讲你清楚吗？

**咨客**：嗯，清楚了。

咨询师：好的，我会和你的医生讨论下一步的咨询方案。你先调整自己的认知，再和丈夫好好沟通，一起做家庭治疗，好吗？夫妻之间是一个系统，你俩若关系不好、总是吵架，就会影响孩子的成长。

咨客：我的情绪不太稳定。

咨询师：是的，所以下一步我们主要讨论你的情绪问题。看看你们家庭的问题有多少是你带来的、有多少是他带来的，分别该怎么做？尽管听上去他的问题更大。

咨客：好的，谢谢你！

咨询师：不客气，再见！

## ■ 活在当下，享受当下

咨询师给咨客做了如下评估。

首先，用精神动力学评估咨客"越王勾践式"的报复行为。发现丈夫出轨后，咨客开始实施报复，中国人认为这种做法很励志，实际上是比较恶劣的做法。美国南北战争后，南方的将军告诉所有的南方人，"我们失败了，所以要团结在新的总统下，以共和国的方式继续我们的诉求，我们要做得比北方更好，但我们不要再短兵相接了。"这才是将军应有的最高境界。让全国人民都了解什么是失败与胜利，而不是狭隘的"君子报仇，十年不晚"。

其次，咨询师用 SFBT（焦点解决短程治疗）中"未知"的技术，评估咨客的抑郁和焦虑是否在丈夫出轨前就存在。评估发现她以前觉得生活没有意义时就想跳楼，可见其应对机制比较简单。这也是中国农村地区自杀概率比较高的原因，因为他们看不到其他的希望，当一个人有很多其他选择时，就不会选择跳楼，跳楼是最后的选择。

再次，评估咨客纠结、焦虑的状态。咨客刚开始是小富即安的心态，嫁人后做起了家庭主妇，说明没有太大的追求，不是个事业心很强的人，没想到平静的生活被别人打破。当初她想用"越王勾践式"的报复在对方面前扬眉吐气，并提出离婚，实现目标后不但没有觉得快乐，反而变得焦虑。若离婚，放不下感情基础和孩子；若不离婚，看到对方唉声叹气，又觉得压抑和痛苦。

显然，咨客没有幸福感，她不是沉浸在过去的懊悔中，就是担心未来的生活，不能关注当下，看不到眼下做得好的事情。

咨询师是这样给咨客实施干预的。

首先，采用认知行为疗法。咨客每次回家看到丈夫唉声叹气，就感到压抑和痛苦，咨询师在此调整咨客的认知，在这场"战争"中她用升华式方法赢了，应该感到高兴，但不能永远让对方唉声叹气下去。她应先调整好自己的情绪，再一起与丈夫探讨如何解决家庭问题。

其次，采用焦点解决短程治疗。咨客处于焦虑状态，咨询中咨询师询问咨客一周之内是否有不焦虑的时候，焦虑和不焦虑的时候分别做了什么。若和朋友在一起能让她快乐，她就继续出去快乐即可。通过寻找例外，找到缓解焦虑的办法。

最后，建议继续采用家庭治疗。本次咨询主要分析咨客自身的病理模式，并制订咨询计划，但咨客希望能有解决方案，咨询师为了掌握咨询节奏，与咨客讨论，解决自己问题的同时，如何调动丈夫接受治疗的动机，让双方共同寻找解决方案。将咨客的重重矛盾和纠结全部解决之后，再看她能否活在当下、享受当下。

# STEP 7
# 夫妻都有新欢，何去何从

当婚姻双方都"身在曹营心在汉"，该如何面对和处理问题？

## ■ 结婚前她就和别人好了

这个案例比较有趣，夫妻都有外遇。丈夫年近 30 岁，婚后不到一个月太太因喜欢上别人提出离婚且态度坚决，当时咨客（丈夫）不想离，两人一直冷战；后来咨客也交往了女朋友，提出离婚，太太又不同意。

**相关咨询实录**

**咨询师**：你好，请讲讲你的困扰吧。

**咨客（丈夫）**：我们去年年中结婚，婚后不到一个月，妻子提出离婚。刚开始我以为她在开玩笑，后来发现她的意愿很强烈。我就一直与她及她的家人沟通，发现她在我们结婚之前就和别人好了，那个男的是我们一起玩的一个朋友。这件事对我的打击很大。

后来她父亲把她要离婚的想法压下去了，但她对我的态度还是分房、冷战，总之我们生活非常痛苦。这种状态持续了将近半年，期间我和身边的朋友们商量过是否要离婚，而且刚开始我是不想离婚的。但后来我又认识了一个女孩，我们发展得比较深入。我向妻子提出了离婚，她又不离了。我不知道现在该怎么选择，也不知道该怎么面对，但该解决的问题还得解决，现在大概就是这种状况。

**咨询师：**你和妻子是怎么认识的？

**咨客：**我们刚开始是同事，只是后来她辞职了。我们是国企，她觉得国企的工作环境不适合她，感觉所有的人都在混日子。可能因为我是做技术的，她是做管理的，我没有她的这种感觉。后来她就在家人的帮助下，自己出去开公司了。现在她压力很大，所以很后悔当初离开国企。

**咨询师：**你们两人的年龄接近吗？

**咨客：**她比我大四岁。

**咨询师：**你喜欢她哪些方面呢？假如让你说出喜欢她的前三个因素，会是什么呢？

**咨客：**之前我觉得她的优点现在都被我推翻了，原来觉得如果我们结婚肯定会对我真诚，她不是那种特别聪明的人，但是比较……唉！我现在还真是说不出来。

**咨询师：**也就是你现在已经想不起来对方有什么优点了，是吧？

**咨客：**可能是吧，但当时一定是觉得她有优点的，比如说我们在一个团队里玩游戏时，她有能力把大家的氛围弄得很融洽，让大家感到快乐，原来我觉得这是她的优点。现在她做这样的事情时，我就觉得她特别做作，有那种矫揉造作的感觉。她原来的很多优点现在来看，我都不是很喜欢了。

**咨询师：**好的，我能听懂了，那如果让你说出对方的三个缺点，你能说出来吗？

**咨客：**嗯……缺点也不太能说出来。

**咨询师：**好的，当时对方决定嫁给你，有没有向身边的人或直接和你主动表达过，为什么要选择嫁给你？认为你有什么优点？

**咨客：**我们俩可能都觉得彼此是可以在一起稳定生活的人，她父亲也觉得我是那种比较踏实或老实的人。

**咨询师：**还有吗？

**咨客：**还有可能就是我的家庭成长环境和我父母的社会地位还可以，他们觉得这种家庭出来的孩子不会有什么大问题。

**咨询师：**也就是通过家庭环境很好，推理出你也应该很好，实际上并不知道什么样，是吗？

**咨客**：我们交往时间有三四年，两家的老人每年都能接触三四次，而且两家还有一些共同的社会关系，应该还是了解得比较清楚的。

　　**咨询师**：她是婚前和别人在一起了，是吗？

　　**咨客**：他们婚后也在一起，这个过程是持续的，所以我就不明白她为什么还要和我结婚，为什么不在结婚前就和我说清楚。她给我的解释是婚后他们才在一起的，我们领证到办婚礼之间有半年，我觉得他们在那段时间就已经频繁接触了，办完婚礼她才和我讲。

　　**咨询师**：好的，你认识那个男的，觉得他和你最大的不同有哪些？说一点、两点都可以。

　　**咨客**：他和女性交往时非常有手段，这是我们最大的不同。我们在一起玩的时候，他经常主动和女性搭讪、聊天，但我不会主动做这些事情。

　　**咨询师**：你刚才说现在你也有女朋友了，你的女朋友和你的妻子最大的不同是什么？

　　**咨客**：我妻子不欣赏我，这个女孩欣赏我，还有就是这个女孩在智商和情商方面都比我妻子要高一些。

　　**咨询师**：这个女孩的专业是业务方面的还是像你妻子一样倾向于管理或文科方面的？

　　**咨客**：她是学业务方面的。

　　**咨询师**：她的专业和你比较接近是吗？

　　**咨客**：是的，我们基本就是一个专业的。

　　**咨询师**：年龄和你相比呢？

　　**咨客**：她比我小五岁。

## ■ 找错了人，需要纠正吗？

　　**咨询师**：好的，在我帮你分析之前，你想问我什么问题？

　　**咨客**：我是否应该离婚，或者现在该怎么选择？我不知道该怎么处理，在我的价值观里，这些都是不应该发生的，和她变成现在这样我也不太能接受。

**咨询师**：还有其他问题吗？

**咨客**：没有了。

**咨询师**：多数人决定和一个人恋爱或结婚时，都会找对方身上有让自己欣赏的特点或能和自己的缺点互补的人。不一样的两人从专业角度上来看，一个偏管理方向，一个偏业务方向，这就叫互补，这是指从欣赏的角度来看对方和自己的不同。

这件事如果做得不好，麻烦就是，你会专门把对方和自己不一样的地方看作缺点，你有没有发现，你俩现在都回归到找和自己相似的人的方向去了。

她找的另一个男士和她一样能说会道，善于和人交流，两人在一起很谈得来，共同点多，容易相互接纳，这种关系叫作相似者相容。

你这边找的女朋友相当于是你的师妹，相同的专业，做的事情也一样，她很欣赏你，这是肯定的，因为你在这个专业里比她知道得多。

结婚是要找个互补的人，还是要找个相似的人，本该在结婚之前就想明白。现在你们明显是试完之后才都发现相似的人更吸引自己。如果你们把两人的不一样当作问题的话，那这个问题将永远存在，因为你们背景不一样、年龄不一样、专业也不一样，但这件事应该在婚前想明白，而你们是在婚后突然醒悟，这就是你们婚姻存在的问题。

选择相似的有过得好的，选择互补的也有过得好的，最不好的就是像你们这种情况，又想找相似的、又想找互补的，对自己的情况也很糊涂。结婚一年多了，对方有什么优点和缺点，你都说不出来，感觉当时的优点也都变为缺点了；对方为什么选择嫁给你，也说不明白，就觉得你老实可靠，但实际上做出来的事都超出了你自己的价值观，说明自己是怎么回事也没看明白，这种情况显然不是你个人的问题。

这就相当于两个年轻人在应该谈恋爱的时候选择同居，在应该同居的时候选择结婚，结完婚以后再重新选择，这样做和谁能过到一起呢？把同居时该试的事情都在结婚以后试，就会出现你们现在的结果。

在我看来，这就是时间错位带来的问题，该做的事没做，不该做的事却做了。你说自己是做业务的，在工作的时候肯定不会是这样的，否则这么糊涂的人做业务，工作中会带来很多麻烦，更不会有人欣赏你，我想一定是你的表达能力或者感情方面容易搞不明白。

恋爱的时候可以不明白，但你毕竟结婚都一年多了。对方先提出和你离婚，后来你又提出和她离婚，给人感觉特别像两个小朋友在玩过家家。

**咨客：**我想补充一下，我们结婚前后大概有一年的时间我都在出差，她就总觉得我不关心她。按照公司的规定，我应该一直在出差的城市，但每周我都会开车回家待两天，再开车回去上班。我觉得自己已经在尽最大的努力了，她就觉得好像没有我这个人一样。她家里经济条件非常好，生活一直没有压力，所以国企的环境她有些受不了，毕竟国企的人际关系很复杂。

**咨询师：**这些事情和我们要讨论的问题关系不大。但同样可以看出，你已经尽最大的努力，甚至都破坏公司的规定为婚姻付出的时候，依然不知道对方想要什么，很可能她还觉得不够。

你们相互之间不是那种"一日不见，如隔三秋"的感觉，而是相互挑剔、不理解，这是你们之间要解决的问题。

然后再讨论婚姻要不要解体。这些问题，咨询师肯定给不了你答案，得和对方这样去讨论完，才能知道后面该怎么做。

但绝不能做的事是你们各自都不满意，分别去另找男女朋友，然后再研究要不要离婚。

首先要讨论你们婚姻到底哪里出现了问题？有没有改进的余地？如果改进要做些什么？如果没有改进的必要，接下来要做什么？这是我今天可以帮你分析的，主要看清你俩之间的问题在哪里，看不明白彼此是怎么回事，就会给婚姻带来这些问题。现在你能清楚吗？

**咨客：**我大致清楚了。

**咨询师：**也就是该恋爱的时候你们同居了，该同居的时候你们结婚了，结婚以后发现不太适合，对方的优缺点都不知道，自己的优缺点也不清楚。但两个人在一起时，对方发现另一个男孩特别好，你发现另一个女孩特别好，这不是反了吗？

应该先发现对方的优、缺点，优点明显大于缺点，并且优点是你所需要的，这样两人才能走进婚姻；而不是结婚以后发现别人有很多优点，再反其道而行之。这是你俩要解决的问题，不能这样继续下去。讨论完之后，需要重新恋爱就恋爱，需要同居就同居，然后再研究法律上该怎么处理。时间上的错位、谈恋爱阶段的错位导致你们出现了目前面临的问题，需要坐下来讨论一些建设性的解决方案，而不是继续采取破坏性的手段。

**咨客**：但我觉得现在和她交流好像非常困难。

**咨询师**：听上去你和我交流也比较困难，但你们这件事比较尴尬，应该先交流才能有结局。现在不论是否离婚，都得先坐下来好好谈，不能因为她外面有男朋友、你外面有女朋友，两人就变得交流有困难了。

法律上你们还是夫妻，哪怕这个周末就拿出两天的时间，谈谈到底该怎么做。不能因为交流困难就变成冷战，冷战的结局对两人都没有好处，非常消耗两人的能量。

**咨客**：我想问的是，和她交流时该从哪些方面着手？哪些是在婚姻中比较重要的问题？

**咨询师**：咱们刚才已经讨论过了，现在我可以再帮你归纳一下。

第一，你到底爱对方什么？如果答案是没有任何值得爱的地方，你也就知道该怎么做了。同时，你要问自己的是，如果和她继续生活，她还有哪些地方是值得你爱的？这里面不能把你是学理科的、她是学文科的差异掺和进来，更不能把她和你后来的女朋友进行比较。仅对于这个女人而言，有没有值得你爱的东西。

第二，你们中间一定存在彼此不欣赏的问题，比如对感情不忠诚等问题是否能有所克服？

第三，离婚究竟是你们之间唯一的选择，还是打算克服问题、继续维持婚姻？如果决定离婚，什么时候离？如果不离，该做哪些建设性的事情，可以给彼此多些时间和机会，让彼此成熟起来？相当于让感情阶段的同居走向婚姻，从婚姻的不成熟状态走向成熟状态。

若这三方面都讨论清楚了，你自然就有答案了。

**咨客**：关于她爱我什么，哪些东西可以作为评判的标准呢？比如她比较善于做家务，但我现在好像不需要这个优点。

**咨询师**：我刚才说的是对方有什么优点是你需要的，不仅仅是她有什么优点，而是你需要的，并且认可的优点，否则在你眼里她还是没有优点，没有优点你为什么爱她呢？反过来也是一样，女人爱一个男人的优点，不是男人自认为有多少优点，得看他喜欢的女孩子喜欢一个男人有哪些优点。

**咨客**：可我现在的状态是，以前我非常认可她的那些优点现在都不觉得是优点，我不知道现在要不要认可她的这些优点？我没有办法判断这个优点将来对婚姻是消极的还是积极的？这让我很迷茫。

**咨询师**：这和业务不一样，不是判断与否的问题。你现在确实需要静下来想想，我觉得你不是迷茫，而是糊涂。

当你打算娶一个女人的时候，不知道她有什么优点，也不知道自己要什么，这怎么可能呢？你还觉得她的一些特点过去是优点，现在不是优点，未来不知道会不会又变成优点。没有这样讨论问题的。

比如说，咱俩现在决定到哪个餐馆去吃饭。我和你说，我是东北人，想去东北餐馆吃，我自然就知道自己想吃东北菜，对吗？如果我问你想吃什么，你说我也不知道自己想吃什么，吃饭重要吗？人为什么要吃饭？咱俩讨论一下人为什么要吃饭吧。你觉得咱俩这样讨论有意义吗？你现在就是这种讨论方式。

**咨客**：吃饭这个问题是当时吃完就解决好了，可婚姻是很长时间的问题。

**咨询师**：不是时间长短的问题，如果你想离婚的话，24 小时之内就解决了。婚姻和吃饭是一样的道理，想多长时间就可以多长时间。只是婚姻这件事比吃饭大，吃饭可以后悔，下次可以不吃东北菜，改吃别的菜系，代价比较小。婚姻的代价比较大，但原理是一样的。

你去一个餐厅吃饭，肯定得去你喜欢的餐厅，找个女人结婚也得是你喜欢的，不能反过来讨论。若不知道自己是否喜欢女人、喜欢哪类女人、更不知道喜欢这个女人身上的什么特点，这样不就混乱了吗？

针对你现在的状态，好像要不要女人需要讨论、要不要谈恋爱需要讨论、要不要结婚也需要讨论、结婚干什么还需要讨论，这些问题都不知道答案，就是看别人结婚，自己也要结婚，才会出现这样的结局。

应该把这些问题都想得非常明白，才能走进婚姻，想不明白就不能结婚；已经结婚了就得从现在开始想明白，自己明白了才能和对方讨论清楚。

回去后你按照这个思路讨论，不一定非要今天或者这周着急有答案，但不能无限期拖下去。谈之前自己想明白。你说做家务不是优点，你不需要，但两个人在一起过日子怎么可能不需要做家务呢？未来有孩子怎么可能不需要做家务呢？这些听上去都很不合理。

原因是：与一个处在谈恋爱或同居阶段的人讨论婚姻时，他会觉得非常困难。既然已经结婚了，就要拿着结婚证讨论婚后的事情。这样说你明白了吗？

**咨客**：应该明白了，就是时间上错位了。

**咨询师**：这个错位是因为你在这方面不成熟造成的，和你做的业务不一样。你的工作和人打交道比较少，在人际交往方面不是很成熟，但业务能力很可能非常好，很受领导的器重。不到30岁，有房有车，还有一份很稳定的工作，说明你做得不错，只是人际关系没太弄清楚，爱情和婚姻都和人际关系有关。所以这个错位不代表你不该结婚，而是你在这方面投入得比较少。

你有好的家庭背景、好的工作，甚至破坏单位的规定回家看望妻子，婚姻变成这样你会感到很内疚，这都是你做得非常好的地方，只是在感情上不是很清楚。但人都是慢慢经过锻炼才成熟起来的，在感情上多投入些经历，像研究工作一样，慢慢就明白了。人不能十全十美，所以不需要在这方面求全责备，但得解决眼前的问题。

**咨客**：她的家庭是做生意的，所以说话办事都很直接，我的父母都是在国企工作的，从小我就在这样的环境中长大，所以我觉得在工作上人际关系处理得还可以，因为我在工作中需要协调很多其他人的问题。

**咨询师**：你还是没有听明白，你协调其他人都是和业务有关，你不是学管理的，对吧？

**咨客**：现在工作上我算是技术管理。

**咨询师**：对的，技术干部大多都是这样，你们两个完全是不同的家庭背景、不同的教育背景，工作经历也不同，就会出现这些问题。

**咨客**：我觉得有时候我讲话她听不明白，有些话我可能因为碍于面子或者其他原因，不会直截了当讲出来，包括我父母和她讲话，她也听不懂。

**咨询师**：你这样讲话我也听不懂，那就需要你用最简洁的话语来表达，工作场合需要你很多话不能直接讲，你已经习惯了，但这就是你的职业病。我是医生，讲话也要很直接，没有时间绕圈子，绕来绕去就容易把人绕迷糊了。我受过专业训练，慢慢可以听清楚你要讲什么，但一般的年轻人就容易受不了。需要你用最简洁的方式把我们刚才讨论的那三点和对方讨论清楚。这样清楚了吗？

**咨客**：我得改这个问题吗？

**咨询师**：不是这个意思，在单位如果你讲话很清楚的话，可能工作就不顺利，在职业环境里改不改，是你个人的决定，但在家里要直来直去，用最简洁的方式即可。

**咨客**：也就是不管我未来的婚姻是什么样，在家庭中都应该直接一点是吗？

**咨询师**：对的，但直来直去需要注意的是对事不对人。在家里有事说事就可以了，不要把工作中的沟通模式带到家里来，好吗？

**咨客**：好的，谢谢！

## ■ 找一个成本较低的解决方案

世界上没有无缘无故的爱，也没有无缘无故的恨。上述案例中的咨客不知道为什么爱，也不知道为什么恨。这种事一般分为四个阶段。第一，那些找"一夜情"的人，两人之间真的不知道什么爱和恨，甚至对方是谁都不用知道，因为"一夜情"的本质是性。第二个阶段就是谈恋爱，全天下有那么多女人，怎么就选中和她恋爱呢？如果没有原因，唯一的答案就是：糊涂。第三，到了同居阶段就有排他性了，这个时候彼此间的生活习惯、消费观念以及优缺点等很多东西就都了解了，但这个阶段依然没有法律的保护。第四，进入婚姻生活，就意味着不但要排他，而且有法律的保护。这位咨客结婚之后发现不知道喜欢对方什么，也不知道不喜欢对方什么，两人还各自寻找男、女朋友，一个想离婚的时候，另一个不同意，这不完全就是错位吗？这些问题若弄不明白，婚姻不出问题反倒是奇怪的。

通过咨询，能看出咨客的模式是感情上不成熟、人际交往不擅长。太太是学管理的，家里还是做生意的，不欣赏他，但是比他还小五岁的小师妹欣赏他。一个懵懂的小女孩看到大公司都觉得很羡慕，再看他的家庭背景就更羡慕了，而且他比小师妹在业务上知道得多，当一个人从下往上看的时候，当然觉得他好，但这并不代表他真的好，而是她没看明白。当她明白的那天，不就和他太太一样去找别人了吗？咨询师了解咨客的模式不是为了让他有挫折感，而是帮助他了解自己的病理模式后，根据这些模式，提出有针对性的解决方案。

为什么咨询师没有让他把这件事朝成本最高的方向处理呢？结婚后离婚的成本比同居分手的成本高，同居分手的成本比谈恋爱分手成本高，谈恋爱分手比"一夜情"的成本要高，也就是一旦进入高成本的阶段，做选择就要慎重。离婚是唯一选择吗？没有改进空间了吗？咨询师要帮他去思考这些问题，看看有没有成本更低的解决方案，实在不行再考虑离婚。

# 第七章

## 离婚了，好日子仍可启动

STEP 1　冷静面对"被离婚"困境

STEP 2　好聚好散，避免额外伤害

STEP 3　慢慢放开挫败感

STEP 4　半路夫妻，接纳过去的故事

STEP 5　半路夫妻，处理现实问题更重要遭遇伴侣"劈腿"的人总会有一段时间想不开，心里碎碎念着：他/她为什么背叛我？往往经过心理咨询和时光的治疗，受伤的人慢慢懂得去调整自我认知：或许我在恋情（或婚姻）中的确有做得不好的地方，比如对他/她不够信任、对长辈不够忍耐，等等，在下一段关系中我一定会去做得更好。

# STEP 1
# 冷静面对"被离婚"困境

在平淡的婚姻生活中，突然接到对方想"离婚"的信号，如何处理这种困境？

## ■ 丈夫突然提出分开

一位女咨客，40 岁出头，大学学历，结婚多年，有一个儿子。近期，丈夫突然提出分开的想法，咨客大受打击，影响了正常的生活。

**相关咨询实录**

**咨询师**：您好，讲讲你的困扰吧。

**咨客**：是这样，我遭遇了婚变，心里一直不能适应，以至于影响我的正常生活。

我结婚很多年了，之前我们夫妻很恩爱。在我们小孩出生后不久，他开始到外地工作，也就是在我们这么多年的婚姻中，都是聚少离多。开始几年，虽然分开，但我们感情非常好。中间，他回来住了两年多，之后又分开，一直到现在。

从去年下半年开始，我觉得我丈夫跟我有了距离，并且有了一些变化，我有一些察觉，但是没有在意。后来更加糟糕的是，他开始不接我电话，也不回短信，我也不知道自己做错了什么。

他过年也没有回来，之后我就带着孩子过去看他。他跟我讲，我们不适合生活在一起，不是一个圈子里的人。这让我很突然，因为之前我们是自由恋爱的，孩子也一直是我自己带。公公婆婆虽然也在这边，但他们基本上不管，就是过年的时候聚一下而已。

因为之前我们两个感情非常好，所以他提出这个事情，我感觉很突然。这个事情发生以后，我觉得自己没办法正常生活。我想忘记过去，但是做不到。越想忘记，越没法忘记，以至于我经常把车停在哪儿都会找不到、钥匙插在门上居然忘了拔，完全影响了正常生活。我也不知道该怎么面对孩子，我知道应该学会适应，但是这个过程我不知道需要多久。而且现在我对很多事情都没有兴趣，有点悲观厌世的感觉吧。

**咨询师：**嗯，这件事对你来说的确很突然，很受打击。你刚才说他讲你们不适合生活在一起，你问过他是什么原因吗？

**咨客：**他说门不当户不对，他说老人的说法是有道理的。因为我俩的情况是，我的收入比他高，家境也比他好，我俩当初结合的时候其他人都反对。但他后来去了外地，工作、收入都比之前要好，他觉得到那儿能找到自己的价值吧。

我俩的矛盾就是，他不想回来，而我想让他回来。他对金钱和物质的追求，胜过对家庭的渴望，我对那些东西不太在乎，觉得家庭生活幸福比什么都重要，所以我很渴望他能回来。

没想到我俩谈的结果是，他说，既然咱俩生活目标不一样，就没法生活在一起。而且他的意思是，他什么都不要，净身出户，孩子也由我来抚养，他说他会付抚养费。

**咨询师：**在你看来，你们感情的这些变化跟什么有关？

**咨客：**可能我太强势吧。因为一直以来都是我一个人带孩子，照顾家庭，可能也忽略了对他的关心，但其实我还是很爱他的。可是他不同，我感觉他对我没有感觉了，从他的眼神我能看出来。我和孩子去看他的时候，他也不像以前那么高兴，也没有拥抱我和孩子，只是摸了摸孩子的头。平时打电话也从不问我，只是问问孩子怎么样、学习好不好，所以我心里一直有怨气，我想就算是保姆，也该打个招呼再问孩子吧。

**咨询师：**那我想知道，这件事有没有影响你的睡眠？

**咨客：**会，我经常失眠，整夜都没法入睡。我自己就游泳、爬山，尽量做一些体育活动，我还吃了一些钙镁片，就是有助于睡眠的，我没有吃安眠药，我尽量在往好的地方做。但是很多事情能让我触景生情，想起以前。

**咨询师**：嗯，你刚才讲了这种失眠的情况有多久了呢？

**咨客**：差不多两个月了，偶尔有几天能睡好。

**咨询师**：一周的时间，大概有多久是睡不着的？

**咨客**：差不多三四天。

**咨询师**：嗯，饮食状况怎么样？

**咨客**：不好，发生这个事情的头一个月，我体重就减了 10 斤，基本上没食欲，有时候几天都基本上不吃东西，胃里很难受。我知道我的状况现在非常糟糕，所以基本上每天都去上班，包括周末，如果不带孩子，我也会去上班。

**咨询师**：嗯，那现在我们知道了很多信息。我先来总结一下，你看是否正确，好吗？

**咨客**：好的。

**咨询师**：首先，我听到的，你原本很健康、快乐，很喜欢运动，爬山、游泳等，还特别强调家庭生活，突然出现了婚姻的变化，就是在你探亲的时候，突然发现他不想跟你过下去了。那这种情况对你来说，第一个是非常突然，第二个是打击非常大，所以你会出现吃饭没有食欲，体重减轻了 10 斤，人感觉有时候生不如死，或者是活着没有意思。

**咨客**：对，真的是有这种感觉，他说分手的时候，我都想从那栋楼上跳下去。

**咨询师**：嗯，你还提到一周有一半的时间睡不好觉，开车的时候忘了把车停在哪儿、忘了拔钥匙，等等，这些都是受到了这么大的打击之后表现出的症状。使你更不能理解的是，他为什么会提出这样的想法，你的收入比他高，家庭也比他好。你的解释是，可能是他对金钱、物质的追求大于对家庭的追求，而你是恰好相反。这些信息，我理解得有问题吗？

**咨客**：没有问题。

**咨询师**：好了，那我接下来还想问你一些问题，然后我们再讨论遇到这种问题应如何处理。第一个问题，我想确认的是，你刚才说了，你比他收入、家境都好，这个就是他说的"门不当户不对"是吗？是指你比他强、他比你弱的这种"门不当户不对"，是这样吗？

**咨客**：是这样，因为我妈妈也说过类似的话。但我当时觉得，有了爱情就有了一切，我没觉得物质是什么问题。但是后来一起生活，的确很多时候是靠我父母的帮助，才渡过了难关，比如买车、买房什么的。

**咨询师**：那等于你现在 X 市，他现在外地是吧，他原来就是外地人吗？

**咨客**：他原来就是外地人。

**咨询师**：他是回到他的老家，还是去了另外一个城市了？

**咨客**：去了另外的城市。

**咨询师**：第二个问题，你们的小孩现在是七八岁了吗？

**咨客**：是的。

**咨询师**：是男孩还是女孩？

**咨客**：男孩。

**咨询师**：爷爷、奶奶和小孩的关系还好吗？

**咨客**：还好。他们很少见面，但是见了面还是很亲。

**咨询师**：那小孩的爸爸和小孩亲近的程度有变化吗？

**咨客**：嗯……他一直挺喜欢这孩子的。但是跟我比起来，我更是那种离不开孩子的人，他不是，他即使是喜欢，也是该做什么做什么，该工作工作，该走还是走。

**咨询师**：但是他愿意承担做父亲的责任、抚养孩子是吗？没有你对孩子好，这我能理解，妈妈总是跟孩子最亲的。但他没有说要放弃孩子，只是想放弃你，对吗？

**咨客**：对，但是他说，孩子由我来抚养，他没有能力抚养。

**咨询师**：哦，孩子归你是吧？那这对你来说，是好事还是坏事呢？假如有一天你们不在一起了。

**咨客**：无论如何，我是不能放弃孩子的。

**咨询师**：也就是说这件事上你们没有矛盾是吧？他不想要，你想要。

**咨客**：对的，没有矛盾。

**咨询师**：那这是好事。有时候如果这方面有矛盾，还是会很麻烦，那现在这个不是问题。

**咨客**：嗯。

**咨询师**：那你们这种分居状态大概多长时间了？

**咨客**：六七年了。

**咨询师**：在这期间，你觉得他在外面，有没有别的女人在等着他结婚、过日子？

**咨客**：怎么讲，我也发现了一点蛛丝马迹，但是我不愿意相信那是真的。因为我从他的手机里发现过一些暧昧短信。我看他的短信，也不是因为我要查他的手机，只是有一次，他在睡觉，手机响了，我担心是他的领导找他，就想帮他看一下，如果不是工作的事就不叫醒他了。当我打开短信的时候，我发现上面写的是"你在吗？我想你了。"再往前翻，又发现类似的短信，我当时心里一惊，然后我就拨过去了，是一个女人接的，我没说话，她就说"你干吗呢"，感觉两个人很熟悉的样子。

**咨询师**：那你就这个事情问过他吗？你长期不和我在一起，你生理问题是怎么解决的，你如果不和我一起过，准备和谁一起过，短信里的女孩子是谁，不是审判，就是从做妻子的角度询问，有问过吗？

**咨客**：没有，因为我从来不相信他是那样的人，我其实挺傻的。

**咨询师**：更准确地说，不知道他是不是那样的人，但是你想象他不是。女人一般都会比较善良地去看待对方。那也就是说，他想留在外地，起码是有这种可能，短信也不像是朋友间发的黄段子什么的？

**咨客**：不是，肯定不是。我觉得一定是有人了，因为我去他那儿，发现他电脑上贴了很多小贴画，这电脑是我给他买的，原本没有任何装饰，而且他也不喜欢弄这些东西。

**咨询师**：好的。假如以去年你去看他作为一个分水岭，我想问的是，他探亲的频率有变低吗，对你的生理要求有变低吗？

咨客：有，他根本不看我。

咨询师：之前和之后会有一个变化，是吗？

咨客：是的，变化非常大。

咨询师：我知道了。现在他提出不跟你过了，其中一个问题就是他不想回到 X 市，因为这不是他生活的地方。

咨客：对，他就是这么说的，他说 X 市不是我的家，根本不是我生活的地方。我说你的家人都在这里，你还在这生活了这么长时间，你还觉得这不是你的家吗？他说，不是，他不打算回来，因为他们那儿要成立分公司了。

咨询师：嗯，那从他的角度讲，现在听起来是对的，他说 X 市没有他的家人，因为他现在不把你当成他的家人。当然，你肯定不同意，因为你认为你是他的家人，法律上也是的。那你有没有跟他讨论过，你去他那儿的可能性有多大？

咨客：我们讨论过，我跟他讲了，我可以把工作挪到那儿，因为我们单位在那儿也有分公司。然后他突然说，你别胡闹了，你过来孩子怎么办，那儿的教育怎么能跟 X 市比呢，你就留在 X 市好好带孩子吧，别瞎想了。我一提这事，他口气立刻就变了。

咨询师：就是你愿意牺牲自己长期在 X 市的这份工作，但是即使这样，他也不愿意接受你了，是这样吗？

咨客：是这样的。

咨询师：那你刚才说你的经济比他好，你教育程度比他高、挣钱比他多，是这样吗？

咨客：对，是的。

咨询师：你不介意的话，我能问问你是怎么和他认识的吗？

咨客：当时我们在同一个项目工作，他是被临时聘用的，我们在一起相处了半年多，在工作中慢慢产生了感情，不是一见钟情。

咨询师：你不介意的话，我想了解一下你们俩的教育程度。

咨客：我是大学毕业，他没有上大学。

## ■ 调整好自身状态再决定

咨询师：好，我大致了解一下，可以评估将来如果你们换工作，难易程度如何。那现在我想问一下，我们今天这次谈话，什么样的结果你会觉得是有效的？

**咨客：**我就是想尽快地从这种困境中走出来。

**咨询师：**好。那我们现在就先谈谈怎么从这个困境中走出来。你现在的症状就是刚才说的那些，很明显有抑郁的状态，已经达到抑郁症的临床诊断标准，但是我们今天是会诊，不是要给你诊断、开药。在类似你这种状态下的人，一般会采取两种方法，一种是从你过去那种不抑郁的状态里找一些办法，因为你不是天天抑郁，做些什么事能让你不抑郁，那就得多做那些事，你刚才说了爬山啊、游泳啊等。但是目前效果并不是很好，这些症状还在，尤其让人担心的是，你感觉到活着都没有什么意思，什么事情都引不起你的兴趣，所以这种状态必须首先被改变。

在这种状态下，你的头脑会糊涂，不利于你做决定。假设说，他哪天说你搬过来吧，咱们和好如初吧，那你真就搬过去了，工作也调动完了。他又说，哪有这回事，我是喝多了才这么说，那你就不会理智地想问题，因为你现在属于"意乱情迷"的状态，不是正常的健康、快乐、阳光的状态，做重大决定容易出现问题。所以，你首先要把状态调整过来，然后再考虑下一步该怎么办。

第一步，解决你现在这种抑郁的状态，你已经试了那些保守的疗法，现在你需要找一个精神科医生，至少也是内科医生，懂得这些抗抑郁药、抗焦虑药之类的。有的药是对抑郁和失眠都有作用，我不是为了给你诊断或者开药，但类似你这种情况的人，都会考虑用药这个方向，至少能起到改进睡眠、改善抑郁的效果。

你刚才说了不愿意吃药，我也认为不应该首先吃药，或是劝人吃药，但如果其他方法试过没有效果，就不能这么耗下去。这样耗下去，你不仅仅是胃会出问题，而且精神状态也会失常，现在开车都忘记停哪了，那要是下次你没看清旁边有没有车，撞上去就很麻烦了。你的症状在我看来，主要是抑郁和失眠，胃疼、感觉活着没意思等，一个礼拜超过一半的时间睡不好，体重减轻那么多，都是那类症状的表现，所以这个问题一定要解决，需要找个精神科医生讨论一下这个事。这是我要说的第一点，你听明白了吗？

**咨客：**嗯，我听明白了。

**咨询师：**下面我想说的是，你真的是很不容易，而且有三件事，我觉得你做得非常好。第一点，在你的家境、教育程度、挣钱能力都优于对方的时候，你并没有看不起对方，你还愿意跟他去享受爱情，在其他人都反对的情况下，一心一意和他在一起。你做的这些都没有错，结果不好不代表做错了，我觉得你这一点做得很好。

第二点，在你最困难的时候，我指的是对方提出不想和你过了的时候，你仍然还是坚持要孩子、抚养孩子，努力为下一代做事。这非常好，没有把两个人之间的问题和矛盾带到下一代。

第三点，就是你积极寻找解决方案，表现为，你抑郁的时候，会主动找一些例外的情况，如爬山、运动，去调整，尽量不吃药，避免副作用。看起来无效，你又想到找咨询师来讨论，说明你在积极地寻找解决方案，这些都非常好。

那下面要说的是最难的，就是这个事要怎么解决呢，不能这么耗下去呀。耗下去的结局就是把自己也搞得筋疲力尽，孩子也会受到影响，他现在只是不看你，还没有恶语相加，人有的时候被逼到最后，都不知道会出现什么样的反应。

最后的决定肯定由你自己拿主意，不是咨询师给你拿主意。但你有一个优点，我现在看到了，就是你现在除了婚姻这个事情，其他的都是很好的，有利于你解决问题。第一，你有非常好的家庭支持系统。第二，你受过高等教育。你经济条件比较好，挣钱也比他多，就已证明了你有生存能力，不属于那种没有男人养你就活不下去的情况，这个非常好。第三，你还比较年轻，就是稍微有点婚姻方面的疑惑。

**咨客：**我现在就有衰老的恐惧。

**咨询师：**一般到这个年龄都会有这样的想法，我也是40岁以上的人，大概能理解你的心情。但你有刚才我们说的那些好的资源；另外你没有被气糊涂了，有人在这种时候，就完全不知道自己该干什么了。有三件事，你一直保持着清醒，第一是工作你一直在维持，第二是小孩照样带，第三是你积极寻找治疗、锻炼、咨询。你的头脑一直都很清醒，很多女人一到这时候会情绪化。

现在的情况下，有这么几点支持着你，其中一个最重要的是，你不是面临着真正的生活危机，是爱情危机，这个要好办一些。有的人是面临爱情危机加上生活危机，那就麻烦了。没地方住、没地方吃，老公是自己生活的唯一来源……

**咨客**：就是因为这样，他不担心我生存的问题。他曾经说过，他觉得，没有他，我也可以生活得很好。因为我怀孕的时候，他也经常出差，我经常一个人换煤气，推着洗衣机，基本上我可以一个人料理我的事情。很多家庭方面的事情，都是我一个人承担，可能这让他没有归属感。

**咨询师**：我倒不认为他是没有归属感，而是没有价值感。

**咨客**：对，他认为自己没有被我需要。

**咨询师**：对的，是他帮不上你什么，这是问题，很多人都会有这种问题。我觉得是有两点你们下一步可以去谈，从挽救婚姻的角度，你也愿意去尝试的话，最后尝试与否，肯定由你来做决定。他说的这个事情是真的，他的判断也是合理的，但是他的解释是不对的。

你听我解释，看有没有道理。他开始到你们家来，可能觉得自己的价值没有得到体现，你们家人不能欣赏他。你对他很欣赏，你很爱他。但因为你能干，你的家庭资源很好，他好像插不进去。但这不是坏事，只是对于一个能力弱的男人来说，总觉得帮不上忙。

**咨客**：对，是这么回事。

**咨询师**：另外，我觉得更麻烦的是，别人都觉得你们"门不当户不对"，你没有这么认为，你很欣赏他，你认为你俩挺般配的，但是他并没有接受。客观上的事实又没有改变，在离开 X 市之前，他挣钱一直都没有你多，X 市对于你来说有美好的童年，有家人，但是对他来说都没有。钱没有老婆挣得多，家庭没有老婆好，那他在这个城市等于是过路客、边缘人，更多的像是创伤的感觉，越是没有价值，越是在你面前好像抬不起头来的感觉。你看你跟我讲话对答如流，脑子特别清楚。明显看出你非常有能力，那你的能力越强，对方就感觉自己的价值没办法体现，等于没有尊严了。

但是这个没有尊严不是你带来的，这需要对方去努力，改变自己的经济、社会地位，尊严不是老婆给的。但是他这样的男人，基点比较低，所以他要去赶上你还有一段距离。

他在另一个城市里，除了亲人没在身边以外，其他事情听起来都解决了。当然是从他的角度解决的，不一定是你认同的。从他的角度看，钱也多了，地位也高了，别人也尊重自己了，那个城市教育程度可能还不是很高，就感觉如鱼得水了，突然有了做男人的感觉。这样你们俩之间就有了缝隙了。

所以你要想解决，就得从这个角度去解决。你可以跟他沟通，我听明白了，他等于一直都没有过这个结。家人这个事情好办，只要不一起生活，就不会有人总在旁边说门不当户不对。他自己在努力，慢慢就变得门当户对了，物质上可以解决，钱挣得多了，社会地位慢慢提高了，尊严也会找回来。

**咨客**：我带着孩子去探亲时，把我该说的，和我以前觉得做得不当的地方，都特别真诚地跟他道了歉。

**咨询师**：那他的反应呢？

**咨客**：一言不发。每天晚上都走，不和我们住在一起。

**咨询师**：每天晚上都不和你住在一起，白天都回来？

**咨客**：不，白天他上班。偶尔中午回来一下，帮我们打饭，晚上都会走。我一共去了三天，头两个晚上他都走了。第三天的时候，因为他的宿舍里有两张双人床，另外一张床上什么都没有，我为了拉近关系，特意去买了一套被褥。我本来是想，晚上孩子住一张床，我俩住一张床。但是他跟我说，你跟孩子住吧，这张床上没有铺盖，我去别的宿舍挤一晚上吧。他每天晚上都这样，我说你别走，因为别人都知道我来探亲了，你每天晚上都走，别人会怎么说。他说，别人爱说什么说什么呗，我这本来工作就挺忙的，大家都知道，你就跟孩子赶紧睡吧。我们其实都半年多没有见面了，所以我很怀疑的。

**咨询师**：嗯，那你认识他的其他朋友、同事吗？

**咨客**：只认识一两个。

**咨询师**：他跟其他人介绍你是他的爱人吗？

**咨客**：介绍了，他也带我们去食堂了，也见到很多别的同事。

**咨询师**：他每天晚上不回来住，确实是到别的宿舍去住吗？

**咨客**：我确实不知道他到哪儿住，因为有时候他会跟领导出去办事，就不回来了。然后，第二天，他说是去别的宿舍，我也不知道是不是去了。因为整个楼层是他们公司包下来的，我也不知道他具体是去哪间屋。

**咨询师**：嗯，看起来你已经尽力了。

**咨客**：对。我跟他讲，你跟我说心里话，哪怕是我不愿意接受的事实，我想听事实。他说那好吧，他就说，觉得咱俩不是一路人，觉得老人说的是有道理的。他说，你什么都没有做错，只不过咱俩之前已经没有爱情了。我能感觉到他非常冷漠。

**咨询师**：嗯，你现在所有说的这些，我都觉得你做的是对的。但你现在婚姻中遇到的问题，在可预见的未来，都需要去解决。

首先是要处理你的抑郁状态，接下来有些不同的情况，也许随时间流逝，能帮你看出结果。

了解他的真实想法，还有没有其他打算，不能蒙在鼓里，或是稀里糊涂耗下去。

其次，继续沟通和收集信息，好在你还有时间。你既没有生活危机，也有强大的家庭支持，还有非常可爱的孩子，你自己又比较健康，有良好的独立生存能力。这些都是优势。不要急于做那些你没法马上做出、你又不想做出的决定。

**咨客**：那我该跟他主动联系吗？

**咨询师**：可以啊，因为你是想挽救婚姻。但不是天天联系，否则就变成骚扰了。一周打一个电话，问候一下，看看他能不能再跟你谈谈，见面不方便，电话聊聊也可以。状态调好了，你再去做这些事，还有可以挽救的空间，但给彼此多长时间去解决这个问题，只能由你做决定。

你在最好的状态下，做最好的决定，即使结果不是最好的，但你做了努力了，所以你现在先不用担心跟父母说这件事，先调整好状态，做出对你自己最有利的选择。真到了那一天，你可以再找咨询师商量，怎么跟父母说好的或是坏的结果，你看这样好吗？

**咨客**：嗯，这样很好。如果有一线希望，我也想挽救，因为我答应孩子，要给他一个完整的家，我其实不希望这个家散了。

**咨询师**：我觉得你这个观点是非常对的。但是更加准确地说，是给孩子一个完整的家，是完整、幸福、快乐的家，不是一个充满着不理解、怨气的家。

在美国有一个统计，一个孩子在单亲、双亲家庭中长大不是最重要的，而这个家庭是否充满了爱、充满了欢乐，会直接影响孩子的成长。总的来讲，既幸福又完整的家，这是最好的，但是完整的前提一定要充满幸福、快乐、建设；如果是充满怨言、暴力，整天以泪洗面，那样的话小孩就会变得不健康。所以，第一是健康快乐，第二才是完整。

**咨客**：我明白您的意思，我是想说，如果我尽了最大努力，他仍然觉得跟我不快乐，我还是会放手的。我觉得，其实心里对他还是有爱意的，我不会自私地只让我一个人舒服，让大家都不舒服。

**咨询师**：对，我觉得很好，方向没有错，优先顺序稍稍调整一下。因为现在出现了那么多生理症状，不光是心理上受到打击，生理上也有问题，好在你社会资源都挺好的。另外，策略上做一些调整，沟通一次对方不买账，我们再换一个策略。状态好的时候，这些策略才能用好。

## ■ 再艰难的时刻，也要挖掘正性资源

本案例中，咨询师在评估咨客情况和当前迫切需要改善情绪状态后，从以下几个方面给予帮助：

第一，提醒进行药物干预。咨客尝试了爬山、游泳等传统疗法均无明显效果，咨询师与其讨论，在类似状态下，需要求助精神科医生，通过药物干预调整状态，以保证咨客安全，有利于咨客在状态好转后，做出对自己最有利、较理性的选择。

第二，给予充分的正向鼓励。咨客在学历、收入、家境上均比丈夫强，还能和他一起享受爱情、步入婚姻、生儿育女、照顾家庭，体现了一位女性善良、贤惠的美好品质；结婚多年后，突然遭遇婚姻变故，依然能够坚持工作、照顾孩子、积极寻找解决方案，实属

不易。咨询师在以上方面，给予咨客正向的鼓励，为咨客"赋能"。

第三，强调正性资源。咨客虽遭遇婚姻危机，但经济状况良好，拥有较好的教育背景和工作能力，有强大的家庭支持系统，并无生活危机。咨客本身品性善良，年龄较轻，价值观正向，有较好的修养。咨询师帮助咨客看到以上正性资源，帮助咨客缓解焦虑、减轻痛苦。

第四，进行认知调整。咨客对婚变的原因不甚了解、感觉困惑，存在几点认知上的偏差，咨询师需做咨客的"现实感"，帮助咨客分析状态、调整认知，排解咨客困扰，降低咨客的焦虑，同时为下一步的解决方案做好铺垫。

综合来看，咨询师对咨客进行了生物、心理、社会三方面因素的综合评估，咨客的抑郁状态经过药物治疗和咨询，一般在四到六周就会起到作用。另外，在不久的将来，咨客婚姻中的问题也会出现更多新的信息，必将导致治疗方案的调整。

关于本案例，咨询师提出其他启示：婚姻的不幸，不要波及下一代。只有父母本身是正向的、积极的，孩子才会从中受益。

# STEP 2
# 好聚好散，避免额外伤害

如果不得不分手，也要好聚好散，避免对双方及子女的额外伤害。这就需要沉淀自己的情绪，运用智慧来解决问题。

## ■"剑拔弩张"为哪般

这位女性咨客 30 岁左右，结婚五年，育有一子，与先生均是大学学历。一年多前，孩子出生，双方家长来本地一起照顾小孩，因为生活琐事爆发了不少矛盾，甚至出现动手事件。咨客先生曾对咨客及其母亲动手，让咨客深感难过。之后双方家庭矛盾始终未得到缓解，咨客提出离婚，先生不同意。咨客已向法院申请离婚，且从家里搬了出来。咨客先生因为她的这一举动，大受刺激，情绪不稳定，有时会辱骂咨客，也将孩子送回老家，不准咨客探望。

**相关咨询实录**

**咨询师**：你好，请讲讲你的困扰吧！

**咨客**：自从孩子出生后，我和先生之间有很多不愉快，一直到现在一年多的时间，期间他还动手打了我。现在我已向法院起诉离婚，可是他一直不配合，还诬陷我有婚外情。为此，我非常气愤，每天都被这些事情搅得很混乱，没办法冷静地处理问题。

**咨询师**：你和先生之间主要的矛盾是什么？

**咨客**：最主要的矛盾就是孩子出生以后，他和我妈有些口角之争，他动手打了我妈。我现在客观来看，我妈当时也是情绪激动，先打了他。他作为一个年轻的男士回手打了我妈两拳，这个疙瘩我一直都解不开。

**咨询师**：你说的这个是结果，他跟你和你的妈妈产生矛盾都是因为什么原因？

**咨客**：都是很小的事情，在我看来都不是问题，他就突然怒了，我真的不知道原因。比如，我们最后一次吵架，就是因为他从超市回来，天气很热，心情不好，我说了一句话，他认为我态度不好，就动手了。

**咨询师**：在你看来都是家庭琐事，但他就会因此动粗，对吗？

**咨客**：对。

**咨询师**：在你生小孩之前，他对你是这样的吗？

**咨客**：没有这么严重，偶尔我们发生口角，吵架时两个人会有肢体冲突。生完小孩，特别是他父母来了之后，情况越来越恐怖。

**咨询师**：在谈恋爱的时候，你发现他有这毛病吗？两个人有些矛盾就容易发怒，甚至动手。

**咨客**：他心情好的时候没事，但凡他有一些不顺，比如挨批评了，或是淋雨了，只要是他吃一点亏，受一点苦，脾气就不好。

**咨询师**：也就是说你认识他的时候，他就是"沾火就着"，只不过严重程度是逐渐增加的，对吗？

**咨客**：嗯，对。

**咨询师**：他们家还有其他人有这个毛病吗？父母或是兄弟姐妹。

**咨客**：他哥哥没有，但是他父亲脾气是极其不好的，我也是后来和他父亲接触的时候逐渐发现的。

**咨询师**：他是什么样的家庭背景？

**咨客**：工人家庭。

**咨询师**：他是什么教育程度？

**咨客**：大学，我们俩是同学。

**咨询师**：你是什么样的家庭背景？

**咨客**：跟他差不多。

**咨询师**：你父母现在还工作吗？

咨客：我爸爸在工作，妈妈在家。

咨询师：他父母现在做什么？

咨客：他爸爸退休了，他妈妈也不上班，现在照顾我的孩子。

咨询师：好的，你今天主要想跟我讨论什么问题？

咨客：他动手打人这件事，我接受不了，所以选择离婚。但是因为这件事引发了一堆事情，包括他诬陷我外面有人，这些事让我很恶心，而且我从他爸妈那里得到的信息是，他们支持他儿子的做法，把侮辱女人最难听的话都用在我身上。这些东西我接受不了，每天都很气愤，想要发泄，我不知道怎么能走出这种状态。（哭泣）

咨询师：好的，我听清楚了。我听你好像掉眼泪了，你需要去拿些面巾纸吗，还是可以接着讲？

咨客：没事，我可以。

咨询师：你在这件事发生之前，不是这么容易发脾气的，对吗？

咨客：我脾气也不是很好，但我只是小女生的小脾气，哄我一句，我就马上开心了。我现在都不认识自己了，也不知道怎么走到今天这一步了。

咨询师：好的，我想再问一下，你在家里是独生女吗？

咨客：不是，我有个哥。

咨询师：你的孩子是男孩，还是女孩？

咨客：男孩。

咨询师：你现在已经起诉离婚，在很多国家，都会倾向于把孩子判给母亲，除非母亲没有工作或有其他特殊情况，你为什么担心法院不会判给你呢？

咨客：因为他请了一个很有名气的律师，一直在利用法律的空子延长判决时间，法律上两岁以内的孩子都会判给母亲，但他们这么拖延下去，很可能就把最佳时间给拖过去了。他现在诬陷我外面有人，说我是过错方，打电话威胁我，说我是要不到孩子的。他父母也跟着添油加醋地说我，我回家看孩子，他们就把孩子藏起来。

咨询师：第一，即使孩子大于两岁，母亲也不可能处于不利的位置，孩子越小，母亲越有利。第二，不管你外面有没有人，这跟养小孩没有关系，最重要的是你能不能尽到一个母亲的责任，如果有虐童的历史，那不一样。你刚才说的那些事情，即使是真的，也跟孩子的抚养权没有关系。看起来，对方有了恐慌心理，才会这么去做，明显是在吓唬你，拖过两岁对他有利，但一定不存在对你没有利的情况。所以，处于类似情况下的人，可以把这些情况和过程都做好记录，以备将来在法庭使用。

**咨客**：嗯，明白。

**咨询师**：另外，我还想问一下，他请了律师，为什么你没有请律师呢？

**咨客**：一开始我找了律师。但有一天他跟我碰面，向我道歉，他说他作为男人没有调节好我和他妈妈之间的关系，承认自己愚孝，这些话我都非常认同。我原先起诉，也是因为涉及房产等问题，我希望法官能给我们一个公正的评判。因为我们原来是同学，一起到这里打拼，感情基础没问题。他那天跟我说了那些话以后，我考虑到感情因素就把律师给撤了。

这个过程中，他从我聊天工具上随便找一些记录，就说我外面有人，后来他就请律师了。前不久，我回老家看了一眼孩子，回来跟他坐一趟火车，在火车上他看了我的手机，认为说我外面有人是误会了，又跟我道歉。他们已经伤害了我，随便说一句"对不起"就完事了。我现在不知道怎么去原谅他，难道他给我的这些恶意伤害，我就只能接受吗？

**咨询师**：现在不是接受不接受的问题，而是你已经起诉对方，要跟对方离婚，但又不愿意用法律武器去解决问题。如果你选择起诉离婚，就需要让专业的人帮你去解决那些法律程序的事情。

律师费用跟保护自己、捍卫自己的权益相比，跟生小孩、养小孩的付出相比，这部分费用是微小的。你已经走向法庭跟对方"兵戎相见"，却又担心请律师会伤害感情，这就是问题，最低要做到先礼后兵，不能是"秀才遇上兵，有理也说不清"的状态。这是我要说的第一点。

**咨客**：嗯。

## ■ 对方或有冲动控制问题

**咨询师**：第二，你刚才说了你们婚姻中的问题，你可能也很感兴趣你先生有什么毛病，明显他是有心理问题的人，特别像冲动控制障碍，而且还存在遗传倾向。根据你提供的信息，对方是在很年轻的时候就已经有这个毛病，只不过你当时没把它当回事，其表现就是沾火就着、易怒，甚至动手打人，而且是自己难以控制的。虽然他发脾气存在明显诱因，但这个诱因与他的反应是不相称的，因为家庭琐事，甚至连岳母都打，这肯定不是正常人的举动。你刚才提到你自己也是脾气不好的人，有时可能也会去惹对方，但这依然不能成为对方打你、打你母亲的理由。

第三，你目前不正确的状态明显继发于整个家庭的冲突，受折磨时间长的人就逐渐变得不正常了。从家庭环境看，你有个哥哥，作为妹妹容易被照顾，抗压的能力就会比较弱，如果在家里是姐姐，可能会更坚强一些，处理事情更成熟一些。你的要求明显也是合理的，受不了虐待，想要离婚，想要保护孩子。一旦你要选择离婚，就要保护好自己，找律师帮助你解决法律上的事，找咨询师帮助你解决心理状态，只有心态调整好了，才能更好地做妈妈。

如果你选择不离婚，也要把精神状态调整好，再去更好地经营家庭。我现在为什么没有急于去调整你的状态呢？因为你的状态大部分是继发的。这件事解决不好，你的情绪也难以好转，因为总有人、总有事在刺激你。

所以，你首先要抓紧时间把这件事处理好，不管是否离婚，能尽快有个答案，然后再来处理你的情绪问题；否则，即使我们今天谈完，你笑逐颜开，对方一个短信刺激你，你的心情又变糟糕了。

**咨客**：嗯。

**咨询师**：现在你需要换个角度想问题，不管对方怎么"找你茬"，你都有权利幸福地生活。如果一味地想：为什么和这个男人结婚了，为什么和他生小孩？越这么想，就会越生气。不管是否离婚，都不是由对方来左右你的生活，而是让你的生活重新回到自己的手里来控制，变成"我要不要离婚，我要不要打官司，我要找什么样的律师"。

现在你深陷其中当然很生气：其一，这件事也不是由你惹起来的；其二，你在这过程中受到很多伤害；其三，对方以你跟什么人聊聊天为由，"吓唬"你，让你感到无法拿到孩子的抚养权，这样不合逻辑的事，你也相信了。有没有男朋友，有几个男朋友跟你能不能做妈妈是两回事，这个道理你能听得懂吗？

**咨客**：我听得懂。我不是因为他的诬陷担心自己拿不到孩子的抚养权，我只是消化不了他的这些话，太恶心了，每当想起这些事，我就特别抓狂。

**咨询师**：别人说了什么并不能使你改变，而是你相信别人说的话，或是你允许对方来让你闹心，你才会真的闹心。

举个例子讲，一个人说你漂亮，并不代表你真的变得漂亮了，一个人说你傻，也并不代表你真的变傻了。当你允许对方说的话、做的事来伤害你的时候，你才会受到这些伤害。话是对方说的，你不相信，怎么会受到影响呢？假设你跟我说，"老师，你长得特别像成龙"，我并不能变成成龙，如果我相信了，也去申请读电影学院，想着未来去拍电影，那才叫傻瓜呢！你现在还是整天在纠结对方说了什么话，实际上并不是对方使你变得恶心了，是你相信了他的话才使自己恶心了，对吗？

**咨客**：是。

**咨询师**：对，你如果按照这个思路去想，就能停止对方对你的进一步伤害。在此基础上，你需要理性地考虑一下，这段婚姻到底能不能挽救，是不是打定主意要离婚，对方和你是否需要去看家庭治疗师，对方是否也愿意接受心理咨询。

如果答案都是否定的，那就需要拿起法律的武器去捍卫自己的权益。你现在才30岁，还有很长的路要走，但都得停止放任对方继续伤害你，再看下一步该怎么走。不管对方说什么，你都要清楚，法官去判决一个人是否适合做父母的根据是什么，那就是有没有虐待儿童，有没有精神心理疾病，有没有经济能力等。根据你今天提供的信息，你显然比对方在这件事上更占优势，对方现在动手打人的行为对养育孩子也不会有好的影响。如果真的要上法庭，你要注意情绪平稳地跟法官去讲述这个故事，带着情绪很可能有理也讲不清了。

**咨客：**您跟我说的这些我能够去理顺，我的思路也更清楚一些，只是我还需要理性地思考。

**咨询师：**对的，当你回去消化之后，思考清楚，还是要走向离婚的话，那就要去请律师，让专业人士帮助你解决这些事情，如果在这个过程中还有情绪上的问题，也欢迎你再回来。

**咨客：**好的，谢谢！

## ■ 先减少压力源，再调整情绪

第一，本案例中的咨客目前正处在非常情绪化的状态，谈话过程中也多次出现哭泣的情况，但她的状态存在明显的诱因，因此她的情况更像是适应障碍。

第二，虽然我们不能通过她给她的先生诊断，但根据她提供的信息，听上去比较像是冲动控制方面的问题，而且还有遗传倾向。

第三，咨客已开始起诉离婚，作为咨询师不能"火上浇油"，推动咨客坚决离婚。相反，当咨客已经决定起诉的时候，咨询师依然跟她讨论：是否需要找家庭治疗师，这段婚姻是否还有挽救的余地。最后咨客表示会再仔细思考这些问题。

第四，在讨论中能够看出咨客面临现在的压力事件，在处理时缺乏理性和策略。当对方已是问题的"始作俑者"，还请了律师，这中间还涉及财产分割和孩子抚养权等重大问题的时候，咨客却主动放弃请律师。作为咨询师，在讨论中帮助她看到问题的严重性，以及该采取什么样的策略。

第五，目前情况下，咨客的大部分问题是继发的，当咨客做出了最终的决定，到底要不要离婚；压力源减少一半的时候，我们再看她的情绪出现怎样的变化，那时候再来讨论处理情绪问题的办法。

第六，我们在咨询中给咨客做了认知调整和动机面询。动机不管是打官司，还是请律师，在经济上肯定要破费了，但从长远角度看，这些损失和生孩子、养孩子的付出相比是微小的，以此调动咨客的动机。

　　第七，我们从社会资源的角度也给咨客解释了，这种情况下，一般法官会怎么判，除非有特殊情况，母亲在孩子的抚养权问题上比父亲有优势。咨客原来在家里是妹妹，从小被呵护惯了，现在自己要挑头打官司，缺少社会支持，咨询师从这个角度也给予了支持。

# STEP 3
# 慢慢放开挫败感

离婚后，理清头绪，调整过去应对问题的方式，就可能慢慢放开挫败感，继续更美好的人生。

## ■ 付出所有，换来"背叛"，挫败感满满

一位女咨客，40 岁出头，大学学历，离异多年，有个正在读初中的儿子归前夫。咨客觉得离婚这件事对自己信心打击很大，也担心对孩子性格产生不好的影响。

**相关咨询实录**

**咨询师**：你好，请讲讲你的困扰吧。

**咨客**：我有两个困扰，不知道该说哪个。

**咨询师**：讲最困扰你的事情。

**咨客**：好的。我和前夫离婚之前，他有很长一段时间没有工作，后来刚出去工作时间不久就有了外遇。从那以后，因为两地分居我们很少见面，当他回家时会以各种理由拒绝性生活，我想尽办法来挽救婚姻，想给孩子一个完整的家，但没能成功，对我的自信心打击很大。他在外面和外遇发生性关系，回家拒绝和我有性生活，对我的伤害也挺大的。

**咨询师**：你问过他为什么吗？

**咨客**：当初我问他的时候，他说很累，而且回家都是睡在沙

发上。

**咨询师**：你刚才说他是在家失业了一段时间，出去工作不久就有外遇了，对吗？

**咨客**：对，没错。

**咨询师**：他在家待业了多长时间？

**咨客**：一年吧，每天在家打游戏。他刚上班的第一个月就有人用他的手机给我发了一条短信，我知道他有外遇了。

**咨询师**：他在家待业的那一年时间，你挖苦、讽刺过他吗？对他来说这一年是很难熬还是很容易过？

**咨客**：那时候孩子还很小，我每天都是早出晚归地工作，他妈妈已经退休了，我想那时候家里人还是会给他一些压力的，但我给他的压力应该不是很大。我每天下班回家他都在打游戏，最多也就是喊他吃饭，然后我要照顾孩子，并且很早休息。我休息的时候他还在打游戏，有时半夜我喂孩子吃东西他仍然在玩游戏。

**咨询师**：你会说一些刺激他的话，给他压力吗？

**咨客**：没有，一直没有。

**咨询师**：我再了解一下，你是大学本科毕业，对吗？

**咨客**：对。

**咨询师**：他是什么学历？

**咨客**：他读的是技校。

**咨询师**：他后来的外遇是什么学历？

**咨客**：好像是乡下的，因为他一直以来换的很多个女朋友都是没有受过高等教育的。

**咨询师**：好的，我明白了。你们离婚有多久了？

**咨客**：有七八年了。

**咨询师**：孩子归谁了？

**咨客**：因为是男孩，我前夫又是家里的独子，他当初说孩子必须要归他，所以就给他了，但孩子在小学阶段是我管得比较多。

**咨询师**：现在孩子和谁生活？

**咨客**：现在和他生活，住在奶奶家。

**咨询师**：你现在的困扰是什么呢？

**咨客**：这件事对我自信心的影响很大，让我不太信任男人。离婚这些年我也一直想重新找个伴侣，但很难遇到合适的。

**咨询师**：让你很有挫折感，对吗？

**咨客**：是很强的挫折感，尤其是这段失败的婚姻。当初就只看了外在条件，其实我父母也说过我们之间的学历相差这么多，生活上肯定会有差异的。但我觉得没问题，只要自己努力，问题总会解决的。现在会有很强的挫折感，觉得自己付出了很多，尤其是在他生意失败回到家时，我不但没说什么，还拼命挣钱养孩子、顾家，最终换来的这些，让我有非常强的挫折感。

**咨询师**：当时你为什么要找这样的一个人呢？

**咨客**：我也觉得很奇怪，当时我们是同事，第一次见他是他和另外一个同事一起吃饭，我当时对另一个同事印象挺不好的，因为那个人是典型的花花公子，我觉得他俩是好朋友，那么他应该也挺花的，所以对他印象也不太好。但后来经过一些事情，接触多了，发现他还挺负责任的，也挺顾家的。他父亲去世得早，他参加工作后把薪水都交给妈妈，帮妈妈供弟弟妹妹上学。当时就觉得他挺有责任心的，应该可以托付终身。后来才发现原来自己的第一感觉是正确的，那种感觉很不好。

**咨询师**：他是当地人，是吗？

**咨客**：是的。

**咨询师**：你离婚后，住的是你们原来的房子还是你自己的房子？

**咨客**：是我自己后来买的房子。我们结婚时的房子写的是他妈妈的名字，离婚时我们没有任何财产可以分割，因为之前他生意失败涉及债务问题，后来买的车子也没写我们的名字，所以我们名下没有什么可以分配的资产，可以说我是净身出户。

**咨询师**：净身出户还没要孩子，对吗？

**咨客**：对的。

**咨询师**：是你提出的离婚吗？

**咨客**：当我发现他有出轨行为之后，他努力争取过一段时间，突然有一天他打电话说，不然就分开吧。我当时很愕然，特别受不了，但我个性很要强，当时就答应了，还说我要孩子，他把教育费用的问题解决好就可以了。他也同意，说给他一点时间来安排这些事情。后来时间已经超过我们约定的半个月，他也没联系我，但这半个月让我想清楚了，既然对方想分开就分开吧，所以我给他打电话，回来办了手续。

**咨询师**：我听懂了。你今天还有什么问题需要我回答吗？

**咨客**：从当初还没有办手续到办完手续，我觉得挫败感非常强，我觉得对我的影响表现在很多方面，付出那么多，没得到什么回报。

**咨询师**：你现在和孩子的关系怎么样？

**咨客**：挺好的。

**咨询师**：你们多久见一次？

**咨客**：他现在住校，几乎每个周末都见面，除非我出差。

**咨询师**：见面的意思是你看他一眼就走，还是去你那儿住两天，周一你再送回去？

**咨客**：偶尔会来我这住，多数时候是来我这儿半天到一天。

**咨询师**：也就是说大部分时间，他都是住校或回奶奶那里，对吗？

**咨客**：对的。

**咨询师**：你还有什么问题要问吗？

**咨客**：其实我现在最担心的是孩子的事情，我们分开对孩子的影响挺大的。当时办完手续，我们说好先不告诉孩子。就在那个假期，孩子去找他爸爸时，发现我前夫和当时的女朋友同居，他很快就回来了。

回来后，他用奶奶的手机给我打电话，说要到我这里来，我就去接他了，并且还问他是否告诉奶奶了，他说已经和奶奶讲好了，我也就信了。平时我去接他都是在楼下，那天他跑到小区门口等我，我以为是孩子想我了，也没多想，就把他接走了。结果那天晚上他奶奶打电话问孩子是否在我这儿，我说在，老人家就狠狠地骂了我一顿，怪我接孩子也不和她们说一声，以为孩子丢了，担心死了。

针对这件事，我问孩子为什么不告诉奶奶，可能我的语气有点重，孩子哭得很伤心、很委屈，和我说有些事情不能和我讲，也不想和我讲，我一下就想到他和爸爸在一起时可能见到什么了，就问他是不是在爸爸那里见到有人在照顾爸爸？结果他很大声地就哭出来了。我也顺势和他说了实情，"爸爸妈妈现在分开了，但我们都很爱你，爸爸是男人，照顾自己的能力不如女人强，需要别的阿姨照顾他，如果爸爸身边有别的阿姨照顾也很正常。"他见到了爸爸和别的女人在一起，不能告诉我，也不能说爸爸什么，所以忍得很辛苦，心里很难受。从那件事以后，直到现在他都不太听爸爸的话，而且他挺看不上爸爸的一些行为，比如抽烟、喝酒，而且还常常喝醉。

**咨询师**：孩子是自己选择住校，还是家长把他送去住校的？

**咨客**：小学低年级时是走读，高年级时是我们安排他去住校的，初中是因为学校要求都住校。刚开始他不愿意去住校，奶奶和他说，爸爸妈妈都不管他了，所以才送他去住校的。我花了很长时间、想了很多办法才说服他去的。

## ■ 放开挫败感，拨乱反正

**咨询师**：好的，你现在再说一下你今天主要想问我的问题。

**咨客**：第一是前段婚姻给我的挫败感，第二是我担心离婚给我儿子的个性带来什么影响。表面上看他是很听话、很讲道理的孩子，但他也极度喜欢打游戏，性格比较逆反，不听他爸爸和奶奶的话，几乎是完全不听、不理不睬的状态。和我相处的时候，我觉得他挺讲道理的，挺好相处的，但在他爸爸眼中，这是个不听话又贪玩的孩子，对他鼓励的话少，批评的话多。现在他又快要升学了，我担心对他的性格有不好的影响。

**咨询师**：看来你这两个困扰是有关联的。不幸的是你经历了这些挫折和磨炼。但清楚地知道了当年失败的原因是什么，下次你就不会再重复同样的错误了，否则你下次还可能重复之前的错误，因为人本能地愿意做同样的事情，就像爱穿一类的衣服，喜欢同样的鞋子一样，这是人的一种惯性思维。

对于一段婚姻来讲，有三件非常重要的事情可以决定这段婚姻能否长久持续下去，那就是性格、价值观和经济条件。现在可以很明显地看出你当年的选择有些欠妥，三点中至少有两点是严重不符。

第一，你俩的成长环境不同，接受的教育程度不同，那你们的价值观也肯定不同。一个喜欢上网玩游戏、喝大酒、骂人，另一个接受了高等教育，有稳定工作，这些习惯和差异，让你们在待人接物等方面都不一样。

第二，经济条件也明显不一样，你有稳定工作和收入，而做生意肯定有赔有赚，他的经济条件总是处在不稳定的状态下。挣钱的时候就会很快乐，失败的时候就有很强的挫折感，在家里压力肯定很大，而且妻子又很强，接受过高等教育，还为家庭生儿育女。尽管你没有直接说什么，但他发现你的事都做得很好，而自己却没有做好，不论是眼神、言语还是什么不经意的行为，都会让他感到压力、怀疑你会嫌弃他。所以我刚才问他后来找的都是些什么样的人，如果都是硕士、博士就不太对，你给的答案是他找的都是乡下的、没有工作的，和他类似的人，那就合理了，和她们在一起能找到感觉，能得到心理上的满足。

所以，你们的婚姻从一开始就奠定了非常高风险的基础，这的确是非常不幸的事。

**咨客**：我明白。

**咨询师**：另外你没做好的部分是在婚姻结束的时候，这段婚姻让你投入很多，遭到对方的背叛，还生了孩子，不管是主动还被动，你选择全部都放弃了，相当于净身出户。很多人不会选择这样做，一个女人付出了青春，付出了爱情，还有精力和时间，最终什么都没剩下。听上去你很宽容，因为前夫是独子，把孩子留给对方。

一般情况下，女人都会选择要孩子，你同样选择放弃了，至少在法律上是放弃了。这种情况下，你一定会有很强的挫败感。这段婚姻在刚开始选择时就有问题，我和你讲这些的目的不是要让你后悔，而是帮你总结经验。如果两个人的价值观、经济条件和性格不一样的话，这段婚姻注定要失败。以前年轻不清楚这些问题，现在你逐渐走向成熟了，未来就知道该怎么选了。

**咨客**：其实我在和他离婚之前就发现了我们之间的差异很大，离婚后这几年我也一直想找个人生观、价值观以及成长环境和我类似的人，这点我想得很清楚。但让我特别郁闷的是，我遇不到想找的人，即使遇到了，他们也只是想和我做朋友，不能变成生活中的伴侣。

**咨询师：**这个问题我们一会儿可以详细讨论，现在是把失败的原因讨论清楚，下次不按之前的要求找就可以了，这是我们要讨论的第一个问题。

第二是关于孩子的问题，刚才我想了解孩子是自己选择去寄宿学校还是家长让他去的，很明显他不喜欢父亲的喝酒、抽烟、骂人等不好的习惯，妈妈又不易见到，毕竟更多的时间是和爸爸、奶奶一起生活，在这种情况下，孩子的确读寄宿学校比较好。

在我看来，过去你们有两件事做得不是很好。第一是你们离婚不能瞒着孩子，最后就很可能出现他经历的事情。孩子心里没有任何准备，突然间像发现新大陆一样，对他产生很大的冲击，如果你告诉他了，就不会有后面的问题了。和你们类似情况的家长可能会这样和孩子讲："爸爸妈妈分开了，因为我们都很年轻，可能还会再组建家庭，那你就有可能从只有一个爸爸妈妈，变成有两个爸爸妈妈，大家都会非常爱你。"这样当他发现家里多了一个陌生女人，就不会有那么大的冲击。

所以离婚并不是影响孩子健康与否的决定因素，重要的是离婚后该如何监管孩子。在我看来，你们家的大人都没有对孩子尽监管职责，你是在法律上把孩子交给爸爸监管，但爸爸拿到了监护权也没有尽职尽责地监管孩子，孩子不听他的话，他也没有做好示范，你们的孩子相当于又没爸又没妈，更别提两个爸两个妈了。你想这样的变化能不给孩子带来冲击吗？

所以在孩子上大学之前，你们要重新协商如何解决这个问题。法律上把他判给爸爸了，但他不听爸爸的话，不喜欢爸爸的很多行为，那就相当于没有爸爸管。妈妈这边像个客人一样，接触时间非常少，每次见面都是想吃什么就带去吃什么，想玩什么就领着玩什么，这样不能言传身教地带着他形成正确的价值观，没能在孩子有困难的时候帮助他，也没有了解孩子在学校这一周都发生了什么高兴的、不高兴的事情，同样没起到真正监护人的作用。

这个孩子名义上有爸爸、妈妈和奶奶，实际上没人给他持续的监管和照顾。孩子在初中以前是价值观形成的、非常重要的阶段，必须有一个人能给他持续的影响和引导，这样才能避免他以后发展成行为上有问题的孩子。

不论法律上他判给谁了，都需要尽快解决孩子的问题，身边得有人多关注孩子的心理和情绪变化，目的是为了让他爱身边所有人，不能让他感受被抛弃了，没人管了。你们的婚姻已经是过去式了，孩子的问题是进行时，所以非常紧迫，孩子的行为形成快，改变也很快，这是我要说的第二件事。

**咨客**：嗯，我明白。孩子现在情况还不是很严重，如果我们再不尽快改变的话，未来就有可能变得严重。他刚刚上初中时，的确不太愿意和我讲学校的事情。现在好多了，每次见面也愿意和我讲学校里的事情，学习上遇到什么问题也会和我沟通。

**咨询师**：对的，这很好。不论法律上孩子判给谁了，孩子都得有个主要的、持续的监护者和教育者，这样才能持续影响他，随时发现他的问题，随时就改过来了，长时间形成的问题就不容易改了。最糟糕的情况是，法律上判给爸爸了，但孩子不听爸爸的，愿意听妈妈的，但不能和妈妈常在一起，那不就等于没人管了吗？

**咨客**：对。

**咨询师**：你主动多去照顾孩子，才能用你良好的行为影响他，因为你和孩子的父亲行为是不一样的，你好的行为对他影响越多，另一方的影响就越少。正性影响越多，负性的就越少，但不能完全阻断了，毕竟那是孩子的父亲。作为父母，如果意识不到问题的严重性，孩子真的有行为问题时就不好纠正了。

**咨客**：对的，我明白。

**咨询师**：最后，我们说一下你找什么样的人，怎么找的问题。你现在已经过了40岁，结过婚，还有个孩子，面对新的婚恋，这些明显是负性因素。但你的正性因素，也就是优势，是有份稳定的工作，经济状况也不错，受过高等教育，经过这样的挫折之后也让你变得成熟。现在你一定不会像当初凭感觉和第一印象那样，相信的是感觉而不是证据，谁的话都听不进去。现在你有了经验和智慧，更加善解人意了。

不知道你们那里有没有婚恋专业公司，他们有很多和你有类似经历、目前仍然是单身的人，你们有类似的经历，就更容易说到一起去。有时身边的同事或朋友的确只想往朋友的方向发展，如果你表现积极一点有可能把对方"吓跑"了。假如你和这类人一开始就处成男女朋友，你一开始就表现得会照顾人、善解人意，并且很成熟、智慧，对方就会觉得你非常有价值，很多离婚的男人照顾自己的能力很差。有时候一些单位或机构甚至会组织单亲家庭的聚会或郊游，让大人在一起多交流、多了解，孩子们之间也成为小伙伴。不知道你们这边是否有类似于这样的活动？

咨客：有这样的聚会，但参加聚会的大多数是年轻人，二三十岁的，像我们这种离异的非常少。

咨询师：单位有没有组织这样的活动？

咨客：没有。

咨询师：年轻人谈恋爱往往会很快谈到组织家庭，中年以上离异的人往往最怕的就是组织家庭，因为受过家庭的伤害，所以多数是通过另外的渠道来增进了解，比如通过郊游等活动，了解多了之后慢慢走到一起。

咨客：这样的活动很少，其实我也觉得离异的、单身的女性是个很好的市场，这些女人成熟、懂事、善解人意，还有相当的经济能力，她们非常有诚意组建家庭。我已经在一家婚恋网站上注册了。

咨询师：婚恋网站如果在你所在的城市组织活动，你可以多去参加，增加和其他人接触的机会。

咨客：好的。

## ■ 选择一个人，不能只奔着条件去

一个家庭难以融洽，有很多原因，最常见的有三个，即性格、价值观和经济条件。这个枕边人非常重要，选择时一定不能只奔着这些条件去，那些外在条件随时可以发生变化。很多人都会像这位咨客这样去选择伴侣，因为易得性，这段婚姻是在开始就埋下了失败的伏笔，没想到最后付出了更多的代价。

对于这样一个结过婚、生过孩子，年龄又比较大的女人，未来再结婚、再生孩子肯定会非常难，所以要尽量保护好自己的孩子，结果她又因为丈夫是独子，把孩子交给了对方，这等于在法律上剥夺了孩子在自己身边成长的机会。

　　关于孩子，咨询师主要和她讲的是避免孩子未来出现行为上的问题，这些事她都有巨大的改进空间，可她却说自己的孩子情况还没有那么坏。咨询师的意思是，在孩子变坏以前，家长得想到这些问题，需要及时干预，不让孩子出现这些问题。父母应该是孩子的榜样，也是孩子的"咨询师"。"榜样"是指孩子崇拜父母，听父母的话，在父母身上寻找智慧；"咨询师"是指孩子有问题时随时找父母谈，不能把问题集中起来谈。一周或一个月看孩子一次，见到的时候，可能已经把之前发生的问题忘记了，最后发现孩子有问题时，都已经是生米煮成熟饭，冰冻三尺非一日之寒，所以要近距离、实时地去影响他。作为家长首先得明白问题的严重性，尤其是那些单亲家庭的父母。

　　最后，我们讨论了关于择偶的问题，针对咨客的情况肯定是非常难的。现在有的城市某个年龄段已经是近30％的离婚率，像她这种情况非常多，有这样一个女人，对应的就有个离异单身的男人，不能只关注二三十岁的人，"中年危机"的问题需要关注，老年"夕阳红"也得关注，所以这些事得分层次去做。

# STEP 4
# 半路夫妻，接纳过去的故事

离婚后再婚，就需要处理前一段婚姻遗留下的问题，也要接纳对方有关过去的正常情感。

## ■ 再婚新生活又遇波澜

刘女士今年三十多岁，在北京做玩具生意，由于她性格开朗，为人真诚，生意一直做得不错，但在感情上，却不是很顺利。几年前，因为丈夫出轨，刘女士遭受了巨大打击，一气之下和丈夫离了婚，从此步入了单身女人的生活。

王先生今年也三十多岁，北京人，与前妻恋爱两年多时，前妻身患重病。王先生一直守在床前照顾，并不顾家人的反对，毅然决然和恋人领了结婚证。婚后不到半年，前妻病重去世，使王先生遭受了爱人离世的巨大打击。

刘女士和王先生的单身生活都维持了两年，后经人介绍，两人相识。虽然经历不同，但都遭受过痛苦的打击，所以很快打开了彼此的心门。相处一个多月后领证结婚，开始了一段崭新的生活。

但新婚不久，两人生活就出现问题。因为王先生无法忘记前妻，两人共同生活的房子里到处都是他前妻的物品，这让刘女士无法忍受，三番两次暗示王先生清理，并要求与他前妻的家人断绝联系，但王先生始终没有行动。王先生认为，刘女士应该给他一段时间让他处理这段遗憾的婚姻，但刘女士不能理解他的心情。为此，两人开始了频繁的争吵。

这样吵吵闹闹地过了两年，他们的女儿出生，王先生本想着有了孩子，刘女士能把注意力都转移到孩子的身上，两人感情也能有所好转，这样他也能重新感觉到家庭的温暖。可事情却远远不是王先生所想象的那样，有了孩子的刘女士脾气越来越坏，甚至无理取闹。于是，两人感情又出现了新的问题。

一天，心烦意乱的王先生和朋友出去喝酒，遇见一个女孩，两人一见如故，刚开始只是以朋友身份相待。妻子的咄咄逼人一直让他头痛不已，反而是这个女孩，在他最心烦的时候经常为他排忧解闷，两人感情逐渐升温。就这样，王先生又有了一段新的感情。

可好景不长，刘女士很快发现了丈夫的异常，并开始暗自调查，终于有一天，她在丈夫的手机中发现了秘密，就用丈夫的手机以丈夫的身份和女孩发短信，确认了二人关系后，要求丈夫与女孩断绝关系。王先生见事情败露，只得同意，但见到女孩时又改变了主意。于是和女孩通过另外一部手机单线联系。

没想到事隔两周，再次被刘女士发现，刘女士忍无可忍，提出离婚，王先生在气头上答应了离婚。可当刘女士真的拟定了离婚协议后，王先生却后悔了。如今，两人每天仍然生活在争吵中，刘女士决定放弃婚姻，王先生却决心放弃那个女孩，回归正常的家庭关系。

## ■ 有情有义，但要"系统脱敏"

咨询师在评估咨客夫妻的情况后，认为需要给这位丈夫进行"系统脱敏"。

首先，解读王先生。前妻生病时不离不弃，并不顾家人反对与即将去世的人步入婚姻殿堂；前妻病逝后，一直念念不忘，坚持照顾前妻家里的人；有了年轻的情人后，心里还有家庭，不愿放弃家庭。这些都可以说明王先生是个有情有义的男人。

其次，解读夫妻间矛盾的根源。家里到处摆放前妻的物品，说明王先生还没有走出丧偶的悲痛，只是在空间上与前妻分开了，在生活上、思想上并没有分开，这个时候急于与刘女士步入婚姻，导致刘女士的诸多不满，从而开始产生不断的争吵；刘女士频繁的争吵、指责、不理解，导致王先生感觉家里没有温暖，心里痛苦无处宣泄，恰好这时外面有人能够嘘寒问暖、排忧解闷，使他有了新的感情。

咨询师的解决方案如下：

第一，有关"旧爱"。王先生的前妻已经去世，但我们通常建议，避免与没有彻底割舍旧情的人结婚。这种情况下如果仍然愿意与其谈恋爱，可以让他通过专业人士进行咨询，或者刘女士再给他一些时间，让他先完成这段割舍之后，再考虑步入新的婚姻殿堂。如果他在心理上不能割舍，下命令强行割舍是无效的。

帮助王先生割舍"旧爱"，可以用系统脱敏的办法。妻子可以对丈夫讲："现在咱们家里到处都有这些物品，我觉得不太合适。我能理解你会想念她，我也觉得她是个好姑娘，如果有她在，我相信你也不会选择我。既然这么留恋她，我们可以为她设置一个纪念室，比如先把这些物品都放在一个房间里，或者放在家里的地下室，以后我们再把这些物品放到她家的某个房间里或仓库里，我和你一起定期去纪念她。我不反对你纪念她，也不反对你还需要一段时间来处理这段感情，纪念她说明你是有情有义的男人，说明我没有嫁错人，但这并不代表我能接受你每天当着我的面纪念她，所以在你还不能把这些物品处理掉的前提下，咱们先用这样的办法，渐渐地能够将这些物品放在一个储藏室或者处理掉，我当然希望这个时间越快越好，但是我一定会给你充足的时间。"

也可以借助专业咨询师的帮助。咨询师可帮助丈夫迅速愈合创伤和思念，完成从思念到纪念的转换。作为有情有义的人，定期纪念是没有问题的，偶尔思念也可以，但要把握度。

第二，有关"新欢"。可以先看到正向资源，两人的家庭已经有了孩子，而现在与其他人的交往还没达到不可挽回的程度，他也愿意回头，如果刘女士愿意原谅他，愿意和他继续生活，这个家庭也有努力挽回的可能和必要。

鉴于"新欢"为王先生提供的是善解人意，刘女士也可尝试改变策略。由于丈夫的行为产生怨言是可以理解的，但要通过改善行动，比如温柔体贴、找专业人士帮忙，来化解这些怨言，而不是因此变成每天只知道争吵、指责的怨妇，否则丈夫就会真的对她越来越没有感情，不出现这个女孩，也会出现下一个女孩。

## ■ 不做他人的"婚姻培训中心"

基于这个案例，咨询师提醒人们，不要成为他人的"婚姻培训中心"，不要专门由自己承受痛苦，而为他人输送更合格的伴侣。有以下几点需要注意。

首先，遭遇不幸后六个月，若不能自己摆脱阴影，需找专业人士帮忙。关于中年丧偶、老年丧子等这些不幸，有时在人生中是不可控的，一旦发生了不幸，适当的痛苦、思念是可以理解的，但如果要带着阴影走向未来，已经不是普通的悲痛反应，而是明显的病理状态。虽然感情伤痛的愈合因人而异，一般情况下，如果自己六个月后没能随着时间推移而走出阴影，建议找专业人士帮忙；假如一年后还不能从痛苦中走出来，已经属于严重的病理状态，更加需要咨询师、医生等专业人士的帮助。

其次，前一段感情没有处理好之前，尽量避免进入下一段感情。这不仅是对自己的不公平，也是对另一半的不公平。所以不论是从健康的角度还是从下一段感情的角度，都要先疗好心里的伤，再开始新的生活。有时人生发生不幸是我们不可控的，但如何处理不幸带给我们的反应是可控的，必要时，可通过专业人士学会如何将负性影响变成正性影响。

再次，即便做合理的事情，也要把握好尺度。案例中的丈夫思念前妻的方式明显过度，妻子要求将前妻的物品慢慢收起，并给丈夫一些时间是合理的，但要求丈夫从此与前妻的家里断绝关系是不合理的，因为他可能是对前妻的纪念、内疚，有可能那个家庭对他很好，他通过帮助这个家庭来缓解自己心里的痛。丈夫给予前妻家庭适当的帮助是合理的，但如果帮助那边远远多于帮助现在妻子的家里，就变得不合理了。

最后，如果想要事情朝着好的方向发展，不能奔着坏的方向努力。遇到问题时我们首先要明确目标，是想让它朝着好的还是坏的方向发展。比如当婚姻出现问题时，如果想要保护婚姻和家庭，采用的却是不断的争吵、指责、抱怨、暗查等让婚姻破裂、解体的办法，最终一定适得其反，使自己变成对方讨厌的怨妇，即便对方解决了自己的问题，也不会再回到这个家庭，而是重新开始新的幸福生活。只有智慧地化解矛盾、合理地解决问题，才能保护自己的利益，不做他人的婚姻培训中心。

# STEP 5
# 半路夫妻，处理现实问题更重要

离婚后的再婚夫妻，曾经历风雨，或许还有前段婚姻中生下的儿女。利益、情感等复杂关系就更需要动脑筋去处理。

## ■ 在新婚的家里被排斥为"外人"

一位女咨客，四十岁左右，大学毕业。带着儿子与认识多年的老朋友重组家庭，现在的老公也有一个成家的儿子。搬到一起生活后，产生各种错综复杂的问题，让咨客备受困扰。

**相关咨询实录**

**咨询师**：你好！请讲讲你的困扰吧。

**咨客**：我这个人脾气急，比较火爆。首先我和我的孩子有比较大的矛盾，因为从他很小我就单身一个人带他，这样的家庭环境可能对他也有影响，现在他学习不能长时间集中注意力，这让我很着急，也很生气。还有我的家庭问题，我是后来嫁给现在的老公的，他也有个孩子，这个压力也非常大。还有一点就是我的工作非常忙。搞得我现在既想辞掉工作，好好教育孩子，又想怎么能把家里的一些事情摆平，所以我现在郁闷得不得了。

**咨询师**：你刚才提到，孩子你从很小就一个人带，现在孩子多大了？

**咨客**：上初中。

**咨询师**：这个孩子是与现在的爱人生的还是与前夫？

**咨客**：是和前夫的。

**咨询师**：除了这个孩子，家里还有一个孩子对吗？

**咨客**：对的，是现在老公的孩子，已经结婚了，现在和我们合住在一起。

**咨询师**：看来是各自带一个孩子重组的家庭。刚才你提到第一，是孩子学习注意力不能集中的问题，第二是重组家庭面临的一些内部矛盾，第三是你的工作问题，你甚至要考虑辞职回家做全职太太。那这些困扰你今天想解决哪一个？

**咨客**：我觉得家庭和孩子是主要的。但是我的压力是三方面的，我感觉自己快要崩溃了。

**咨询师**：看起来你主要的压力源来自于家庭，如果家庭问题解决好了，你的工作也会好一些，是这样吗？

**咨客**：对对，是这样的。

**咨询师**：那你讲讲家庭的压力主要是哪方面最重呢？

**咨客**：家庭这方面，老公对我和孩子都挺好的，如果我们三个人在一起的话，氛围挺好的。我们以前是老朋友，认识很多年了，后来他前妻去世了，我们等到他的儿子结婚后我们才结婚。他有一套比较大的房子，给他儿子结婚用了。原计划我俩再一起合买一套房子，我甚至已经卖掉自己的一套房子准备和他买房，后来房价上涨，没有买成，我们只好在外租房。但是在外租房的花销过大，我建议搬回他的大房子，和他儿子一起住。他担心我们和他儿子有矛盾，但我觉得大家都上过大学，都有相应的涵养，不至于矛盾重重。

搬回去后，整个家里我的工作最忙，但我每天要洗衣服、做饭，就为了能营造一个好的家庭环境。但他儿子、儿媳都不愿意，经常对着我儿子说一些类似于"没有他爸，我们娘俩连顿热乎饭都吃不上"的话。我要求搬回来，是想给我儿子一个完整的家，但他们这样做，我觉得反而对我儿子不利，尽管孩子很想回家，但我也很无奈地让孩子去住校了，而且孩子现在还有多动的情况，我又不想让他吃药，所以我非常担心。他们还时不时就找茬，故意做出一些事情，让我感觉这个家和我没关系。

**咨询师**：让你感觉你是个外人在他们家里生活。

**咨客**：对，你能明显感觉得到，他们就是故意的。我没有和他们发生正面冲突，但我心里很不舒服。我就想让我老公去和他儿子谈谈，但他和我说他儿子就那样，谈也没用，他不会听。

我感觉我老公在我面前是向着我说话，在他儿子面前又向着他儿子，因为以前就发生过他在他儿子面前不把我当回事的情况，所以很多时候，我觉得是他感觉他儿子无法交流。

春节前，关于房子的问题，我老公也去找过律师，律师给他出主意，说现在的财产都是他的婚前财产，他可以自由支配。想留给儿子的财产，可以现在就分出来，但是他得有主动权。他也决定把现在的大房子卖掉，一家一半，各买各的。当时他儿子很不高兴，和我说些"这下你满意了，我爸要给你买房子了"等让我很不舒服的话。但是，节后我老公就又改主意了，前些天和我商量，说要把他名下的房子都过户给他儿子，他儿子给他出一部分现金买房子。这件事情已经商量很多次了，总是商量不到一起去，弄得我很烦。他的本意是想和我买房，原来我也有这个打算，我把我的一套房子都卖了，就是想和他买房子，但后来我发现他们总是算计，所以我就放弃和他合买房子的打算了。我和他说要买就各买各的，免得将来因为这事算来算去的。这种情况下就只能买小房子了，他买了房子我也不想去住。就这些事情，让我非常纠结，我想就算我一个人带孩子，虽说辛苦点，但不至于这么累，现在的状态让我也总和孩子发脾气，弄得我不是骂这个就是骂那个。

**咨询师**：那你情绪很不好的时候会到什么程度？能一天发好几次脾气吗？是没有事的时候也发脾气，还是有人惹你，一点火就着？

**咨客**：点火就着。

**咨询师**：一周七天里，你有几天处于不高兴或点火就着的状态？

**咨客**：两周一次。

**咨询师**：有没有影响到你的睡眠？

**咨客**：有，睡觉的时候我都能喊出来。

**咨询师**：一周有几天是睡不好的状态？

**咨客**：我现在睡觉睡不好。

**咨询师**：大概一晚上能睡几个小时？

**咨客**：大概四五个小时。有时候因为生气也就睡一个小时。

**咨询师**：那一周有几天是只能睡一个小时的状态？

**咨客**：这个倒还好，就是生气的时候才会这样，反正两周或者一个月，我总会有这么一两天是这样的。有时候也想这种情况是不是和我现在的年龄也有关系，我发起火的时候会和孩子打架、对骂，因为我没法和别人发脾气。

**咨询师**：相当于拿孩子出气了。

**咨客**：对。

**咨询师**：那这些状况有没有影响到你的食欲？

**咨客**：没有。但我有胃溃疡，这段时间又犯病了，这个病已经犯了好几次了。

**咨询师**：体重有变化吗？

**咨客**：没有。

**咨询师**：你现在的状况在你出差或者工作的时候，体力上还支撑得住吗？还是说走路和开车都比较吃力？

**咨客**：没有。就是生气的时候，做事会比较混乱。平时我比较喜欢我的工作，也会稍有影响，但工作特别忙、事情特别多的时候，也会让我有压力，再加上孩子的教育问题，这些综合的因素让我压力很大。

**咨询师**：你和你先生的年龄相差多少？

**咨客**：差不多 10 岁。

**咨询师**：你刚才提到自己的情绪问题可能跟你的年龄有关系，那你的月经是比较规律的，还是已经开始不规律了？

**咨客**：这个都很规律。

**咨询师**：那很好。现在我们来讨论一些建议，看看如何能帮你减压。我们常说重组家庭是两个家庭的社会关系的整合，不仅仅是你和先生两个人的世界。重组家庭比年轻人结婚复杂，是因为涉及婚前财产和各自孩子的问题，这是人际关系里最复杂的两套系统。

表面看上去不是很好的事情，其实也有好的一面。第一，我们把你这种困扰叫作美丽的困扰，因为与"巧妇难为无米之炊"的艰难状态相比，你是有房子、有财产、有工作带来的一些困扰，起码你有这些资源。

第二，我觉得你看待这些问题时都比较客观，并没有因为情绪不好，就把所有问题都归罪于某一个人的身上。面临这么多复杂的问题，你都能很清楚很有效地表达出来，看起来你是个善于与人打交道的人。

**咨客**：谢谢！

**咨询师**：那我们先解决生物的问题吧，然后再谈如何解决压力源的问题。第一，看来你现在是处在焦虑状态，因为人在焦虑的状态会睡不好觉，容易发怒，控制不好情绪。一般焦虑的人容易引起两个症状，一是失眠，你明显睡眠不好，但还没有影响你的工作和体重，属于轻度到中度的程度，这点很好。二是容易激惹，很容易发脾气，甚至有人控制不住自己的情绪和老板发火，失去工作。三是胃溃疡，焦虑对人的胃肠道的影响比较明显。胃溃疡的时间越长越不好治，为避免发展成胃穿孔，需要尽快治疗，这需要和你的内科医生讨论了，一般是通过胃镜来观察溃疡的程度来调整药物。很多人只有胃溃疡，就容易治好，而像你这种情况是需要焦虑和胃溃疡一起治疗了，否则就会不断复发。

所以，我要提醒你的是，下次和你的主治医生说明你的情况，你不一定达到了焦虑症的程度，但一定是焦虑状态。你也提醒医生，胃溃疡总是复发是不是和你的焦虑有关系。抗焦虑和抗胃溃疡的药一起吃，你的胃病才能好起来。

**咨客**：的确是这样，我的胃病已经犯了好几次了。

**咨询师**：对的。还有个比较麻烦的事情，如果你总是反复犯病，会导致它变成慢性的。就像你总在你的手上割口，慢慢就会留下疤，是一个道理。最主要的是会导致穿孔，那就危险了。所以你要告诉医生可能导致不断复发的原因，在我看来是你的精神活动导致的。所以要两个病一起治，避免不断复发。身体对你来说才是最最重要的。这是属于生理疾病方面的问题，因为我是医生，遇到身体上有病的人我就会提醒几句。

**咨客**：谢谢您！

**咨询师**：因为你今天来不是为了和我讨论胃溃疡的问题，主要是讨论你焦虑的根源在哪儿。我觉得有这么几件事是需要你和先生一起讨论的，如果先生对你的分析，或者对我们今天讨论的建议有不同看法，以后可以过来我们一起谈。

第一，因为你先生和他的儿子在经济和情感上有着千丝万缕的联系，除了血缘关系，还有一点是因为他的妈妈去世了，你先生对他就会有种愧疚感，能纵容就纵容，这种父亲又当爹又当妈的父子关系是比较特殊的，即便他儿子做了过分的事情，他也尽量容忍。所以我觉得你先生的状态是一个好男人的表现，对自己的孩子负责总不是坏事，但我并非说他是个好丈夫。

第二，成人一般不适合总在家里住，因为成人都有自己的打算和主意。如果你先生的儿子两岁时就和你生活在一起，他会把你当作母亲，关系比较明确，你和他也会很容易相处。但你和他在年龄上只差十几岁，尽管在法律上你已经是他的继母，明显在他心里并没有把你当作母亲来看待。而且他总感觉你来到他的家里是要占他的便宜，来占领属于他母亲的东西，他对你就会是戒备和敌对的状态，那你的生活当然会很难。这就是你和这个已经成人的儿子在一起住的问题。你是个善良的、并做过母亲的女人，对孩子你会比较宽容，所以你打算和他们好好相处，但在有经济利益冲突的情况下，一半以上的人，尤其是年纪比你小的人，都不会像你这么想，而是会往坏处想，那你想和他们和平相处太难了。

第三，在重组家庭之前，一定要把前段婚姻的经济关系彻底分清。既然你们现在已经是这样的情况了，我觉得律师给你先生的建议是正确的，而且这件事越快解决越好：一是避免你们之间的感情问题像你的胃一样，变成慢性病，最后就算房子、财产都不是问题了，而感情回不去了，这一定不是你们要看到的结果；二是要考虑到还有一个未成年的孩子，这样下去，孩子眼里看不到婚姻和家庭任何美好的地方，以后他不再相信婚姻了，这种创伤是难以弥补的。

**咨客**：对，的确是这样。

**咨询师**：所以，要和先生商量如何更好地解决问题，如果还要一起好好过的话，第一要解决的问题就是要迅速理清财产方面的纠葛，这就要你们夫妻之间本着公平、公正的原则一起商量讨论，不要在生气和冲动的情况下解决。

第二，成人之间相互探亲可以，但要避免生活在一起，更何况你们除了儿子还有个儿媳也住在一起，这个儿媳可能也被儿子洗过脑了，对你也是同样的戒备和敌对。

虽然法律上你和你先生是一个家庭，但实际上你是一个硬加到他们中间的外人。他们对你不好，你就冲孩子发火，这样的环境慢慢就会对孩子造成非常不好的影响。所以要尽量少和他们一起住。

我觉得你的物质条件比较好，又处在心智最成熟的年龄段，所以只要解决这个问题，你关于职场的压力会有所缓解。平时家庭问题让你很疲惫，就会觉得工作上的事情压力非常大，而结婚之前同样的压力你可能不觉得是问题。关于胃溃疡，它的复发明显和压力有关；关于孩子，也跟你没时间和耐心陪他进行专业治疗，还总和他发脾气，家庭环境也对他有不利影响有关系；最后，你们夫妻的感情也受到了影响。这所有问题搅在一起，都是因为你的家庭关系没有理顺，变成了你的压力源。但总的来说，我觉得这个家庭还是有挽回的必要。

## ■ 关于经济，夫妻先达成共识

咨客发现自己想法太简单，完全没预料到再婚家庭的各种复杂因素。

**咨客：**我就觉得我这个人脑子想问题太简单。我刚开始和他在一起的时候，他儿子结婚，我当时就拿出钱来要和他一起给他儿子买房子。我和朋友聊天的时候，我朋友说"那是人家的孩子，你给买什么房子啊"，这时我才发觉我是不用出这个钱的，后来我又和他说了我的想法。

我对他是真心实意的，没什么其他想法，但现在我就觉得他对我不是这样的，他在我面前有很多谎话，欺骗我，我就想要么和他分开。我这个人就是你对我好，我对你加倍的好，他对我的孩子好，我也教育孩子对他要好，现在孩子甚至和他站在同一条战线上孤立我。我和他说过，他的财产将来都给他的儿子都没问题，我就想让他现在有点主动权，可我觉得他现在就是只听他儿子的。

**咨询师**：这些都是结果了，导致这个结果的原因，一个是他没有把和你的生活当作一个原生家庭，他对孩子有愧疚；二是他怕儿子以后不给他养老。

**咨客**：没有，他和我说以后不用他儿子养老，他觉得指望不上他儿子，他俩也经常吵。他儿子、儿媳的收入也很高，但他儿子说他们小两口的生活还不如我们，以后他爸的财产都是他的。我就觉得我老公应该说说他，尽管我不图他什么，但如果是这种情况，让我嫁给这样的男人，我心里也很不舒服。

我嫁给他之前，我有多少财产、多少收入，全部告诉他。而关于他和他儿子的具体财产，总是对我遮遮掩掩，说他儿子没钱，他对我是有谎话的。

**咨询师**：我觉得他的谎话是一种现象，最主要的是重组完家庭之后，两个人彼此是否认为这就是最后的、需要用心去经营的家庭。一个正常的想生活一辈子的家庭，不会让其他成人参与进来。

所以我觉得主要问题不在他的儿子身上，他的儿子只是想尽量保护自己的利益，站在他的立场想，这是正常的。因为你们相见在成人阶段，他不会改变对你的看法，就算他父亲听你的，和他谈话，甚至狠狠打他都没有用，第二天他还会对你持同样的看法。所以你就事论事是没有效果的，只能从解决问题根源入手，也就是我们刚才提到的划清经济纠葛和实现独立生活。男人有时候撒谎是为了打圆场，而有时候纯粹就是为了骗你，这两种情况是有本质区别的。如果把需要圆场的环境解决掉，只有两个人在一起过日子的时候，就没有必要靠撒谎来打圆场了。所以在你需要把关系都理顺之后，再看结局是什么样的。

如果财产都分完之后，你要嫁的这个男人只有100万，他带着这100万和你真心真意过日子，总比嫁给一个有1500万但每天和你算计、最终让你身心俱疲的男人好很多。所以最终的核心问题就是你们三个人的矛盾问题，但这些矛盾还没到不可调和的程度，还有可以谈判的空间。

现在看来，靠你之前的做法是没有效果的，有句话叫"要想结果不同，就要做得不同"。首先就要谈经济问题，这个问题再不解决，不光夫妻感情没有了，连老朋友的友谊也没有了。再拖下去，就算所有问题都解决了，你也不想在这待了。

**咨客**：我现在已经不想在这待了。

**咨询师**：我知道你现在一定是这样的感受，但有时环境改变之后感受就会有变化，你得与先生谈你的想法、你的焦虑、对孩子的影响和你的解决方式，而且宜速不宜迟，让他知道这样拖下去的结果是孩子、老婆，包括他自己都很不满意，再不尽快解决与孩子同住和经济的问题，就会把这个家庭毁掉。毕竟你们之间有很深的感情基础，没有不可调和的根本利益的冲突，都是原来没有解决完的问题带来的冲突，不是你俩之间产生的新冲突。

首先你们夫妻俩的想法得一致，他再去和儿子谈，这个三角关系的核心人物是你先生。把这两件核心的问题解决掉，后面关于你的身体健康的问题、孩子的问题，还有工作的问题，就都好解决了。你把这些事情的顺序摆清楚，人在情绪不稳定的时候容易混乱，不利于解决问题。我这样分析你都清楚了吗？

**咨客**：基本上大的方向我都清楚了，具体还得我们自己去谈、去做。我现在有个困惑就是，你说我不在乎先生的财产吗？说心里话我也有点在乎，但我自己又什么都有，也不需要这些东西，可就是心理上不平衡。还有就是儿媳妇和儿子在家里的一些做法我也接受不了，我不知道在心理上怎么来应付这些现象。比如说大家都在家里看电视，儿媳妇就会把脚放在茶几上，面对这样的情况我该怎么应对，怎么控制？

**咨询师**：关于财产的问题，我觉得是公正公平的问题，不是你贪小便宜。因为你自己是有财产的，为什么要嫁给一个结婚之后变得身无分文的人呢？而且还是这种情况下的身无分文。所以不要自责自己贪钱，这是合理的想法。

关于儿媳妇的做法，我觉得短期内可视而不见，长期咱们刚才不是讨论过吗？解决根本问题就不会有这些问题了。有时候她是不经意的，但成人之间的矛盾和问题比较多，如果这个人是你丈夫，你就不会不舒服，但因为是你的小辈，你就接受不了。所以这个时候就想你经历的是"有期徒刑"还是"无期徒刑"，如果你发现是"有期徒刑"，心情就会好很多，你想"我最多就在这几个月，大不了我进自己的房间不看你就好了"。如果是"无期徒刑"就很麻烦了。所以你需要和先生设定时间表，把主要精力放在解决根本问题上，不要纠缠在各个症状上，否则你的生活将每天都有战争。

**咨客**：明白了，您说得非常好，谢谢您！那现在的焦点是他打算把财产都给他儿子，他拿出一些钱再买个很小的房子，从他的角度讲，他现在这个岁数，从大房子搬到小房子，也是非常不愿意的。而由于这个钱是他向他儿子要的，以后他儿子还得和我说三道四的，买这个小房子我也不想去住，但如果我不去住的话，就意味着我们就得分开。

**咨询师**：我觉得这点你的想法是有欠缺的，如果我没有听错的话，是他把财产转移给他儿子的前提下，他儿子返还给他一部分现金，没错吧？

**咨客**：是的，他把所有的财产都给他儿子。

**咨询师**：我想说的意思是，他转的所有财产是多于返回来的现金的，这些现金是换回来的，怎么能说是儿子出的钱呢？

**咨客**：对，他也这么说的，他说这是他的钱，是他儿子应该给的钱。

**咨询师**：但这个说法还是有问题，因为涉及经济问题，为避免以后纠缠不清，这个问题必须要拎清。比如我们去商店买东西，买17元的商品，给售货员20元钱，他找给你3元，结果售货员说："那是我给你的钱，你怎么能带走了呢？"实际上这是他给的吗？

**咨客**：您这么说是对的，他也这么理解的。但他儿子不会这么理解，所以我才不想住这个房子。

**咨询师**：儿子这么想，大人得有原则，尤其在这种大是大非面前，做人是正向的，所有的关系才能理顺。如果你这么和先生谈"我愿意和你住在这个充满爱意的小房子里，无论房子大小，只要咱俩感情好就可以。但如果你儿子和我说这个房子是他出钱买的，我就会不太舒服。这个房子应该是我们之间的共同财产，怎么会是他的钱呢？你是故意装糊涂还是真的这么认为？这些事情是咱们家庭关系的基石，都是大是大非的问题，你不能再装糊涂了。我可以和你搬进小房子，但是从现在开始，所有财产都要理清，该是谁的就是谁的，这个房子和你儿子毫无关系。"这样谈，能帮他们理清这些大是大非的问题，以后遇到事情才不会糊涂。

**咨客**：我同意您的说法，但我现在担心将来他还会觉得这个房子有他儿子的一份，那我真的很难接受。作为一个男人，他哪怕大大方方说一句话，我心里都会舒服很多，但是没有。

**咨询师**：所以核心问题不是儿子，而是你们之间要把这些大是大非的问题讨论清楚。如果你们双方都同意以后这个房子给他儿子，那就没有问题。但得先从道理上分清是怎么回事，他得衡量，娶了一个有一定经济基础、生活没有任何问题、还比自己年轻十多岁的女人，如果把房子给儿子，他要先走了，老婆会被赶出来吗？万一那个时候老婆破产了怎么办呢？一个男人对儿子有承诺是应该的，但对太太也要有承诺。看来这些事情，他过去没有弄清楚，现在也一样没有弄清楚。

**咨客**：对，所以我现在就觉得这个人有问题，有些话你要么就踏踏实实告诉我，他一会儿说给儿子的钱少了，一会儿又说要对我好了，弄得我真不知道怎么办了。我要是和他分开吧，现在的情况对我儿子很不好；不分开吧，我过得很痛苦。

**咨询师**：但现在看上去这个矛盾是可以解决的。第一，他现在不打算继续和儿子搅在一起生活了，这是一个良好的开端；第二，是过去你没有和他讨论过这些问题，而是自己凭单方面善良的愿望去做，现在看起来光做是行不通的，很多问题需要讨论。如果他选择和儿子、儿媳一起住，早就和你提出离婚了，看起来他还是愿意和你一起住，提出买房也是为了早点把你接回去。说明还没有到最后一步呢，也不需要讨论最后一步的事情。

另外还有两件事是不能再等的原因，一是你的胃溃疡不能再加重；二是你的孩子如果到了 18 岁之后，形成了不好的习惯，以后就很麻烦了。这双重的压力都需要你加快解决你们之间最根本的问题，但不要激化矛盾。

**咨客**：但是我已经骂了很多次了，我现在打心眼里就不想回那个家。

**咨询师**：骂人的方式不适合去谈判，你得找你情绪很好的时候，家里不行，就找个可以度假或者能让你静下心来的地方。谈判需要极度的理智，情绪激动是谈不出什么结果的。你骂人，对方觉得你没有道理，什么都听不进去的。同时，对方也容易被你激怒，顾不上去想你说的事情，更不会觉得是自己有问题。你想，对于一个中年女性来讲，这是一个多么重要的选择，讨论婚姻、财产、未来、子女教育、健康等，这些都是人生中极其严肃的大事，需要你心平气和地谈判，不能靠骂来决定。

**咨客**：我就觉得他这么大岁数，考虑问题应该能考虑到让我满意的程度。

**咨询师**：但实际上，智慧除了和年龄有关，还与他的成长环境、后来的职业职位等很多因素有关，并不是比你大就会比你有智慧。听上去你是个比较智慧的人，只是智慧加上点情绪，当然这点情绪是有合理性的。如果把情绪控制好，用你的智慧和技能，就可以把问题解决。

**咨客**：非常感谢！非常有帮助。

## ■ 房子再小，也必须是充满爱的地方

咨询师给咨客做出以下评估。

1. 生物方面

咨客睡眠不好、易激惹、胃溃疡多次复发，属于轻到中度的焦虑，并伴有躯体反应。

2. 心理方面

咨客的期望值和实际得到的形成明显落差。本来以为按自己的条件，找到一个经济状况不错、前妻去世，并且儿子长大成人的爱人，是个非常不错的选择，没想到遇到这么多问题，给咨客带来严重的心理落差，导致咨客产生家庭、孩子教育、工作和身体疾病四种心理压力。

3. 社会资源方面

咨客为大学毕业，工作很忙，压力较大，但经济收入状况不错，并且自己有房产，有一定的社会资源。

如何综合性地干预呢？

1. 生物方面

胃溃疡的反复发作与焦虑状态有关，建议咨客看内科医生时，提醒医生造成自己反复发病的可能原因，以便调整药物。

2. 心理方面

（1）运用未知技术。这是焦点解决短程治疗的问诊技术，在咨客陈述的四种压力里，用"未知"的技术找出首先要解决的问题，往往解决了咨客最关心的问题，就会较大程度降低咨客的焦虑。

（2）解决压力源。财产方面的纠葛问题、与成年的继子同住，是造成咨客焦虑的核心原因。咨客若能与先生谈好并迅速解决这两个问题，其他问题也会有所缓解。

（3）动机面询。咨询师发现咨客需要迅速解决问题的两个强烈动机，一是自己的身体，如果再拖下去，病情会加重；二是关于孩子的问题。现在的家庭环境对孩子的学习和成长都很不利。

（4）进行认知重构。关于咨客无法容忍儿子、儿媳在家的一些行为，咨询师使用重构的技术，让咨客看清存在"有期徒刑"和"无期徒刑"的区别，如果只是"有期徒刑"，咨客的心态会发生变化，短期内视而不见即可。

（5）调整应对方式。面对自己的各种困扰，咨客之前的应对方式是发脾气、骂人，或者从自己的角度，以很善良的想法，来衡量先生的儿子、儿媳，以为他们可以将心比心。咨询师帮助咨客意识到"要想结果不同，就得做得不同"，既然之前的应对方式没有效果，就需要了解对方的想法后，调整解决方案。

（6）改变认知。咨客认为爱人比她大 10 岁，考虑问题应该比她要周到、细致，也应该有较强的解决问题的能力，发现其实不然时，咨客很难接受。咨询师让咨客认识到一个人的智慧和解决问题的能力不仅与年龄有关，更与成长经历、职业职位，甚至感情经历等很多因素有关，所以对方是在与咨客结婚前就是这样，不是与咨客结婚后才变成这样。为此，咨客应该考虑当初两人在一起时的核心吸引力是否还在。

3. 社会资源方面

发现其社会资源，予以鼓励。与"巧妇难为无米之炊"的状态相比，咨客有房子、有财产、有工作等资源；面临这么多复杂的问题，咨客能很清楚并很客观地表达出来，是个善于与人打交道的人。

基于本案例，咨询师还提出以下几点启示。

（1）任何重组家庭都是两个家庭和两个系统的对接。这里的系统有简单和复杂之分。因为涉及婚前财产、各自孩子的抚养、孩子是否支持等很多问题，所以在进入新的感情和婚姻之前，一定要理清这些问题。如果实在等不及需要先进入婚姻，也要先设置好时间表，什么阶段将问题解决到什么程度，这样才能避免像以上案例中存在的一些错综复杂的问题。

（2）不要假设一个自己接纳的成人，其世界观和自己是一致的。一个人在 21 岁之前，他的世界观一定是和他的成长环境和家庭教育有关，但一个四五十岁的人，除了原生家庭和教育背景，还和他后来经历的很多事情有关，是整个系统和环境塑造的一个人，而非独立的产物。所以不能假设两个成人的想法是一致的。并且，绝大多数的人都是不一致的。

（3）家庭里出现"国中之国"的状况时，要分清动机是什么。要分清一个有自己独立家庭的成人，与另一个独立家庭生活在一起的动机是什么？是因为自己经济上有问题？是没有房子搬不走？是两个老人真的需要被照顾？还是有什么其他的目的？如果是有别的目的，短期内住在一起可以接受，如果超过一年就会出现各种矛盾。

# 第八章

## 受了情伤，还能快乐起来

受了情伤，生命还在。在遇到那个人之前，我有生命，离开那个人之后，我依然活着。只有做一棵独立的大树，才能荫蔽周围的一方水土。一路前行，只要自己变得更智慧，更有鉴赏力，就能欣赏一路的风景，遇见或不遇见合适的伴侣，都可以持续地快乐。

---

# STEP 1
# 爱情不是全部

---

爱情并不是全部。你可以换人、换城、换心情，只要清醒而自信的"我"还在。

## ■ 失去爱的人，离开爱的城，怎么活

这位女咨客，近 30 岁，大学学历，外语专业。从南方某城市大学毕业后，到南方另一个城市工作，非常喜欢那里的气候和环境，也交往了一个男朋友，想留在这个城市生活。但与男友交往不顺，男孩和咨客分手，去国外工作。咨客心情受到很大影响，后辞去工作，回到老家，情绪波动，容易发火。已被医生诊断为"抑郁状态"。

**相关咨询实录**

**咨询师**：你好，讲讲你的困扰吧！

**咨客**：我的困扰主要有两个方面。第一个，之前谈了一个男朋友，谈了好多年，后来分手了，分手之后一直走不出来，觉得离开他以后，自己做什么事情都没有意思，一直不开心。

第二个，我现在 X 市（国内某二线城市）生活，我不喜欢这个城市。我觉得如果在这个城市生活一辈子就白活了，但是去自己想去的城市生活，好像有点困难。所以我觉得现在的生活不是我想要的。

这辈子如果不能跟自己喜欢的人在一起，也不能在自己喜欢的城市生活，也不能做点自己喜欢的事情，就觉得活着还有什么意思，感觉每天混日子，过得一点意义都没有，差不多是这样。

**咨询师：**好的，先说男朋友的事情。你说相处很多年，是什么原因分开呢？你的原因，还是他的原因？

**咨客：**两个人都有原因，不太适合，在一起总吵架，不开心，主要是他的原因，他跟我分手的。

**咨询师：**你想跟他在一起？

**咨客：**对，那个时候是，但是后来过了半年多了，我也能接受分手这个事实了，但我的生活里没有这个人，就觉得特别空虚，做什么事情都开心不起来。如果这个人在，哪怕他跟别人在一起，但我生活里还有这个人的话，就觉得生活稍微有点意思。

**咨询师：**你是必须跟他在一起呢，还是有个伴儿，能谈恋爱就行？

**咨询师：**不是说非得跟他在一起，就希望这个人能给我一些回应，比如说，我做一件事情，我特别想让他知道，若他不知道，我一个人做这件事情就觉得没意思。

**咨询师：**觉得内心孤独，想找个伴？

**咨客：**不是想找个伴，只想找他。

**咨询师：**你这是第一次谈恋爱，还是试过很多，发现他是最有意思的？

**咨客：**不是第一次谈恋爱，发现他跟别人不太一样。

**咨询师：**能具体一点吗？哪方面独特到必须是他了？

**咨客：**也没有特别好，跟他在一起，我觉得做什么事情都特别开心，特别有兴趣，生活觉得特别有意义。

**咨询师：**他也没有什么特殊，跟他在一起就是开心，为什么还经常吵架？

**咨客：**他觉得我不太适合他，其实他也不太适合做老公。

**咨询师：**他认为你不适合他，你认为他是心灵伴侣，现在又觉得不适合做老公，意思是适合做男朋友？

**咨客：**这么长时间了，想了很多，能接受分手的事实，但还是心情好不起来。

**咨询师**：你说不适合做老公，意思暗示他只适合做男朋友，是这意思吗？

**咨客**：以前我觉得他挺适合的，跟他在一起应该日子能过好，慢慢冷静下来，发现在一起确实不适合，那就分开。

**咨询师**：得出不合适的结论了，为什么不找下一个适合的呢？

**咨客**：我觉得这是两回事，下一个肯定还会找，但是就是开心不起来。

**咨询师**：你试了吗？

**咨客**：没怎么试过。

**咨询师**：不知道你跟我对话过程中有没体会到，你说他不适合做老公，听起来也不太适合做男朋友，一会儿好，一会儿不好，模模糊糊，不是很清楚的答案。有时想忘掉前一段关系，就要抓紧找下一段关系，尝试之后看是不是更好或者更糟，没尝试就得出结论，认为后面的人一定不会更好，是这意思吗？还是已经尝试了几个人了？

**咨客**：没有试。

**咨询师**：没有试的原因是什么？

**咨客**：也接触过别人，感觉特别不满意，没有遇到想找的人。

**咨询师**：一般没有遇到合适的就会继续找。因为总是跟前面这个男朋友比，所以不满意别人？

**咨客**：也没有跟他比，就是感觉不合适。

**咨询师**：你一共试了几个人？

**咨客**：有两三个人。

**咨询师**：每个人接触多长时间？

**咨客**：都认识一下，有的见过几次面觉得不适合。

**咨询师**：只是别人介绍认识一下，是这意思吗？

**咨客**：没什么兴趣，不太愿意，不太喜欢。

**咨询师**：没有深入交往，这样说对吗？

**咨客**：有深入交往，了解以后，觉得不太喜欢或者不太适合。

**咨询师**：为什么不接着试呢？这个人不喜欢，再试下一个嘛。

**咨客**：如果找到适合的，结了婚，我也觉得开心不起来，生活没意思。

**咨询师**：越说越糊涂了，刚才说想找一个伴儿，找一个相互合适的，现在说找到合适的也没有意思。

**咨客**：就算找着伴儿了，在一起也适合，我也觉得提不起什么兴趣来。

**咨询师**：问题是咱现在还没有找到合适的，是吧？

**咨客**：现在还没找到合适的。

**咨询师**：你怎么知道找到一个伴儿，完全合适，还会没有兴趣，那是什么原因呢？

**咨客**：我就是想跟这个人联系，想让他知道我的情况。我开心，想让他知道；不开心，也想让他知道，这样我觉得生活很有意思。

**咨询师**：还是跟前面的男朋友藕断丝连？

**咨客**：不是藕断丝连，联系之后，做朋友也可以。

**咨询师**：你愿意跟他做朋友是你的权利，肯定没问题，别人不愿意跟你做朋友，不可以吗？

**咨客**：可以。

**咨询师**：那怎么办呢？

**咨客**：所以没有他，我就感觉世界上只剩我一个人了。

**咨询师**：说来说去，你就是需要这个人，你刚才说这个人想想也不适合做老公，你总是在是与不是之间选答案，一会儿说是，一会儿说不是，注意到了吗？

**咨客**：我知道他不适合，但是我就是想让他知道我的生活情况，想让他知道我的想法。

**咨询师**：什么事都想让他知道，但是对方可能不想知道。

**咨客**：我知道，我心里有点不舒服、不平衡，他认为我不好，我想证明我不是他想的那样。

**咨询师**：这个人现在在哪儿呢？不在 X 市？

**咨客**：不在。

**咨询师**：这个人以后要回来吗？

**咨客**：他不是 X 市人。

**咨询师**：他有新的女朋友了吗？

**咨客**：不知道，已经没有联系了。

**咨询师**：你说跟他在一起很多年，很多年是多少年？

**咨客**：差不多五年，中间也是分分合合的。

**咨询师**：也就是说你们两个都对这段关系不看好，一会儿分，一会儿合，一会儿适合，一会儿不适合，是这样吗？

**咨客**：是。

**咨询师**：这本身就有问题，不是偶尔认识一次，而是经过长期交往还是觉得不太适合，所以才变成今天这样的？

**咨客**：嗯。

（此处略去部分对话。）

**咨询师**：找男朋友，你认为排在前三位的标准是什么？

**咨客**：在工作上比较努力，有事业心；能吃苦，比较孝顺；比较开朗，幽默。

**咨询师**：听你说的标准，X 市应该有 100 万人都能达到了。

**咨客**：这个标准是很多人都能达到。不是怕找不到这样标准的，我就是觉得这人消失了以后，我觉得特别没意思。

**咨询师**：这是结果，我想说，说来说去，你最喜欢的、最看重的三点要求，条件并不高，只有个别的不是这样。

**咨客**：不是这个标准达不到。

**咨询师**：说一个你最不能接受的男人的特点，什么样的男人你坚决不能要？

**咨客**：对我不好的。

**咨询师**：肯定想娶你的人都对你好，这个标准 X 市有 200 万人都能达到。

**咨客**：还有就是穷的，没钱的。

**咨询师**：嫌贫爱富，是这意思吗？

**咨客**：不是嫌贫爱富，穷了肯定不行。

**咨询师**：我这是比较直率的说法，但这是合理的想法，谁都不愿意找穷人，咱又不是搞慈善的。在我看来，你的这些筛选标准很明显并不难。你现在只是没走出这一步，没尝试过。按你的标准，人群中大概百分之七八十都可以达到，你要找的不是人群中最难的。另外，你在 X 市出生长大的，又是省会城市，靠近首都，一小时生活圈，你不喜欢 X 市是为什么呢？

咨客：X 市很多地方都不好。

咨询师：说一个最不好的，哪个地方都有好有坏，你挑一个在你看来最不好的，最不能容忍的是什么？

咨客：太落后了。

咨询师：这太空洞了，落后是跟哪个城市比呀？

咨客：太脏了，跟我想待的城市相比，反正不喜欢 X 市。

咨询师：好的。你现在听起来说话挺好的，现在觉得困扰你的是什么呢？

咨客：现在困扰我的就是我不想过这样的生活，我觉得过这样的生活没有意思，我想过我想过的生活，但是想过的生活又有点难。

咨询师：你还在工作吗？还是待在家里？

咨客：在家里，还没上班呢。

咨询师：你之前是做什么工作的？

咨客：我以前做过编辑，还做过行政类的工作。

咨询师：在 X 市容易找到工作吗？

咨客：容易，我觉得在 X 市上班特别没意思。

咨询师：我知道。根据你的能力，在你理想的城市找到工作养活自己，这种可能性大吗？

咨客：到喜欢的城市可以生活，但是怕找不着对象。

咨询师：找工作没有问题，是这样的吗？

咨客：嗯。

咨询师：你是家里唯一的孩子吗？

咨客：对。

咨询师：你父母经济条件好吗？

咨客：还可以。

咨询师：你最喜欢的城市能说一下名字吗？既干净又舒适的城市。

咨客：Y 市（南方某二线城市）。

**咨询师**：是不错的城市。我刚才在和你对话中，听你讲的这些东西，能看出来你的问题。我不是在挑战你，而是听你的整个思维逻辑，听起来像是青春期的迷茫。你今年多大了？

**咨客**：马上30岁了。

**咨询师**：听起来像20岁少女的迷茫，工作说不清楚，找对象也说不清楚，只是大致知道喜欢什么样的男人，喜欢哪个城市。我个人认为你的判断是对的，Y市靠山靠水，景色相对好一些。如果能在喜欢的城市找到工作，生活下去，家里又能够支持你，那是好事儿，基本上没有后顾之忧。

现代社会，换一个城市工作相对容易，不像以前那么难。国内现在有很多私企，基本上拿个劳动手册就可以工作，这是非常好的事情。你想在喜欢的城市工作、生活，这最难的事情可以解决。

关于谈恋爱的事，我觉得也不难，因为你刚才说的那些标准，都是比较容易实现的。我害怕你原来找的男朋友太过于优秀，像姚明、易建联这样的人不好找，中国没几个。你说的这几条，加上经济条件稍好一点，这些在中国社会是非常容易实现的。只要你有一个正常的工作、平均的长相，家庭也没什么负担，就都比较容易了。但这里有一个效率的问题，如果你的目标这么不明确，不太好找，因为人太多，不知道要选哪一个。你现在又不肯尝试，这很麻烦。类似你的情况，最好先把工作定下来，跟家里人商量能不能，去自己理想的城市工作。得到家里的支持，在Y市找到工作，最难的事情就解决了。下一步，把你的要求更加明确、细化，按图索骥。目标越具体越好找，像孝顺、幽默都是比较宽泛的标准，不容易在人群中筛选。另外，我们国内还有一些专业的婚恋公司，知道这些公司吗？

**咨客**：知道，那些都试过，不太现实。

**咨询师**：现在首先明确你的要求，先知道要找什么样的，比如，想找一个高校的老师，或是身高必须1.75米以上，这些都是具体的标准。国内有很多这样的婚恋公司，既可以自己在线寻找，还有线下的人工服务，专门有专业人士帮你安排相亲。当你有一个具体目标时，很容易提高效率，越具体越好找。

你的标准都是泛泛的、笼统的，不容易找。我知道你喜欢南方的绿化，但城市不可能每个地方都干净，一旦说具体的，像Y城市，有山有水，南方小镇，脑子里就有了具体的方向。

找对象也是这样，列出三个最想要的标准，不能这么笼统；再列出不想要的条件，对方符合你想要的条件越多越好，不想要的越少越好；再去看那个潜在的人群，这样筛选就变得特别有效率了。

越是笼统，实际上越不知道想要什么样的。像你刚才说的，我就喜欢这个男人，在一起也不愉快，也不太适合做老公，我没事儿想跟他联系，人家也不搭理我，这样做就变得无限纠结了。

这事儿先放着，人家不愿意听是他的权利。这个过程中，把工作的事情、城市的事情定下来，这个年龄不能再拖了，要同步进行，纠结来，纠结去，既抑郁，又焦虑，在我看来主要是这方面的事情在影响你。你要有策略，找工作有策略，找对象也有策略，有了策略咱就可以有的放矢地去做。

**咨客**：我最主要的问题，是那个人给我的影响太大了，跟那个人不联系以后，就算我在Y市有个好工作，也找到了一个满意的对象，我也开心不起来。

**咨询师**：这是假设了，你认为Y市比你现在的城市好，那你应该至少比在X市开心一点，对吗？

**咨客**：比在X市开心。

**咨询师**：对啊。找一个对象比你现在没有对象要开心一点，找到一个心仪的怎么会更不开心呢？

**咨客**：比现在开心，但还是不够开心。

**咨询师**：这是假设，纠结，才会变成今天的状态。你往前走就知道了，蹲在原地想Y市的好了，到了Y市又觉得不如X市好，离首都远了，亲人也不在身边了，找了朋友也觉得不如原来的好，这么想问题，一辈子只能纠结了。

有一个原则，想跟原来的男朋友在一起就想对方的好，不想跟他在一起就想对方的不适合，想去Y市就想Y市的好。最惨的是到了Y市想X市的好，在X市说Y市的好，总是跟自己过不去。清楚这个逻辑吗？

**咨客**：清楚。

**咨询师**：对的，但不是让你今天就想明白，而是尽可能往这个方向去想，今天解决不了，我认为明天你也解决不了，没有问题，知道这样想问题的思路，朝着这个方向去调整。城市跟人一样，在 X 市就想这里的好，离首都近，亲人也都在身边；如果去 Y 市，就想 Y 市的环境好。找男朋友也是一样，下一个人肯定跟原来的不一样，他高，我认为高的好；这个人矮也挺好的，小巧玲珑也不错。想好了要什么样的人，找到他，欣赏他的好，不是跟谁在一起都觉得对他不太满意，找下一个又觉得不尽人意，天天跟自己纠结。

这个情况不是一下能转变的，但脑子里要明白你的整个模式。你今天的问题挺好，谈得也不错。下周我们会再跟踪你的情况，看看是否有变化，继续帮助你，这样好吗？

**咨客**：好。

## ■ 往前走一步，避开纠结的模式

这个咨客听起来明显没有严重的身心疾病，在对话中，可以看到她的思维模式，就是"纠结"。她处在一种难以适应的状态，已经达到适应障碍的诊断标准，伴有抑郁和焦虑。

这就需要通过认知行为疗法来帮助她解决，如果不解决，人会永远处于纠结状态。咨询中，引导咨客讲讲哪个城市好，为什么好，找对象都什么标准。咨客都给予了模棱两可的答案，找对象的标准也不具体，听上去更像是找同事的标准，找对象的标准要比这具体得多。

本次咨询，首先要帮助咨客从认知上看到自己的这一模式，引发她的思考，给咨客一个反思的时间，再进行下一步的干预。在跟咨客讨论解决方案的时候，必须评估她的社会资源和支持系统，她讲到家庭经济条件挺好，在 Y 市生活没有问题，如果去 Y 市既没工作又没钱，生活就麻烦了。谈恋爱的问题也是一样，提醒她还有很多专业的婚恋公司可以帮助她，讨论这些具体的解决方案，不能总待在原地纠结。

---

# STEP 2
# 买不了房也不用自杀

---

近年来，在大城市的房价飞涨势头中，许多适婚年龄的男女都受到心理冲击。男方常被女友或女友父母要求提供自有婚房。有人已被逼到无法忍受，想到自杀。

## ■ 没钱买房，未临"绝路"

30 岁出头的王刚是个标准的北方男人，说起他，周围邻居们都夸他懂事、老实，也许是因为从小父母离异，一直和妈妈生活，他显得比同龄人更稳重、更懂得体贴人。大学毕业以后，因为专业不热门，王刚没能找到一份稳定的工作，为了多挣点钱，他选择了自己做生意，先后卖过玩具、油漆、文具等，前几年开始做服装生意，有了自己的店面，收入还算稳定。

半年前，经人介绍，王刚认识了现在的女友慧，两人情投意合，也都到了适婚年龄，很快就谈婚论嫁了。然而，让王刚没有想到的是，谈婚论嫁的过程让他陷入痛苦的深渊。原来女方的家长和亲戚们嫌王刚家庭条件不好，又没有房子，不同意两人的婚事。为此，王刚和女友的感情大受影响，还曾闹过分手，因为割舍不下这段感情，两人复合了，可女友却提出了一个条件，就是要他买套房。以王刚现在的经济实力，无论如何也买不起房子，甚至连首付也拿不出来，这几年的积蓄大部分押在服装店里，家里更是帮不上他的忙。

虽然王刚心里明白，女友的要求并不算过分，现在的人要想结婚，"有房"已经成了必要条件，况且女友就快 30 岁了，她的压力肯定不比自己小。然而，女友和女方亲戚们的催促、责问，让王刚不堪重负，工作起来更是无精打采。一向内敛又好面子的王刚心里独自承担着这些压力，不愿向任何人提起，巨大的压力让他一天比一天痛苦，竟然有了轻生的念头。一天傍晚，王刚拿起刀，割向自己的手腕，看着鲜血流出来的瞬间，他突然想起母亲这么多年的付出，觉得自己实在不是一个孝顺的儿子，太对不起自己的母亲，他痛哭着给自己包扎好伤口，向周围所有人隐瞒了这件事，只偷偷告诉了一个外地的同学。

放弃轻生念头的王刚依然没能振作起来，走投无路的他偶然间跟朋友提到，想去借高利贷买房，在朋友的教育和劝说下放弃了这个想法，面对女友的逼问，王刚实在不知道自己该怎么办。

## ■ 走出危机，看清现实

王刚找到咨询师。咨询师按以下思路引导他，帮助他走出危机，找到现实资源。

1. 正向鼓励

王刚正处于感情抉择的迷茫阶段，咨询师尝试给予咨客正向的鼓励："我听了你的故事，首先觉得你是一个重感情的人，因为如果不是这样，你就不会把自己为难成这样，甚至还想到自杀，像你这样把感情看得如此之重的人，在现代社会是很少见的。但是，我觉得你更加难得的是，因为顾及亲情、感恩母亲为你的付出，你又选择活了下来。如果当时你死了，那对你的母亲而言，你是个不孝的儿子，可你最终没那么做，所以我认为你既重视男女之间的感情，又是个孝顺的孩子，这两点加在一起就更加难能可贵。"

2. 依据恋情的发展程度，构建解决方案

了解咨客与女友恋情发展的具体程度，有针对性地帮助咨客挖掘自身和社会的资源，构建解决方案。比如："你和女友已经恋爱半年了，那么你们现在发展到什么程度了呢？是已经住在一起了，还是单纯情感上的彼此爱慕？"

假如恋情发展程度较深，王刚就可以跟女友商议，是否可以给自己一段时间来实现物质上的要求。同时，咨询可以转向职业咨询，帮助王刚分析自己的优势、长处以及资源，以帮助咨客尽快在职业道路上有更好的发展，同时也能赢得女友的信任和支持。

　　假如恋情发展程度尚浅，就要引导王刚思考：喜欢女友身上哪些特点？这些特点在别的女孩身上是否难找？女友更看重王刚的外在条件还是王刚本人？如果女友对王刚本人不是很看重，也不能给予更多的信任和支持，此时需要帮助他评估再找到其他自己喜欢，同时又能接受自己条件的女孩可能性有多大？该到哪里去找？采用什么样的方式去找？

　　3. 评估王刚的抑郁程度

　　询问他痛苦到什么样的程度？是否因为这件事影响睡眠和饮食？是否影响工作？以评估是否需要借助药物治疗。

## ■ 爱情价虽高，生命更可贵

　　目前国内城市里的房价持续高涨，许多年轻人因没有房产、无能力购房影响择偶，面对此种情况，如何调整心态，平衡爱情、工作和生活三者之间的关系，可从以下几个方面考虑。

　　1. "爱情价虽高，生命更可贵"

　　爱情可以不止一次，但是生命只有一次。一个成熟、有责任感的男人不仅可以为爱情付出，同样也能为亲人、家庭担当，活出内涵更加丰富的生命。

　　2. "潜力股"需以"希望"制胜

　　相对于有房有车、事业有成的"绩优股"男人，缺乏经济基础的"潜力股"男人在择偶中较难取得女友的支持、家长的信任。这时候需要发掘潜力，以"希望"制胜，可考虑将自己的具体计划和实施方法告知对方，为自己赢取时间。

　　例如，"我现在暂时没法给你买一套房子，但是我已经在离你工作很近的地方租了一套足够我们两个人居住的房子，家具也很齐全，如果你愿意，我想我们结婚后暂时居住在那里。我现在把钱都用在经营生意上，收入稳中有升，你如果肯给我一些时间，委屈两三年，我想我会在这段时间更加努力地工作，并且好好经营我们的家庭，三年后我希望可以给你一套属于我们自己的房子，你愿意相信我，用你三年的青春换一个更加美好的未来吗?"

3. 积极生活，积累实力，爱情自然来

积极、乐观地面对工作、生活，有策略、踏实地积累实力，一定可以赢得优秀女孩的青睐。

# STEP 3
# 对消耗你而不滋养你的人，说再见

恋爱和婚姻，虽然其中有奉献，但也要有所获得，否则，你就得不到任何滋养，而只能不断消耗。面对这样的关系，即便对方不开口，你也需要考虑：我还要继续待下去吗？

## ■ 多少青春经得起消磨

这位咨客是个不到 35 岁的未婚女性，本科学历，父亲为高官，母亲为教师。咨客与现男友交往六年多，经历了很多事，至今没能走入婚姻。咨客曾因这段感情愧对父母，之后出现自杀行为，住院治疗后，状态好转。但咨客与男友之间的问题并未解决，备感困扰。

### 相关咨询实录

**咨询师**：你好，讲讲你的困扰吧！

**咨客**：我觉得自己目前出现的中度抑郁还是跟自身困扰有关。我和先生已经在一起六年了，一直说要领结婚证也没领，这个问题至今困扰我。我先生是一个非常成功的商人，我之前在事业单位工作，之后就一直做他的助理。之前他追求我的时候，我一直没有理会，直到前几年的金融危机，他濒临破产，我答应了他，随后，他也带我走进了他的家庭。

他之前有过两任太太。第一任太太文化水平很低，两个人算是媒妁之言，合过生辰八字之后就生儿育女，基本上没什么共同语言，但对方是个贤妻良母，两个人在十几年前离婚了；他当时有一个情人，是从海外留学回来的硕士，两个人在思想方面很能沟通，两个人交往了八九年，后来因为孩子的问题，还有他想要对方放弃事业，而那个女硕士也是一心要做事业，所以两人结婚不到两年，最后还是分道扬镳了。他跟第二任妻子离婚后一年多，我们俩走到一起。

刚开始我很仰视他，后来慢慢变得没有自己。其实，我们俩刚在一起的时候，我父母还是有不少担忧的，但对他有所了解后也比较认可，同时在他面临人生重大转折时，希望我一方面做好他在工作上的助手，一方面做好他生活上的贤内助。这几年下来，这个要求就像是我的座右铭一样，但我发现自己真的是做不了，一旦我全身心投入工作，就会忽略对家庭的照顾。

他是一个对自己很苛刻的人，对身边越亲近的人要求也越完美，我突然害怕24小时面对他，感到无所适从。如果只是我们俩之间的事情也还好，最主要的是他和前妻留下了两个孩子，最大的孩子和我只相差几岁。当我融入他们家时，我告诉自己让这两个孩子认我做继母是不可能的，我更愿意把自己当成他们的姐姐或是朋友，用自己在工作和生活中的经验去引导和帮助他们。

但是，慢慢地，我越来越失落，我做的事情都不值得，连家里的保姆都不是。说实话，两个孩子很难伺候，我每天早上给他们做饭，坚持了一段时间。但后来我发现，我的智商根本比不上他们，他们在我面前提出要我做的事情，我努力去做，但他们回过头就会到他们的爸爸面前说我不尊重他们。

时间长了，我跟爱人之间产生了一些摩擦，他总怪我不善解人意，我那时才意识到被这两个孩子给涮了，他们会不停给我制造麻烦。他和前妻离婚这么多年，但始终离婚不离家，他给我的解释是不想让孩子没有家，实际上他和前妻还是有婚姻之实的，而我感觉自己就是一个小妾，他会在这边住上一段时间，在那边住上一段时间。

后来，我就不跟孩子一起住了，把在另外一个城市的别墅完全交给他的前妻和孩子住，我不想因为这套豪宅，大家都要扎堆住在那里。我惹不起总能躲得起，我就把这套本来用于我们结婚的房子全让给他们了。

后来，我发现自己失去的越来越多，任凭他前妻和孩子不停以买房子、上学等事为名从公司里拿钱。不过，还好，我不把钱看得太重，不会跟他们去争，包括我们现在国外的房子也是写他儿子的名字。我们刚搬到国外时，他给我送了一辆跑车，但后来因为炒股的事又换到他儿子名下，也没跟我商量，我感到特别不被尊重。而且，一旦我们两个有一点摩擦，他会当着孩子的面来损我。我们两个还没有谈恋爱时，我在工作中有一件事没有做好，他就当着女儿的面说，"这样的人也就是有个好的家庭背景而已，这种大学生遍地都是，但什么都做不好。"我们在一起以后也一样，他当着儿子的面说，"你要把金融学好，像她这样学文学、搞文学创作的人什么出路都没有。"他既要孩子们尊重我，又不去树立我的威严，而是贬损我，刚开始我还去跟他争执，到后来，我什么都不想跟他说。

到后来，我处处都要以他为中心，一方面要努力做好，一方面又无所适从，包括出门穿什么衣服都要经过他的允许，一些时尚的、青春靓丽的衣服是不可以穿的。他比我大十几岁，他认为带着这样一个女人出去，我会被人家当成他包的二奶，他希望我穿非常正式、高档的衣服。我以前性格是很开朗的，但说话不会没有分寸。有一次在他的朋友圈子里，有个人突然跟我说，"你就是小老婆，你一定要尊重大老婆，听大老婆的话。"我笑着跟那个人说，"不好意思，我现在还不是他的老婆，大、小就更谈不上了，而且他现在的婚姻状况是单身。"那一刻我才感到自己的可悲之处，我在他的朋友圈里就是一个小老婆的角色，这跟我的价值观是完全不能融合的。

他也曾跟我说，"我要辅助你在事业上获得成就，让你有尊严地和我一起幸福地生活。"这么多年在公司里，所有人都知道我是从他的助理做起来的，但是谁都不知道是他先追的我，并且我被他感动，我们两个才走在一起的，所有人都认为我是"小三"上位。我跟他讲，"咱们就当着公司所有高管的面把婚礼举办了，我要明媒正娶，我要让他们认可我的身份。"我其实不是个张扬的人，生活上也很低调，公司也有关于我的议论，"放着好车不开，整天挤地铁、挤公交，做给谁看呀！"后来我索性放开了，享受我现在的生活，开着我的名车，穿着奢侈品去上班，从国外买一些礼品送给公司的人。后来，这些人开始巴结我，甚至有些人希望通过我的影响力去帮他们办成一些事。我那时才突然感觉到，人真的活得很现实。

前年我被诊断有抑郁症，腿摔断了，不能上班，老是在家里哭；他也很烦躁，不理解我，觉得我特别不懂事，说他已经很忙了，而我还在给他制造负面影响。我觉得自己不能再在家里待着，就挂着拐杖去上班。这时候，公司有个女孩，比较能喝酒，有一些商务宴请的时候，公司经常把她带出去，我老公对她有些好感，认为小姑娘脑子很灵光。这个女孩就开始慢慢地膨胀，而且很善于表现。就这样带出去的次数多了，她就开始在人前显摆，"董事长对我如何照顾"，人为地去制造一些绯闻，"董事长在国外还打电话关心我，要我注意多加衣。"我后来问过我老公这事，他感觉很吃惊。这个女孩就这样不断地制造绯闻，公司的领导就开始对她关照，她做事情就好像有绿色通道。我那时候挂着拐杖，在洗手间，她居然跟我说，"你这样做给谁看呀，连男人都不懂的人，你以为你做就能做好吗？你现在该下台了，下半场就由我来吧。"并且她飞扬跋扈地扇了我一巴掌。我那时候知道她在洗手间里，就进到更里面去，不想和她碰面，可她会把我的拐杖藏起来。

**咨询师**：谁把你的拐杖藏起来？

**咨客**：就是那个女孩子。

**咨询师**：你说谁扇你？

**咨客**：就是这个女孩子，在洗手间，就我们两个人的时候。

**咨询师**：她为什么扇你呢？

**咨客**：她就觉得受到我老公的重视了，因为她帮我办过几次出国手续，知道我还是未婚，她始终觉得"你就是老板养的一个小的，你随时都可能被淘汰。"她觉得她完全能成为董事长夫人。

**咨询师**：你刚才提到婚姻状态，我有几个问题要问你。你刚才张口都是称呼"先生""老公""爱人"，但你们并没结婚，他跟你说过什么原因不能跟你结婚吗？还是有计划在不远的将来要结婚？

**咨客**：一直在计划，去年我们从国外度假回来时，他一直说要拍结婚照，但他跟我说他现在最大的压力——并且我能感觉到——

是他的孩子。他的前妻和两个孩子鼓动着整个家族的人都反对我们的婚姻。我爱人是 W 市人，他们那里的文化我不是很认可，他们就认为先生了孩子再结婚，还有很多人的孩子都很大了，也不领结婚证。

**咨询师**：咱们先不说那里的文化，先谈个人。你认为他不能跟你结婚的原因主要是他前妻和两个孩子反对？

**咨客**：主要是两个孩子反对。

**咨询师**：他和第二任太太有孩子吗？

**咨客**：没有。

**咨询师**：他和第二个太太当初为什么能结婚呢？如果是他们家反对，不是应该第一次就反对吗？

**咨客**：是反对，而且闹得非常厉害。那个时候，他们两个人都抛弃了自己的家庭，结合在一起的。我先生是非常崇拜文化人的，觉得找了一个硕士非常有面子，那时候就力排众议走在了一起。

**咨询师**：也就是说他如果力排众议是可以结婚的，是这意思吧？

**咨客**：对，是的。所以我现在对他非常不满，我是以结婚为目的的。而且我们俩现在有很大的隔阂，他认为工作中我不能很好地帮他，生活中也是，我又经常发脾气，而他并不能体谅我。

**咨询师**：上一次是力排众议，这一次不能。他现在还计划近期内结婚吗？还是要几十年以后？

**咨客**：他现在也很矛盾。他告诉我，经历了两次婚姻，他把那张纸看得很淡，只要两个人在一起生活得幸福就好。但我是把这张纸看得很重的，这意味着我的身份。

**咨询师**：对，现在这个事要怎么收场呢？

**咨客**：不知道，他也很矛盾，一会儿说要结婚，一会儿我们吵架吵得很厉害，他也会讲，"这日子怎么过，过不下去了还要离婚吗？"

**咨询师**：看起来，他暂时不能给你婚姻，不能像原来那样力排众议，也不是很有信心。在经济层面，在他整个家庭的商业和财产方面，你现在能控制多少？比如在公司给你的地位，你个人的财产，他给你的钱财等。

**咨客**：没有，我在公司是没有股份的，并且我的年薪也不高，就是普通白领的收入水平，他给了我一套房子，还在还贷款。平时我没有钱的时候就管他要，他会一次给一些。

**咨询师**：现在这房子是在你名下吗？

**咨客**：对，在我的名下。

**咨询师**：这是你这些年下来唯一属于自己的财产？

**咨客**：对，是的。

**咨询师**：他前妻的情况跟你比呢？两个孩子还是跟前妻一起生活，对吗？

**咨客**：他已经默认自己有两个家，一部分时间跟我生活，一部分时间跟孩子生活，跟孩子生活的时候，他前妻就得跟过去。

**咨询师**：他现在还给孩子抚养费，或是其他经济方面的支援吗？

**咨客**：有，他前妻在他的帮助下开了一个公司，每年也有×××万的收益。我从他公司年底分红的支出上看，每到年底，他前妻都会以给孩子在各处买房的名义拿走××××万。

**咨询师**：我听明白了，你今天跟我讨论想解决什么问题？

**咨客**：我希望您能给我一个理性的分析，我不明白我的爱人究竟想跟我怎么样，我每次跟他提出分手他也不同意。要是跟他分手的话，我是不会带走他一分钱的，我也不是离开他就活不了。我就是不明白他还爱不爱我，有没有可能和我走下去。这几年我为了他已经把自己完全变形了，已经失去自我了。我现在必须要找回我自己，但是这段感情又太折磨人了。

**咨询师**：对的，听得出来。现在你父母跟你关系怎么样？

**咨客**：父母很疼我，看到我现在这个样子，他们也很痛苦。他们认为要支持我的选择。当初他们很喜欢我的爱人，但是他们现在有些恨，也有很多失望。他们觉得如果我跟他分手，我们也是一分钱不要，到另一个城市重新开始。但是，他们也看到我的状态是摇摆不定的，痛苦的时候真的很难受，感情上又非常依赖于他。

**咨询师**：你的父母一开始就同意你跟他交往、结婚？还是看到你们在一起后来没办法就同意了？

**咨客**：我妈妈是很喜欢他的，他也很会来事；我爸爸一直对商人不感兴趣，但后来为了我也牺牲了很多。我妈妈是从开始的赞成到现在的失望。

**咨询师**：你妈妈赞成是因为"生米已经煮成熟饭"了，还是一开始就支持你？

**咨客**：从一开始就支持我。

**咨询师**：我很惊讶你的答案。绝大多数情况下，妈妈不愿意女儿跟一个离过两次婚、有两个孩子的人在一起，而且你们家条件也很不错。

**咨客**：那时候我妈妈不知道他已经离过两次婚了。

**咨询师**：这就对的，这不叫支持，是被欺骗了，一定是你一开始没有把全部信息告诉他们。你这样的家庭一定不会一开始就支持的。

**咨客**：对。

**咨询师**：你的故事特别像电视连续剧，就是我们讲的"豪门深似海"，而你也深陷其中。现在我来帮助你分析一下，你的情况是怎么回事。

一开始的时候，他肯定不像今天这么成功，找了一个妻子很不错，商人与商人的结合，他和第一任妻子在商业上都做得很不错，赚了很多钱，破产之后还能东山再起，这是非常不容易的。商场里，经常是失败的多，失败了再爬起来又能成功的是非常少的，都是奇迹。W市是中国有名的出商人的地方，良好的背景再加上后天的教育使得他能够创造这种奇迹。他的第一任妻子明显也是很精明的人，其一，这么优秀的男人能看上的人肯定不是很傻的人；其二，在生了两个孩子后，把财产向她那边转移，离婚以后，利用两个小孩继续把其他财产向自己那边转移，这都是商人的行为，非常精明。所以，他可能会和这类女人离婚，但是从经济上不会伤害到这类女人。

**咨客**：嗯。

**咨询师**：第二任妻子为什么不买账了呢？明显看出她不是商人，缺少商人的精明。一开始，她很容易被这样的男人所吸引，因为他不但有高的学历，还在商业上非常成功。所以，他们两个哪怕是力排众议也愿意选择在一起，因为感到对方是不可多得的人选。但是一旦走入婚姻，很快就能对一个人近距离观察，就会发现有些行为是没办法接受的，尤其她是个事业型的女人，不会把这些经济上的事情看得很重要，他的优点慢慢就淡化了，但是有些行为是她不能接受的，比如离婚不离家。有很多人对这种情况不能接受，尤其是受过高等教育的人。

第二任妻子一定感到这段婚姻跟她预想的不太一样，所以就赶紧走掉了，没有特别多的纠缠，也没有太多的损失。离婚当然也不是什么好事了，但是可马上计算损失，两年就是两年，四年就是四年，不管他们之间是怎么处理的，但至少把损失停止在可控的范围内。因为她不是商人，不会像第一个太太那么做，但是她为什么能快速走掉呢？因为她本身条件特别好，有高学历，又拥有自己的事业，能够独立生活。

**咨客**：嗯。

**咨询师**：第一任妻子是精明的商人，第二任妻子自己在事业上比较成功。你是在这两方面都有些问题的人，你没有把这些事情看明白，而是误以为看明白了。从你说的第一句话开始，就称呼"我爱人""我先生"，你已经把对方当成丈夫了，这是对的，说明你对他感情非常真挚，你心里也是这么想的，有没有证是另一回事，在旧社会本来就没有结婚证。你需要有个合法的身份，虽然没得到，但心里已经认可他是你丈夫了。在新社会，有法律的概念，这就变得非常麻烦。在公司你是个普通员工，没有什么额外的进账，车给你也可以再拿回去，唯一的就是这个房子还在你名下。

你这样一个女孩子，错过了30岁最佳结婚的年龄，马上就要迎来女人的第二道坎——35岁，在这之前，女人生育比较有优势。你放弃了这么多，而且还"背叛"了你的家庭，你那样一个高干的家庭，一定不会同意这样的婚姻。你最开始并没有告诉你父母他有婚史、有孩子，只是看他表面上这么成功、这么风光，家长当然不会反对了。

我到现在做了20多年的咨询工作，从没听到过一个案例，女儿跟家长说，对方结过两次婚，有两个孩子，两个孩子还都不接受我，我要嫁给他，而父母却表示支持。

在我看来，你在心里把对方当成丈夫的成分已经达到 95%，领了证就 100%；而他把你当成太太的成分大概只有 5%。为什么这么说呢？一般一个男人想娶一个女人，他都会在公共场合跟别人讲，"这是我的太太"，要么就抓紧把证办下来，省得女人担心，要么就先在财产上保证女人的安全，财产一人一半，使你和他的关系对等。这样的做法也免得其他人有什么非分想法，也不会出现后面那些挑衅的事，甚至有人竟敢打你。在人家公司上班，敢打董事长太太，那不是在太岁头上动土嘛！她之所以这么去做，一定是他有意或无意地制造这样的气氛。

不管是他的朋友认为你是"小三"也好，还是下属没把你当老板太太也好，前提是他的言行举止也没把你当成对等的人。我能看到，不管在所谓的名誉上，还是财产分割上、法律上，他都没把你当成真正的太太，而他的第一任、第二任妻子确实是正式的太太，不管财产给多少，名誉给多少，至少在这件事上，你们双方认可对方为配偶的比例是很悬殊的。

**咨客**：嗯。

**咨询师**：我认为这个错不在你，而是跟你涉世不深和高干家庭背景有关，看问题容易看不明白；再加上你本身是学文学出身，不是学商业的，对这方面看得不够深刻。其中最大的表现就是你要离开的时候，为了表现出自己不是奔钱来的，他给你的房子你也不打算要了，世界上哪有这样的事？自己搭上了青春，马上要到 35 岁，生小孩都会出现一些风险的年龄，对方给了那么多钱财、房子给前妻、孩子，你只是得到那么小的一部分，还打算放弃，这真的是世上难找的选择。假如把你这个事当成是一份工作，不说感情的话，这些年的薪水加起来也早不止这房子了，可是你还误认为这个你不该拿，我都觉得这样的思维很奇怪。

这只能说明一个问题，你是很善良、对感情很真挚的人，但跟他在一起或许是个麻烦的决定，我不敢说正确与否，这就像鞋穿在脚上合不合适，只有脚知道。你把自己陷在这种境地里，就是所谓的"豪门深似海"，同时也把你的家庭拉进来。当父母的都没有办法，一开始不知道就跟着进来，后来知道了也只能硬着头皮往前走，全家都陷在里面。

我作为心理医生来帮你分析这个男人是怎么回事，你父母是怎么回事。与你丈夫比，我是男人，又是医生；与你父母比，我也是父亲，能够知道父母是怎么想。当儿女和父母叫板时，最后屈尊的、放下的永远都是父母，同时他们会深深地伤心、万箭穿心，背后你都不知道他们会掉多少眼泪。但是，他们也没有办法，为了女儿的身心健康，不能把你往死里逼。你今天的位置不是你自己造成的，是对方帮你造成的。一开始，他就没想让你走到大太太、二太太的位置，三太太的位置到现在也没有定。这是我对他的分析，下面你肯定想听一下怎么解开这个事。

**咨客：**对的。

**咨询师：**我听你说曾患过抑郁症，还住过院，那就一定要这么去想：历史是不能改变了，既不能不认识他，也不能改变自己在二十几岁时做的决定，不需要责备自己，也不能去改变对方。这样的男人都身经百战，极其理智、成熟，又很智慧，在商场上的经验非常多，特别知道自己在做什么，也不存在力排众议的可能。他是他们家的"金主"，是他们家最出息的，他的决定就是最后的决定，在公司是董事长，在家里也是董事长。所有这些事听起来都像是借口，有难度是对的，但不涉及决定不了的情况。你在二十几岁时做的决定不也让家里屈尊了嘛，如果单从经济角度来说，他对家里的贡献远远大于你的吧，怎么自己就不能做决定呢！

**咨客：**嗯。

**咨询师：**你都能做出这样的决定，在家里不同意的情况下走出这一步，又是女孩子，怎么可能对方还会有问题呢？

**咨客：**嗯。

**咨询师：**你已经牵扯到里面这么长时间，一下拔出来是很困难的，需要给自己一点时间，但很重要的是把自己从这种抑郁情绪中调整过来，有两方面的事情还是比较好的。

第一，你还处在一个比较年轻的年龄，不到35岁，也还没有生小孩；第二，有那么好的家庭，本身没有负担，你本身还受过良好的教育。但是你对商业的事并不是很了解，离商业比较远。你在这样的环境里长大，脑袋里就很难有经营这根筋，但是这些事在很多人眼里都是优点，来自良好的家庭，本身很正直，没什么铜臭味。以上这些优势加起来都是你再出发的资本。

**咨客**：嗯。

**咨询师**：你现在处于进退有路的年龄。所谓"进"，首先要跟对方严肃地谈，"你现在对我们的关系怎么打算，半年也好，两年也好，你要给我一个准确的时间表，我不能在沉默和等待中变成 40 岁的女人。""名义上我好像是你的太太，但在父母、朋友或任何人眼里，我都不是，我现在年龄也大了，父母也需要有人去养了，我不能无限制地等下去。"这样跟对方去谈判；其次，要注意保护自己的商业利益，属于你的东西你不需要退回，因为这都是你用自己的青春、血汗换来的，这并不是去坑别人的钱，这都是你应得的，不需要感觉有歉意。这里一定要注意保护自己的商业利益，因为你在这里面付出太多，甚至还搭上了自己的身心健康，受到心理上的重创，还觉得自己不值一套房子的钱，这听起来有点太大公无私，甚至让人觉得有些傻了。你现在并不存在什么道德上的问题，这么多年的黑名都背了，也不需要用一套房子来洗清自己。

**咨客**：嗯。

**咨询师**：所谓"退"，那么回头看看自己，拥有这么好的家庭，受过良好的教育，年龄也比较好，还有一套房子，这些资源加起来，向前看，可以预见到你的未来一定不会很差。也许你跟这个男人没有未来，但不代表你的人生没有未来。

**咨客**：嗯。

**咨询师**：不管你决定跟对方按照一定的时间点继续往前走，还是再出发，都需要有良好的身体基础作保障，身体垮了，什么事都做不成了。所以你一定要继续和你的主治医生保持联系。我认为你遇到这么大的事情，还能像今天这样表达清晰，心灵保持得如此纯净，在商场中一尘不染，这都说明你的身心达到了中等健康的程度，并不是很快要崩溃的状态。

看起来，你的心理健康问题还不是燃眉之急，但要跟主治医生继续治疗，并要把引起你压力的这些事情逐渐解决。父母永远都是你的同盟军，从原来不了解情况到现在，都会站在你这边，不会因为你说实话就远离你，有什么问题要及时和他们沟通。在我看来，你的问题是继发的，因为你刚才说了一句话"这不是原来的我，我彻底被这种生活改变了。"你的情况特别像适应障碍，卷入了"豪门恩怨"，好在你还没有被淹没，只是呛了一口水，还可以上岸。我这样帮你分析，你能理解吗？

**咨客**：可以的。

**咨询师**：希望这样的分析能够对你有帮助，我会和你的主治医生再讨论你的情况，如果今后还有需要，我们可以再接着讨论，但要先把刚才咱们分析的事情逐渐理清楚。你不要生活在梦幻里，也不要生活在自己创作的剧本中，而是活在现实中，是父母帮你看到的现实，心理医生帮你看到的现实，逐渐走出来，生理上的症状，抑郁、睡眠不好等，都可以继续治疗。

不同的城市、不同的家庭背景拥有不用的文化，这本身没有好坏，在于你选择被什么样的文化所影响。你的要求是你这个年龄的女人正常的需求，一点都不过分，而且很容易达到；但是你找了一个至今没有满足你正当需求的男人，或者说，他给的不是你想要的，变成这么多年的折磨。但是，这都不是什么坏事，你这样家庭出身的女孩就容易被这样的男人所吸引，因为他不一样嘛。你说你变了，我更觉得你是成熟了，生活的磨砺让你成熟了，只是付出的代价有点大。不管之前的路是怎么走过来的，未来的路还特别长、特别宽广。我这样讲，你能接受吗？

**咨客**：可以的。我最近可能是吃药的缘故，状态还可以，睡眠也比较好，但是我爱人不能理解我为什么抑郁了，他也想和我的主治医生谈谈。你能给些建议吗？我的医生该怎么跟他谈？

**咨询师**：我会跟你的主治医生沟通的，还是要把这些事情实话实说。你在不该当妈的时候当妈了，不该和他们家庭掺和在一起的时候也掺和在一起了，需要得到的东西却没有得到，长此以往对人是种折磨，这对你而言都不是正常的生活。按照正常的生活，两个人结婚、生小孩、养小孩，循序渐进，人不会感觉那么累。你的生活比较像倒叙，尤其又来自比较好的家庭，父母从小肯定对你也很呵护，进到他们家以后从千金小姐变成阿信了，哪能受得了呢？

**咨客**：对，是的，他在一些比较高端场合会说"这是我太太"，但是回到他们老家，或是和他的孩子有交叉的圈子时，他从来不带我过去。

**咨询师**：对，这就是问题，在你那是95%，在他那是5%。我会跟你的主治医生讲，把你的实际情况跟他谈，告诉他你的压力和需要，能解决的话尽快解决，否则只是治疗你的症状没有用，问题还在那里，症状也容易反复。假如问题在对方，你来吃药，这本身就不合理呀！比如对方踢你一脚，你来吃点镇痛药，这能合理吗？心理医生跟他沟通，尽可能起到帮助作用，但"解铃还须系铃人"，这些事情还得你们俩去沟通。时刻记住谁是你的同盟军，出现问题时多和你的父母、主治医生沟通，好吗？

**咨客**：好的，谢谢您！

## ■ 悬崖勒马，未来还可以做好

心理咨询中常常有三种技术，一开始总是跟随（following），让对方先走（表达）；第二就是引导（guiding），在问的过程中总是有导向性的，叫苏格拉底式的诘问，咨询师知道答案，只是在引导咨客，引发咨客的思考；第三就是建议（informing），是给咨客一些指导和建议。在咨询中，这样的"三段论"总是很管用。

一开始问"你有什么困扰"，就是要对方把故事讲清楚，信马由缰，该哭哭，该闹闹，让对方尽量表现；中间的时候，两个人就开始"摔跤"，三摔两摔就开始"跳舞"了；最后曲终人散，走出舞池，结尾的时候一定要让咨客感到非常正向、积极，找出对方的优点和资源，就是所谓的"赋能"。

本案中，先让咨客讲清自己的故事，和这男人是怎么回事，她把自己的困扰都说得非常清楚；在中间，和她"摔跤"的过程中，咨询师就要阐述清楚，为什么他不跟你结婚？听明白了，是因为家里反对。为什么你会变成这样？因为你的家庭出身，父母一个是老师，一个是高官，孩子就容易简单，看不到事情的复杂性，而这个男人是出身中国商品经济最发达的地区。商人的后代和高干子弟没有好坏之分，只是不同。这个女孩显然没看明白这些事，也没搞明白，她既做不了第一个太太，因为对方在商业上非常精明；也做不了第二个太太，对方学历特别高，有自己的事业；也做不了老三，因为她没明白要怎么做老三，甚至还有"小四"来找她叫板。

咨询师告诉她，年龄马上35岁，生小孩会有风险。当然，35岁生小孩不是个个都出问题，比例并不到5％，这是在"吓唬"她，让她有点紧迫感。在认知上，她对自己的出身，为什么会走到今天，对人生都没有搞明白，一直称呼对方为"先生""老公"，这些都得在认知上调整。

同时还做动机面询，不能让她感到自己是一塌糊涂。你的父母挺好的，他们还会要你，咨询师也能帮你，你又这么年轻，经济上也有一些基础，问题不大的。所以，最后要调动她的动机，鼓励她在未来做得更好。

# STEP 4
# 受了情伤，提高"情商"

受到感情伤害后，更需要去发现自己的"问题模式"，更好地做好自我保护，谋划面向未来的生活。

## ■ 未婚为他生儿子，被当作"生育机器"？

一位女咨客，二十几岁，未婚，目前产后一个多月。为了不被人知道产子之事，自己在异乡独自带着儿子，明知与男友不会有未来，仍愿意把儿子带到三岁，交给男友后再考虑自己的婚姻。咨客男友有自己的家庭及孩子（女儿），只希望要个儿子。

**相关咨询实录**

**咨询师**：你好，请讲讲你的困扰吧！

**咨客**：我没结婚就生了小孩，这件事我父母也不知道，而且孩子现在不太健康，医生说他有些问题。

**咨询师**：孩子有什么问题？

**咨客**：甲状腺激素的问题。

**咨询师**：小孩现在多大？

**咨客**：刚一个多月。

**咨询师**：现在带小孩去医院看病，有人帮你吗？还是都得你一个人做？

**咨客**：现在主要问题还不是小孩生病的事，在这之前我就特别难受，别人也不知道这件事，我当初做这个决定时特别草率，现在特别后悔。

**咨询师**：现在不是后悔的时候了，因为事情已经发生。现在这位男士在经济上或其他方面能帮忙吗？

**咨客**：关键就在这里：第一，他不可能离婚；第二，他什么事都让我一个人搞定，还说这没什么大不了的，以前农村都这样。我听了特别生气。

**咨询师**：可以理解你会生气。除了自己能搞定的事情外，经济上他能帮你吗？或是让你请人帮忙？带孩子是需要花钱的。

**咨客**：他说了，不让我找保姆，就让我自己带，只给我生活费，我跟他说了好几次，他都不愿意。

**咨询师**：但这不是短期的问题，隐藏一个月还没问题，你准备半年、一年都不见父母吗？

**咨客**：我当时想告诉父母，现在又不想告诉他们，不知道该怎么办。

**咨询师**：听上去这是你的第一个困扰。除了他给你生活费外，你还有其他经济来源吗？

**咨客**：没有别的来源。

**咨询师**：除了吃饭外，照顾孩子还需要花很多钱，比如孩子生病，另外你也不可能完全一个人带孩子，也需要偶尔出去或是干点什么，这些事你们之前是怎么讨论的？

**咨客**：我跟他说过，但是他认为如果找保姆的话，我就没事干了，他觉得我好像不愿意给他照顾孩子。

**咨询师**：现在不是你不愿意给他照顾孩子，即便是你给他当保姆，也是应该有工资的，不可能一个人只在家带孩子什么事都不做，这听起来很不合理。你原来是有工作的吗？

**咨客**：有工作，但是不稳定。

**咨询师**：原来是做什么工作的？

**咨客**：干过很多工作，出纳、行政、导购。

**咨询师**：你的教育程度是什么样的？

**咨客**：大学。

**咨询师**：学什么专业的？

**咨客**：我是学护理的，但没学好，就转行了。

**咨询师**：这个男士是做什么工作的？

**咨客**：他是公务员，所以他尽可能不让别人知道这件事，因为这是未婚生子。

**咨询师**：你是未婚生子，他还不是这个问题。我还想了解一下，你愿意为一个男人生孩子、照顾孩子，还不能出去，没什么自由，他除了给你生活费，什么都不管，你为什么会接受这样的"契约"呢？

**咨客**：他一直都想让我给他生孩子，开始我也没答应，后来去外地的时候发现自己怀孕了，当时我正跟父母吵架，稀里糊涂就把事情拖到现在了。

**咨询师**：听起来是有点稀里糊涂的。我还想问一下，你父母是做什么工作的？

**咨客**：父母都是打工的，下岗了，没什么正式工作。

**咨询师**：他们能在经济上给你帮助吗？

**咨客**：我妈有退休工资，我爸给别人打工，他俩只能维持基本生活。

**咨询师**：除了经济上，他们在时间上能帮助你吗？

**咨客**：我父母都是特别传统的人，特别好面子，尤其是我爸，我怕他万一知道了就特别没面子。

**咨询师**：这个事好像跟没面子还差得太遥远了。世界上没有后悔药，你现在不需要为之前做的事情感到后悔。这件事是不可逆转的，这不像是你在怀孕时考虑要不要流产，以后要不要做单亲妈妈，生了小孩要不要自己带，这些事都是要在生小孩之前讨论的。现在小孩已经生出来了，需要讨论的是未来的出路。

第一，现在这个男士的做法可能已经违反了法律，你需要先跟这位男士谈清楚，"你让我给你生孩子、养孩子，我现在不能出去接受教育，不能工作，彻底成为'生育工具'。"现在对方并没有把你当作情人、孩子的母亲来对待，只是给你点生活费，同时你不能工作，不能见自己的父母，世界上怎么会有这种事啊！按照这个思路，你要先考虑清楚，如果现在的条件你不能接受，什么条件是你能接受的？类似处境的人就会要求至少要找个人帮忙带孩子，并且在有限的时间内恢复工作，如果一直不工作，那过去接受的教育不是浪费了嘛。从法律上来讲，毫无疑问，他需要给孩子抚养费，只不过现在并没有走到法律程序上，但你得告诉他你的底线。一般像你这样的年轻姑娘，其一，要自己的未来，跟他可能没有未来了，但可以跟别人有未来。前提是你得身心健康，否则一切都变得没基础了；其二，小孩得有个归宿。不管是你把孩子交给他抚养，还是自己找一份工作，带着小孩一起生活，或是送给别人寄养，大概有这么几条路要走，你要先想好。你现在把自己绕进去，为过去的决定后悔，不知道怎么跟父母交代，这都是过去的事实，不是解决问题的方案。

第二，你们俩先互相沟通、商量，这样对双方的冲击都比较小。假如对方不同意，那不要紧，有说理的地方。我这么跟你讲，不是说这是唯一的解决方案，而是告诉你在跟对方谈的时候，要学会保护自己的利益。现在这样的条件是不平等的，平等是做人最低的尊严。如果对方不同意，在诉诸法律之前，你还可以引入你的父母。这不是面子的事，你得看看谁能站在你这边，找一个同盟军，告诉父母"我犯了一个不可逆转的错误，确实是难以被原谅，但是我未来可以吃一堑长一智。"父母即使再生气，再恨铁不成钢，也和你的根本利益是一致的。

假如父母实在也帮不了你什么，最低也得有人拿出时间来帮你，因为你现在是刚出围产期，需要有人在旁边照顾你，帮你渡过现在这个难关。你刚才讲你孩子的身体问题也说不清楚，本身你也没什么经验，有个成人在旁边帮助你，会好很多，别把小孩给耽误了。所以，你和孩子的健康是重中之重，然后再研究怎么跟对方谈。我这么讲，你清楚了吗？

**咨客**：我听清楚了。

**咨询师**：对，按照这个思路去寻找解决方案，你不可能永远不见你的父母，生小孩的事情也是既定事实，这都需要一个彻底解决问题的办法，而不是临时的办法。听起来，你的家庭也不是特别富裕，父母培养你读完大学肯定也不容易，你又把自己培养成"家庭妇女"了，而且还不是常规的家庭妇女，还在情感上受到了伤害，这都是很麻烦的。你的问题不是一夜之间，甚至不是一年之内能解决的，但首先要保证母子健康，然后再研究下一步的方案。

需要明确的是，在现代法制社会里，没有一个男人可以买一个女人，让她为他生小孩、养小孩，其他什么都不能做。这只能发生在阴暗的角落，不能摊在阳光下。

**咨客**：嗯，他说，我要是实在压力太大，就把孩子给他，让我走。

**咨询师**：这是在你自愿的前提下，你愿意这么做没有问题。但孩子是你生的，你有权利做妈妈，有权利抚养，所以先考虑清楚自己想要什么，而不是他说什么。你也是成年人，不能他说什么就是什么，听起来他像上帝一样。

**咨客**：哎……

**咨询师**：他说什么只能作为参考，重要的是你怎么想，但前提是保证母子健康，刚才你说小孩还有甲状腺的问题，听起来都很麻烦，不知道到底有没有病，到什么程度，先把这个问题解决好，在这期间抓紧把自己的想法整理清楚，再决定怎么跟对方谈。这样清楚吗？

**咨客**：嗯。

**咨询师**：那你先按照我们上面讨论的思路去思考和解决问题，如果未来还有其他问题需要我们帮助你分析，再联系我们，好吗？

**咨客**：好的，谢谢您！

## ■ 争取资源，保障母子平安

本案例中女子没结婚，稀里糊涂当了妈，她为什么会如此糊涂呢？第一，从她的家庭生长环境可见一斑：父母都是下岗工人，没接受过良好的教育。第二，人生并不由起点决定，有很多人都可以通过后天教育改变命运。咨客读了大学，但她自己也说没学好，到现在发生这么多事，还在想着面子的问题，可以看到教育在她身上并没起到什么作用。第三，除了 Book Smart（书本智慧）以外，还有一种是 Street Smart（街头智慧），出了校门还可在社会大课堂中学习，看看领导怎么做事，周围同事怎么做事，结果她换了几份工作，最后干脆不工作。也就是说，一个在缺少资源、缺少教育的家庭中长大的女孩，接受了大学教育后，找了一个已婚男人，生了小孩，放弃了工作，让男士给点生活费就完了，这是解决问题的方案吗？很明显，是逃避的方案，逃避了父母的不满，逃避了他们的爱面子，逃避了社会的现实生活，还得偷偷摸摸，还得断绝亲属关系，还不能到社会上正常工作，这怎么可能是解决方案呢？这些恰恰是本案例中要讨论的问题。

这里还涉及咨客刚刚生完小孩不久，不管从生理还是心理角度都受到了冲击，从怀孕开始偷偷摸摸，生了孩子之后变成"奴隶"了，这能算正确吗？这不是"霸王条款"，更成了"奴隶条款"。

从生物角度，咨客刚生完小孩，激素会有变化，状态也还没调整过来，但因为有明显的应激源，暂时不需要用药；从心理角度看，她明显不知该如何处理这些事，比较像适应障碍，认知上有很多偏差，"他跟我说了不能找保姆，他说了不能跟父母说"，听上去他像是她的主人似的；从社会资源角度看，咨询师在这里也跟她讨论了，如何去争取父母的支持，如何跟那位男士去争取资源。

总体来讲，当咨客把这个应激源解决好了，想明白了，她现在的状态也会有好转，但目前的重中之重是保证母子平安。

# STEP 5
# 过了这个村，还有下个店

爱情和婚姻既能滋润人，又能摧残人。离开了一位伴侣，撕裂了一段关系，并不意味着世界末日的到来。只要不放弃、不消沉，过了这个村，永远还有下个店。

## ■ 婚姻是一场锤炼

婚姻就是锤炼人的过程。如果事先没准备好接受不一样的他/她，婚姻肯定会遇到问题。

许多咨询引起咨询师对婚恋问题的思考，尤其对于正处在婚姻危机中的咨客——男女都有，但据不完全统计和主观感受，女性求助的更多。咨询师必须带着咨客跳出"思维的限制圈"，找到"活路"。

推而广之，每个人自身，或每个人周围的人——都可能在生命的某个阶段，陷入感情和婚姻的危机——绝对不可避免，这会令你怎样？不相信爱情？害怕婚姻？沉默？放弃？那都不是我们真想要的。

过了这个村，往往还有下个店。遇到新的爱人机会不少，只要存心寻找，有许多途径可以储备大量的"候选人力池"。但我们如何识别更合适的下一个？如何与下一个更好地相处？这就需要既了解自己想要什么人，不想要什么人，把握选择的重点，又有危机意识，保存和发展自身的优势，并善于经营亲密关系和更复杂的家庭关系，让自己的生命变得更精彩而稳定。

过了这个村，有无下个店——其实并不特别重要，重要的是，风风雨雨后，还有没有你自己？所以，要学会应对危机，变得更有自省力。

## ■ 危机来临又怎样？

感觉到老公或老婆有外遇，先去翻手机、翻他/她的包、到移动厅打单子、跟踪、雇用私家侦探……这通常是受到威胁的第一反应。按照这些路径走，如果有问题，很快就能查到结果，但无论结果如何，痛苦一定会延续。

曾有过一位男性咨客陷在自己的焦虑中，怀疑老婆出轨，即便没有明确证据，也喋喋不休，坐立不安。还有一个咨客，在她不想追究另一半的出轨之后，老公的"小三"跳出来给她发短信，刺激的话无所不用其极。咨客被刺激得到医院开了抗抑郁药，在老公对她冷漠抵触时，她会有极端想法，想去老公办公楼大闹，并当着他们的面自杀，这样的想法在柔弱的她心里，反复出现。当然，在对她进行情绪疏导和认知调整后，她暂时放下了，并且愿意从其他方面调整，避免陷入出现这类想法的情境。

很奇怪，又不奇怪的是，当人在这种危机中，其理性会若隐若现，不够清晰，甚至完全被情绪所吞噬。比如，一位女性咨客，不想离婚，首先是不甘心十几年的婚姻就这样瓦解，老公是她的初恋。其次是担心年老多病的母亲和上小学的孩子受影响。可是，当她被刺激到极点时，会想"活着的时候，我只能多考虑他人，若是真死了，谁管得了身后事"。因此，我们的咨客不是"缺少理性"，而是由于陷在情绪中，需要跳出怪圈，有更大的视野，去应对问题，避免突发的"理性消失"。

在出现婚姻危机时，人们多少会有这些想法——"一切都完了""怎么会这样""我做错了什么""我恨他/她""他/她毁了我的生活"等。然而，但凡经历了危机且有所成长的人，回头一看，一定会处之泰然。时间，就是一根神奇的轴。过了这个村，一定还有下个店，即便没有别人开的店，你完全可以撑起自己的店，撑起自己的天。这一切，基于我们的日臻成熟。我们要为自己的生命寻找"活路"，而不是"死路"。

## ■ 最有用的，是提高自省力

想日臻成熟？怎么能做到？婚姻危机只是提供一个契机，也有无数不会自省的人继续陷入下一个泥潭。智者的点拨，诤友的棒喝，有时真的有用！

我们每个人都有自己的"模式"。曾有咨客的模式是：一贯委屈自己，以为就能理顺一切，同时又过于单纯，所有应对方式都那么简单，还爱"较真"，把出轨后不一定想离婚的老公逼到死角，每次争吵都以"真的受不了，还是离婚吧"收场，然后咨客就非常极端地想在老公和"小三"面前自杀，以示"惩罚"。咨询师提炼并讨论了她的模式，一起找到解决方案，咨客觉得自己可以往前走了。

曾经有一位离婚两次的咨客，对每次离婚都轻描淡写、不知原因，她所从事的职业也不是以与人打交道为主，显然，在这方面，她是缺乏自省的。她的模式是：小小年纪读大学，类似少年大学生，没有父母教育，也缺乏与人相处的常识和训练，在婚姻中、工作中都会出现相关问题。这是一个高智商的白领，但是，从前她的生命中不曾有人点醒她的模式和问题，以至于一直这样摸黑前行，抵达死胡同。咨询师带领咨客跳出烦恼的死循环。

所以，在危机来临，最有用的，是提高自省力。

## ■ 饱经风霜也要好好活

每个人的成长，既有其"宿命"，也可凭自己的努力而改变。比如，在一个暴力的、被忽略的、不传递正向情感的家庭长大，这或许可以称为"宿命"，谁也改变不了从前。但是，各种正确的教育可以提升我们的自省力，自省力可以帮我们的人生之舟矫正航向，驶向更宽阔、更有前景的水域，在事业上、婚姻家庭中，都是如此。

那些历史风云、旅途过客，纷纷散去，只留下编年史般的记忆，所有的伤害都被原谅、略过。我们经历过生命的创伤，但好在生命仍然属于自己，值得继续好好活。

# 在线精神健康大学（www.mhealthu.com）简介

美国精神医学、心理学专家张道龙医生在国内进行公益培训 15 年后，与 CEO 刘卫星带领团队其他成员，于 2015 年正式创立"在线精神健康大学"，旨在为全国心理咨询师、社会工作者、学校老师、精神科医生提供符合心理学、精神医学国际标准的规范化培训，线上线下结合，通过专业支持，帮助助人者开拓职业空间，为中国人的心理健康做贡献。

截至目前，已有百家医院和大学进入"在线精神健康大学"合作体系。在全国各地，只要有互联网，就能获取在线精神健康大学无微不至的专业支持，包括为心理咨询师、社会工作者、学校老师、人力资源经理、家长、精神科医生提供定制的培训、督导、咨询、转介服务。

本着"生物—心理—社会整合"的行为健康服务理念，在线精神健康大学已开展中美心理咨询师与精神科医生规范化培训、SAP（学生帮助计划）、EAP（员工帮助计划），并拟针对儿童、老人、患者等人群，开展定制服务。不论是国内有心理困扰的普通人，还是精神障碍患者，都可获得符合国际标准的规范化服务。

"中美心理咨询师规范化培训班"试行的督导课程，现场示范，言传身教，受到咨询师、教师、学生和家长的欢迎，大家踊跃参加督导。

在线精神健康大学网址：www.mhealthu.com


欢迎大家扫码关注：

在线精神健康

中美心理咨询师规范化培训班